脊柱转移瘤规范化评估和治疗

主　编　肖建如　许　炜

编　　者（按姓名汉语拼音排序）

白丹阳　蔡小攀　陈炤宇　董　飞　段树杰

方国林　黄　权　吉　玲　姜　昊　蒋　鑫

矫　健　李　博　李晓林　刘帅可　刘铁龙

毛永鑫　倪良伟　沈志龙　万昌丽　万　维

王　静　王鹏儒　王　霆　王　翔　魏海峰

魏　祥　吴志鹏　辛映烨　徐　淦　徐美玲

杨　诚　杨　梅　杨小蕾　杨兴海　袁　昊

张　丹　张　浩　赵　剑　赵越超　郑可心

周尚斌　朱志朋

编写秘书　李　博　王鹏儒

北京大学医学出版社

JIZHU ZHUANYILIU GUIFANHUA PINGGU HE ZHILIAO

图书在版编目（CIP）数据

脊柱转移瘤规范化评估和治疗 / 肖建如，许炜主编 . —北京：
北京大学医学出版社，2023.11
ISBN 978-7-5659-2902-1

Ⅰ.①脊… Ⅱ.①肖… ②许… Ⅲ.①骨肿瘤－肿瘤转移－诊疗
Ⅳ.① R738.1

中国国家版本馆 CIP 数据核字（2023）第 079800 号

脊柱转移瘤规范化评估和治疗

主　　编：肖建如　许　炜
出版发行：北京大学医学出版社
地　　址：（100191）北京市海淀区学院路 38 号　北京大学医学部院内
电　　话：发行部 010-82802230；图书邮购 010-82802495
网　　址：http://www.pumpress.com.cn
E-mail：booksale@bjmu.edu.cn
印　　刷：中煤（北京）印务有限公司
经　　销：新华书店
责任编辑：袁朝阳　　责任校对：靳新强　　责任印制：李　啸
开　　本：787 mm×1092 mm　1/16　印张：13.75　插页：4　字数：355 千字
版　　次：2023 年 11 月第 1 版　2023 年 11 月第 1 次印刷
书　　号：ISBN 978-7-5659-2902-1
定　　价：80.00 元

前　言

随着我国社会老龄化进程不断加快，恶性肿瘤发病率逐年增高。2020 年全国癌症报告数据统计显示，我国新增癌症患者 450 万，其中有 30% ～ 70% 发展到中晚期会出现骨转移，而脊柱骨转移占所有骨转移瘤的 50%。脊柱转移瘤患者往往伴发剧烈疼痛、病理性骨折、神经功能障碍、瘫痪，甚至死亡。目前，随着靶向治疗和免疫治疗（靶免治疗）等新的全身治疗方式的发展，恶性肿瘤患者生存期得到了显著的延长。在靶免治疗大发展的时代背景下，对脊柱转移瘤患者的合理评估和综合治疗，对于保存患者神经功能，提高患者生活质量愈发重要。

手术治疗可以有效解除神经压迫、重建脊柱稳定性，在脊柱转移瘤的治疗中发挥不可替代的作用。传统脊柱转移瘤外科手术创伤大、出血多、并发症发生率高，对于一般情况较差的晚期肿瘤患者并不适用。如何实现精准诊断和选择安全有效的手术方式，一直以来都是医生面临的巨大挑战。近年来，长征医院骨肿瘤科围绕脊柱转移瘤进行了大量临床研究工作，提出脊柱转移瘤创伤限制型手术理论，在达到脊柱稳定重建和脊髓神经减压的前提下，通过个性化手术方案设计，尽可能减少患者的手术创伤；进一步将脊柱外科机器人应用于脊柱转移瘤的创伤限制型手术，为脊柱转移瘤患者手术治疗提供了良好的选择。

同时，脊柱转移瘤的辅助治疗也在快速发展，如经皮椎体成形术、局部放疗、放射性核素治疗等，如何抉择，如何应用，也是一个需要深入学习的知识点。同时，合理的全身治疗是脊柱转移瘤治疗的关键，包括化学治疗、靶向治疗、免疫治疗、疼痛管理、心理支持治疗等。多学科的交叉协作是为了让患者得到最好的治疗效果。然而对于患者来说，不仅需要最好的治疗方案，在疾病的诊治过程中，围术期的管理与护理也尤为重要，只有医护配合才能达到更好的治疗效果。因此，无论是对高年资医生还是年轻医生而言，全面系统地了解、掌握脊柱转移瘤相关疾病的知识和研究进展至关重要。

信息时代为医生提供了更加便捷的知识获取方式，越来越多的医生依靠文献阅读来学习新知识，其弊端是知识碎片化，缺乏系统性。长征医院骨肿瘤科是国内最大的脊柱转移瘤治疗中心，本书由长征医院众多脊柱外科医护人员联合编撰，内容涉及脊柱转移瘤的流行病学特征、临床表现、外科手术治疗、辅助治疗、全身治疗、护理等多个领域，有助于读者全面系统地了解和掌握脊柱转移瘤的诊断和治疗。本书的编撰人员将脊柱转移瘤的基础知识及最新进展与自己多年的临床经验结合在一起，为脊柱外科医生提供了参考资料；编者们诚挚期望本书能让更多脊柱外科工作者学习和掌握最新的诊疗理念和技能。由于包含内容多，编撰人员语言表达习惯有所差别，书中可能存在偏颇或失当之处，恳请各位读者批评指正。

最后，感谢参与本书编撰工作的诸位作者和北京大学医学出版社的编辑人员，感谢他们付出的艰辛劳动，同时也要感谢广大读者朋友对我们工作的关注和肯定。

肖建如　许　炜

2023 年 6 月

免 责 声 明

本书提供了药物准确的适应证、副作用和疗程剂量、手术适应证 / 禁忌证，但有可能发生改变。本书中提供的信息并非作为患者治疗管理的准则，仅仅是一种参考。读者须评估患者的基本情况、阅读药品制造商说明的产品信息、查阅主要参考资料和完整的药物处方信息并以此为主要依据。作者、编辑、出版者或发行者对因使用本书信息所造成的错误、疏忽或任何后果不承担责任，对出版物的内容不做明示或隐含的保证。作者、编辑、出版者或发行者对由本书引起的任何人身损伤或财产损害不承担任何责任。

目　录

第一章

概 述

一、脊柱转移瘤的发生率[1]

在肿瘤患者中，肺和肝是远处转移的最常见部位，骨转移紧随其后，而脊柱是最常见的骨骼转移部位。大多数肿瘤主要转移到中轴骨骼，特别是脊柱（87%）、骨盆（63%）、颅骨（35%）、肋骨（77%）以及肱骨和股骨近端（53%）。脊柱转移瘤 70% 发生在胸段，20% 发生在腰段，10% 发生在颈段。椎体是脊椎转移瘤最常受累的部位（60% ~ 70%），其次是椎板和椎弓根。通常是紧靠脊髓的椎体后部最先受累。脊柱转移瘤的原发灶大多来自于乳腺（70%）、前列腺（85%）、肺（40%）和肾（40%）以及多发性骨髓瘤（95%）[2]。脊柱转移瘤好发于 45 ~ 60 岁人群，这也是癌症的高发年龄段。男性更倾向于罹患脊柱转移瘤，这可能与男性肺癌和前列腺癌的发病率略高于女性乳腺癌有关。乳腺癌、肺癌和前列腺癌的发病率高，这些癌种占脊柱转移瘤的 80% 以上。癌症患者生存期不断延长的同时，脊柱转移瘤的发生率也不断升高。脊柱转移瘤 80% 发生轴向和神经根疼痛，35% ~ 65% 出现脊髓或马尾受压的运动功能障碍。由于癌症转移往往暗示较短的生存期，缓解疼痛和维持行走能力就成为首要治疗目标。

二、骨骼相关事件的发生率

骨骼相关事件（skeletal related events，SRE）是指在恶性肿瘤骨转移或骨病患者中，由于疾病进展带来的一系列骨骼并发症的总和。主要包括以下四种：病理性骨折、脊髓压迫、骨骼手术和骨骼放射性治疗[3]。

病理性骨折是由于恶性肿瘤侵蚀骨骼导致的骨折。除了疼痛，这种骨折还会导致严重的损伤和残疾，是晚期癌症患者最常见的 SRE 类型。脊髓压迫是由于脊髓受到肿瘤压迫而出现的一系列神经压迫症状，有的甚至导致肢体瘫痪、大小便功能障碍等严重症状。脊柱手术可有效解决癌症骨转移造成的骨强度下降、病理性骨折和肿瘤压迫神经的问题，并可减轻疼痛，恢复肢体功能。脊柱手术既是一种治疗方式，也是一种 SRE。放疗是对骨转移进行姑息性治疗的有效方法，具有较明显的止痛效果；同样，它既是一种治疗方式，也是一种 SRE。

　　SRE 在溶骨性的脊柱转移瘤中最常见。一项研究[3]纳入了 21 562 名新诊断的癌症患者，其中 1894 名患者发生了脊柱转移（乳腺癌 18.8%，前列腺癌 17.5%，肺癌 13.7%）。在所有的脊柱转移患者中，SRE 的累积发生率为 45.1%。最常见的癌症类型是肺癌（53.4%），其次是肝癌（50.9%）、前列腺癌（45.9%）、乳腺癌（43.6%）和结直肠癌（40.2%）。除了乳腺癌和前列腺癌患者外（中位数：乳腺癌 5.9 个月，前列腺癌 4.7 个月），几乎所有的 SRE 都在脊柱转移后 1 个月出现。

三、主要肿瘤的脊柱转移和 SRE 的发生率

（一）乳腺癌

　　1. 乳腺癌脊柱转移[4]　脊柱是乳腺癌最常见的转移部位。脊柱转移显著影响乳腺癌患者的生活质量和生存时间。临床上，继发于脊柱转移瘤的并发症包括疼痛、病理性骨折、脊髓压迫和恶性肿瘤的高钙血症。由于脊柱转移在转移性乳腺癌患者中极为常见，因此对脊柱转移瘤的临床管理是乳腺癌综合治疗的一个重要且具有挑战性的方面。

　　骨骼是一个新陈代谢活跃的器官系统，在整个生命过程中不断地重塑。在骨骼的动态微环境中，骨形成（成骨细胞）和骨吸收（破骨细胞）的微妙平衡维持了正常的骨重塑和完整性。骨转移性病变的存在破坏了正常的骨微环境，并破坏了关键成分之间的精细平衡。骨微环境的变化会形成恶性循环，进一步促进骨破坏和肿瘤进展。

　　有多种治疗选择可用于乳腺癌的脊柱转移。可以为每位患者量身定制治疗方案，并且通常需要多种治疗干预。常用的方法包括局部治疗，如手术、放射治疗和射频消融术（radiofrequency ablation，RFA），及全身治疗，如内分泌治疗、化疗、基于单克隆抗体的治疗、骨保护药物治疗和放射性同位素治疗。尽管使用了各种治疗方式，但脊柱转移瘤最终会对治疗产生抗药性，并且疾病会进展。大约 70% 的晚期乳腺癌患者发生骨转移。在骨转移的患者中，2/3 最终会发生 SRE。据报道，在 17% ～ 37% 的转移性疾病中，女性仅会发生脊柱转移。

　　2. 乳腺癌 SRE 发生率[4]　乳腺癌是全球女性最常见的癌症。在过去的十年，乳腺癌的预防、诊断和管理方面的研究已取得了重大进展。然而，女性乳腺癌的死亡率并没有降低，因为治疗的进步仅仅弥补了人口发展和生活方式改变导致的发病率增加。远处转移仍然是乳腺癌患者死亡的主要原因。SRE 通常会降低患者的生活质量、表现状态和独立功能。研究表明，近 50% 的乳腺癌骨转移患者中至少发生一种 SRE。乳腺癌患者主要表现为溶骨性骨转移（bone metastasis，BM），导致 SRE，包括骨痛（bone pain，BP）、病理性骨折（pathological fracture，PF）、脊髓压迫症（spinal cord compression，SCC）和恶性肿瘤性高钙血症（tumor-induced hypercalcemia，TIH）。最常见的治疗措施包括骨修饰剂（bone modifying agent，BMA）、放疗和手术，大多数 SRE 患者接受 BMA 作为诊断骨病后的第一个全身治疗。晚期乳腺癌主要 SRE 之一会在 BM 发生后平均每 3 ～ 6 个月发生一次；平均骨骼相关事件自由间隔（skeletal-related event free interval，SREFI）范围却为 25 天～ 3.41 年。对于这种显著差异，其可能的原因是以前的研究包括转移性乳腺癌患者，而后来的研究专注于仅有骨转移的患者，并且将 BP 作为主要的 SRE。BP 是一种迫在眉睫的 SRE，它会导致生活质量（quality of life，Qol）下降并发展为慢性病。

在引入骨靶向治疗之前，对乳腺癌骨转移患者进行的 1 年随访发现，49% 发生骨折，33% 需要放疗，12% 出现高钙血症，10% 需要骨科手术，4% 出现脊髓压迫。肿瘤转移至骨后，乳腺癌的中位生存期为 2～3 年。

（二）前列腺癌

1. 前列腺癌脊柱转移[4] 前列腺癌是全球第二大最常被诊断出的癌症，也是男性第五大死因。90% 的转移性前列腺癌病例发生骨转移，脊柱是最常见的部位。前列腺癌的脊柱转移倾向众所周知，其传播途径主要是通过硬膜外腔的 Batson 静脉丛。许多前列腺癌患者在病程中变得去势抵抗，高达 80% 的去势抵抗性患者发生脊柱转移。约 1/3 的前列腺癌脊柱转移（prostate cancer with spinal metastasis，PCSM）有症状，主要表现为顽固性疼痛、神经功能缺损神经根或转移性脊髓压迫（matastatic spinal cord compression，MSCC）和机械不稳定，有时需要手术干预。

2. 前列腺癌 SRE 的发生率[4] 在美国男性中，前列腺癌发病率为 75.7/10 万，是最常见的恶性肿瘤，也是第二常见的癌症相关死因。据估计，前列腺癌死亡的典型特征是进行性转移性去势抵抗性前列腺癌（metastatic castration resistant prostate cancer，mCRPC）。超过 90% 的 mCRPC 男性发生骨转移，因此随后发生 SRE 的风险更高，其中可能包括病理性骨折和脊髓压迫症。前列腺癌和 SRE 的疾病负担，常常导致患者生活质量显著下降、生存时间缩短和医疗保健成本增加。因此，识别有 SRE 和不良后果的风险对前列腺癌患者是重要的。

在前列腺癌患者中，转移性疾病通常局限于骨骼，并且是过早死亡的主要原因。25% 的患者出现骨折和疼痛，8% 发生脊髓压迫症[5]。

对发生脊柱转移的前列腺癌患者的管理需侧重于缓解疼痛和预防 SRE。骨保护药物（BMA）唑来膦酸（一种双膦酸盐）和地诺单抗（一种靶向 RANKL 的单克隆抗体）可延迟前列腺癌和转移患者首次和后续出现 SRE 的时间。在一项随机的 3 期临床试验中，在没有预防 SRE 治疗的情况下，几乎一半的前列腺癌和发生转移的患者发生了 SRE。与唑来膦酸相比，地诺单抗是一种更有效的 BMA，可将首次发生 SRE 的时间额外延迟 18%。这两种药物也能有效降低中度至重度疼痛患者的疼痛程度，地诺单抗在延缓疼痛发作或疼痛严重程度进展，以及延缓对强阿片类药物的需求方面比唑来膦酸更有效。

所有发生脊柱转移的患者都有发生骨并发症的风险。然而，几乎一半的 PCSM 患者要么延迟接受 BMA 治疗，要么没有接受 BMA 治疗，其原因主要是骨骼并发症的低感知风险和希望待一线抗肿瘤治疗失败后再开始接受 BMA 治疗。

在有转移的男性中，骨痛是 SRE 的最强预测因子，骨转移数量是死亡率的强预测因子。如果得到验证，这些因素可能会用于风险分层和 SRE 的预防策略。转移时间、病理级别、接受初级局部治疗与未接受治疗以及前列腺特异性抗原（prostate specific antigen，PSA）倍增时间是 SRE 的重要预测因素。有研究已将病理级别和诊断时的骨转移数量确定为 SRE 发展的重要危险因素。与没有内脏转移的患者相比，在骨转移诊断前后 1 个月内发生内脏转移的患者发生 SRE 的可能性更高。

（三）肺癌

1. 肺癌脊柱转移[4]　目前，肺癌仍是全球肿瘤相关死亡的首要原因。在发达国家，肺癌的发病率占男性恶性肿瘤的首位，在女性患者中占第二位。在我国，肺癌在恶性肿瘤中的发病率在城市为首位，在农村为第四位。

肺癌脊柱转移的多项大规模流行病学调查结果显示，中国的肺癌发病率和死亡率分别为 57.26/10 万和 45.87/10 万，是发病率最高的恶性肿瘤；骨是肺癌转移的好发部位，30% ～ 50% 的肺癌会发生骨转移，骨转移最多的部位是脊柱，占 28.2% ～ 70%。我国 2015 年新发肺癌 78.7 万例，按照 25% 的脊柱转移率计算，每年约有 20 万的脊柱转移瘤患者，给家庭和社会带来巨大的经济和精神负担。肺癌的发病年龄以 60 ～ 69 岁居多，占 35.72%，而脊柱转移的发生率是 36.41%，同样位居第一高发年龄段，说明脊柱转移瘤与原发肺癌的发病年龄一致。原发肺癌的发病率男性高于女性，而脊柱转移的发病率女性高于男性。

肺癌骨转移是肺癌进入晚期的重要标志之一。肺癌骨转移的发生率与发生部位和原发癌的病理类型有关。腺癌骨转移的发生率最高，其次为小细胞肺癌和鳞癌。骨转移的病灶以多发为主，其好发部位依次为肋骨、胸椎、腰椎、骨盆；多发生于肺的周边，易造成直接侵犯而累及肋骨及胸椎[5]。

肺癌脊柱转移多为溶骨性破坏，小细胞未分化癌及少数腺癌可表现为成骨性破坏，86% 为溶骨性破坏，6.9% 为成骨性破坏，6.9% 为混合性破坏。原发性肺癌并发高钙血症的发生率为 26%，出现脊柱转移已属病情晚期，1 年生存率仅为 40% 左右。

2. 肺癌 SRE 的发生率[4]　在骨转移患者中，超过 40% 的患者将在一生中至少经历一次 SRE，例如严重的骨痛、恶性高钙血症、脊髓受压、病理性骨折、接受骨科手术、放射治疗或介入放射治疗；并且由于最近的治疗创新提高了患者的生存率，从而延长了患者处于发展风险的时间，目前的建议是，从无症状骨转移阶段开始使用 BMA，如双膦酸盐或地诺单抗治疗。一些临床试验表明，BMA 的使用可以降低 SRE 发生的风险，也可延长骨并发症发生的时间。在乳腺癌或前列腺癌中明确了 SRE 发生的预测因素，但对于肺癌仍知之甚少。

最常见的 SRE 是骨骼放射性治疗（34.3%）和高钙血症（20%）。对于其他骨骼相关事件，例如骨折、手术、脊髓压迫和恶性高钙血症的发生率分别为 16%、5%、3% 和 2%。然而，对不同研究之间 SRE 类型比例进行比较是棘手的，因为 SRE 的定义不是统一的，并且很复杂。在一项研究中，血清碱性磷酸酶（alkaline phosphatase，ALP）> 120 IU/L 和血清钙 > 2.6 mmol/L 是 SRE 发生的预测因素。多发性骨转移、全身状况改变和非腺癌组织学是 SRE 发生的常见预测因素，但对这些结果仍然存在争议；此外，唯一的前瞻性研究是一项多中心队列研究，其中 SRE 的预测因素是疾病的Ⅳ期、年龄 ≤ 64 岁和使用双膦酸盐。

已经进行的几项研究发现了骨转移的生物标志物。大多数骨形成标志物（骨碱性磷酸酶、骨钙素和骨保护素）、骨吸收（尿钙、骨桥蛋白、RANKL 和 TRACP5b）和Ⅰ型胶原端肽在肺癌患者中的浓度升高。

尽管在治疗方面取得了显著进展，但 SRE 仍然是肺癌脊柱转移的常见并发症。SRE

降低了该患者群体的中位生存期。双膦酸盐仍然是预防 SRE 的标准治疗方法。

2022 年，新出现的数据表明骨转移瘤对免疫治疗的反应降低。理论上，骨髓对于调节和激活免疫系统至关重要。此外，与其他转移区域发现的疾病相比，骨转移可能表现出PD-L1 表达降低。一项对 1588 名非小细胞肺癌（non-small cell lung cancer，NSCLC）患者的分析表明，骨转移的存在与对纳武利尤单抗的反应率较低有关。此外，在接受免疫检查点抑制剂治疗的骨转移患者中，骨受累仍然是一个不良预后因素，并且使用 BMA 可能不能降低这种风险。这些数据表明，患者接受的治疗方式可能会影响骨疾病的反应和BMA 的功效。尽管该分析中的队列同样可能接受免疫疗法，但在解释 SRE 和生存结果时应考虑免疫疗法在治疗肺癌中日益重要的作用。

（四）多发性骨髓瘤

1. 多发性骨髓瘤脊柱转移 多发性骨髓瘤（multiple myeloma，MM）是一种恶性浆细胞病，其肿瘤细胞起源于骨髓中的浆细胞，而浆细胞是 B 淋巴细胞发育到最终功能阶段的细胞。其特征为骨髓浆细胞异常增生伴单克隆免疫球蛋白或轻链（M 蛋白）过度生成，极少数患者可以是不产生 M 蛋白的未分泌型 MM。多发性骨髓瘤常伴有多发性溶骨性损害、高钙血症、贫血、肾损害。由于正常免疫球蛋白的生成受抑制，因此容易出现各种细菌性感染。

脊柱是 MM 中最常见的骨继发性位置，大约 60% 的患者在诊断时出现脊柱受累。在过去十年中，许多新疗法已获准用于治疗骨髓瘤，从而改善了预后。尽管如此，脊柱转移瘤的存在可能会损害脊柱稳定性，从而影响患者的功能状态。脊柱受累的患者可以通过全身化疗、局部控制放疗、椎体成形术以及减压和（或）内固定手术来解除脊髓受压和脊柱不稳定。然而，当已确定有转移性骨病变时，MM 患者的生存结果存在相当大的异质性。最近的研究表明，磁共振成像（magnetic resonance imaging，MRI）和正电子发射计算机体层扫描术–计算机断层扫描（positron emission tomography-computed tomography，PET-CT）对肿瘤负荷的评估能起到一定的预测预后的作用。由于 MM 引起的溶骨性病变愈合缓慢，MM 患者将面临终身且不断增加的发生 SRE 的风险，SRE 通常会导致生活质量下降，发病率和死亡率增加。

2. 多发性骨髓瘤 SRE 的发生率 MM 是最常见的影响骨骼的癌症类型，90% 的 MM患者发生骨转移。与实体瘤中由脊柱转移引起的病变（可能是溶骨性、成骨性或混合型）相比，MM 患者的骨病变是纯溶骨性的。无论机制是溶骨性和（或）成骨性，癌症导致的骨重塑的失调会削弱骨的结构完整性并增加疼痛和不可逆的骨并发症的风险。

MM 患者中，75% 存在骨痛，最常见于脊柱骨折引起的背部疼痛。即使在开始治疗后，SRE 也很常见，37% 发生骨折，34% 需要放疗缓解疼痛，9% 发生高钙血症。在 90% 的患者中观察到广泛的溶骨性破坏，典型的骨髓瘤骨病尽管抗肿瘤治疗成功，但仍不愈合。

与经历过 SRE 的实体瘤患者相比，MM 患者将平均经历两倍的 SRE，并且更有可能经历五个或更多的 SRE；经历的 SRE 类型也因癌症类型而异。MM 患者最常报告骨折，而实体瘤患者最常报告骨髓投射治疗，可能与 MM 和骨骼之间的显著关系有关。

（五）肝癌

1. 肝癌脊柱转移[6] 据报道，肝细胞癌肝外转移常发生于肺、腹腔淋巴结和骨骼。

骨骼为肝癌肝外转移第三常见部位，肝细胞癌（hepatocellular carcinoma，HCC）的骨转移发生率为 3% ～ 20%。骨转移常见部位包括脊柱、肋骨和骨盆。其中，脊柱中以胸椎和腰椎最为常见。在过去，伴有骨转移的 HCC 预后极差，中位生存期仅为 1 ～ 2 个月。但由于 HCC 诊断方法的改进和治疗的进步，HCC 患者的总体生存期得到了延长，从而预计脊柱转移瘤的发生率会增加。

癌胚抗原（carcinoembryonic antigen，CEA）是一种具有人类胚胎抗原性的酸性糖蛋白，在恶性肿瘤的鉴别诊断、病情发展、疗效评价和预后评估等方面具有重要临床价值，是一种广谱肿瘤标志物。研究显示，CEA 是肝癌患者发生脊柱转移的独立危险因素，是常用于诊断肝癌脊柱转移的标志物（96.9%）。

糖类抗原 153（CA153）也是肿瘤标志物之一，在胰腺癌、乳腺癌和宫颈癌等情况下可以升高；同时，CA153 也是检测肿瘤转移情况的重要指标。研究表明，异常升高的 CA153 水平预示肝癌骨转移的风险显著增加。脊柱转移可以促进血钙升高，血钙反过来又能促进脊柱转移的发展。血钙浓度是肝癌患者发生脊柱转移的独立危险因素，肝癌患者血钙浓度 > 2.305 mmol/L 可作为脊柱转移的诊断因素。

脊柱转移是肝癌晚期患者的一种临床表现，严重影响患者的生活质量。除了疼痛外，还可能导致患者出现病理性骨折甚至瘫痪。对肝癌患者应积极随访，定期检查，预防和及早发现骨转移，从而延长生存时间，改善生存质量。

2. 肝癌 SRE 的发生率[6]　在就诊时没有骨骼疾病的肝外疾病患者中，骨转移发生率很低；一旦发生，通常是有症状的，并且在随访的第一年之后不太可能发生。在以骨转移作为 HCC 初始肝外表现的患者中，大多数患者会迅速发展为 SRE，尤其是亚洲血统和乙型肝炎病毒（hepatitis b virus，HBV）相关 HCC 的患者。索拉非尼和双膦酸盐治疗可能对 SRE 有保护作用。尽管骨转移并不预示预后较差，但 SRE 是与较差总生存期（overall survival，OS）相关的独立预后因素。这些发现暗示了 HCC 骨性病变的独特生物学特性。

SRE 是降低生活质量并增加经济负担和医疗保健使用成本的病态事件。令人印象深刻的是，超过 50% 出现骨转移的患者在检测后 6 个月内继续发展为 SRE。

双膦酸盐和针对 HCC 的全身治疗可以降低 SRE 发展的风险。在没有正式的 HCC 临床试验的情况下，现有证据表明，双膦酸盐治疗对于肝功能完整且有骨病变的患者是合理的。索拉非尼降低 SRE 风险的观察结果与其记录的抗肿瘤活性一致。观察到的与索拉非尼相关的 SRE 风险比（hazard ratio，HR）降低可能是由索拉非尼（一种抗血管生成和放射增敏剂）的相对禁忌证导致的。针对 HCC 的新兴疗法，包括针对免疫检查点分子的疗法，同样可以预防 SRE。

（六）肾癌（renal cell cancer，RCC）

1. 肾癌脊柱转移[7]　据估计，在肾癌病程中发生转移的患者比例高达 90%。除了肺和淋巴结外，骨骼是最常见的转移部位之一。耐药性疼痛、病理性骨折和神经系统相关症状是最常见的并发症，导致严重的后遗症和生活质量的损害。骨转移的治疗需要多学科的方法，包括手术、疼痛管理、肿瘤学和放射治疗。在肾透明细胞癌所有的转移部位中，骨转移占 20% ～ 25%，其中尤以脊柱转移最常见。肾癌骨转移中，约 71% 为溶骨性病变，

18% 为成骨性病变，11% 为混合性病变。

肾癌患者具有以下任何一项指标时，均可视为骨转移的高危人群：肌肉或骨骼疼痛症状；碱性磷酸酶升高；患者体能状态评分 > 0 分（ECOG 标准）；肿瘤的临床分期 ≥ Ⅲ期。

肾癌脊柱转移没有那么可怕，因为肾癌的总体预后比较好，很多肾癌患者出现骨转移后，在恰当的治疗保证下仍能生存 5～10 年，甚至更长。

肾癌脊柱转移应采取以内科为主的综合治疗。2005 年起，美国食品药品监督管理局（Food and Drug Administration，FDA）陆续批准了 8 种靶向治疗药物用于转移性肾癌的一线或二线治疗，主要包括三类：①酪氨酸激酶抑制剂（TKI）：索拉非尼、舒尼替尼、帕唑帕尼及厄洛替尼等；②哺乳动物雷帕霉素靶蛋白抑制剂（mTOR）：依维莫司、替西罗莫司等；③单抗类：贝伐珠单抗等。

目前靶向治疗已经成为转移性肾癌的标准治疗选择，在临床上得到了广泛的应用。但具体的应用则需要遵循"个体化治疗原则"——既要结合病理诊断结果，又要结合肿瘤的具体分期、全身的功能状态。

由于肾癌骨转移多为溶骨性改变，因此容易引起病理性骨折或脊髓压迫，从而造成患者功能障碍，此时往往需要进行手术干预。对于可切除的原发病灶或已被切除的原发病灶伴孤立性骨转移病灶的患者，应进行积极的外科治疗，因为研究表明，孤立性脊柱转移患者手术切除后的预后明显优于非手术的患者。对于已经出现病理性骨折或脊髓压迫症状且符合下列 3 个条件的患者应首选手术治疗：①预计患者生存期 > 3 个月；②全身状态良好；③术后能够改善患者的生活质量。

2. 肾癌 SRE 发生率[8] 肾癌的骨转移特别具有破坏性，据报道，与其他肿瘤的骨转移相比，SRE 发生率更高。尽管如此，对肾癌的转移性骨病的关注远少于乳腺癌和前列腺癌，后者的发病率较高（> 70% 为晚期疾病的患者）并且在诊断骨转移后生存期较长。骨放疗是最常见的 SRE，占所有事件的一半以上（60.9%）。发生脊髓 / 神经根受压事件的比例显著，占总 SRE 的 11.6%。超过 85% 的骨转移患者经历了一种或多种 SRE，但与其他癌症类型的骨转移相关的 SRE 相比，在肾癌中发现 SRE 的分布因高钙血症的高发生率而显著。肾癌患者在经历 SRE 后的生存期很大程度上取决于 SRE 的性质，高钙血症是特别差的预后信号。

地诺单抗（denosumab）是一种新型全人源化单克隆抗体，最近的大型Ⅲ期试验显示，可降低一系列实体瘤骨转移患者的 SRE 发生率。地诺单抗是皮下给药，可能比静脉内双膦酸盐治疗有一些优势，而且与双膦酸盐相比，它具有较少的肾毒性，这可能对只有一个肾的肾癌术后患者特别有益。

参考文献

1. COLEMAN RE, CROUCHER PI, PADHANI AR, et al. Bone metastases. Nat Rev Dis Primers, 2020; 6（1）: 83.
2. HONG S, YOUK T, LEE SJ, et al. Bone metastasis and skeletal-related events in patients with solid cancer: A Korean nationwide health insurance database study. PLoS One, 2020, 15（7）: e0234927.
3. TAM AH, SCHEPERS AJ, QIN A, et al. Impact of extended-interval versus standard dosing of zoledronic acid on skeletal events in non-small-cell lung cancer and small-cell lung cancer patients with bone Metastases. Ann Pharmacother, 2021, 55（6）: 697-704.

4. Predictors of Skeletal-Related Events and Mortality in Men with Metastatic，Castration-Resistant Prostate Cancer：Results from the Shared Equal Access Regional Cancer Hospital（SEARCH）Database.

5. VILLEMAIN A，RIBEIRO BAPTISTA B，PAILLOT N，et al. Facteurs prédictifs de survenue d'évènements osseux dans le cancer bronchique［Predictive factors for skeletal-related events in lung cancer］. Rev Mal Respir，2020，37（2）：111-116.

6. BODY JJ，VON MOOS R，RIDER A，et al. A real-world study assessing the use of bone-targeted agents and their impact on bone metastases in patients with prostate cancer treated in clinical practice in Europe. J Bone Oncol，2018，14：100212.

7. LEE CC，TEY J，CHEO T，et al. Outcomes of Patients With Spinal Metastases From Prostate Cancer Treated With Conventionally-Fractionated External Beam Radiation Therapy［published online ahead of print，2021 Mar 2］. Global Spine J，2021，2192568221994798. doi：10.1177/2192568221994798.

8. SCHLAMPP I，LANG H，FÖRSTER R，et al. Stability of spinal bone metastases and survival analysis in renal cancer after radiotherapy. Tumori，2015，101（6）：614-620.

第二节　脊柱转移瘤的发病机制

一、发病机制

（一）种子土壤理论

Steven Paget 在 1889 年提出"种子土壤"理论[1]。"种子"是指一些具有转移潜力的肿瘤细胞，而"土壤"指的是能够提供种子生长所需要的微环境的任何器官或组织。该理论是基于对 735 例乳腺癌死亡病例的分析，其中包括尸检和文献中的许多其他癌症病例。他的分析记录了内脏器官和骨骼的非随机转移模式，他认为转移的分布不可能是偶然的。Paget 认为，转移细胞的扩散是器官特有的，而不仅仅是解剖学的，转移涉及癌细胞和宿主器官之间的相互作用。他的结论是，只有当"种子"和"土壤"相容时，才会发生转移[2]。

20 世纪 80 年代，Hart IR 和 Fidler IJ 开创性地通过显示 B16 黑色素瘤的肿瘤细胞在特定的远处位置优先归巢，支持了 Paget 的"种子和土壤"理论。他们将一些老鼠的肺、肾和卵巢细胞取出来，并移植到实验老鼠的皮下，待这些移植的组织在皮下定植后，将黑色素瘤细胞静脉注射到试验鼠，以统计癌症转移到不同的器官中产生的频率。他们发现在移植的肾组织中，只有 14% 的小鼠出现了新生的癌症组织，而肺是 71%，卵巢是 70%。此外，他们还用同位素标记确认通过血管到达每种移植器官的癌细胞数目是一致的；同时，这些小鼠的遗传背景、器官移植的部位、注射的癌细胞数目都是一致的。尽管试验中潜在的转移性肿瘤细胞到达了各个器官的血管系统，但在这些器官上，并不是都有选择性地发生了肿瘤转移发育。因此他们得出的结论是，组织细胞本身确实会影响到癌症的转移，也就是说一百多年前的"种子与土壤"假说是正确的。

脊柱转移瘤中，正如"种子和土壤"假说所描述的，骨骼是癌细胞生长的肥沃土壤，癌细胞向骨骼的转移改变了骨骼的结构和矿物质的稳态，同时在促进肿瘤的定植、肿瘤生长和形成转移前生态位方面发挥着关键作用。因此，"土壤"提供的信号与几个转移过程有关，这些过程在介导癌细胞骨转移中起着关键作用[3]。近年来，随着研究的不断深入，我们对种子与土壤学说有了新的见解，但是，更多的研究都是肿瘤衍生因子（种子）对微环境（土壤）的影响。土壤因素影响种子的机制还没有得到很好的描述，当前研究的一个重要目标是建立平等考虑种子和土壤的想法；同时，一些新的概念如转移前生态位[4]与种子与土壤学说并不互相排斥，反而丰富了我们对癌症骨转移的理解，因此，未来研究应当将种子与土壤学说与新的概念相结合，从而更好地指导脊柱转移瘤的研究方向[3]。

（二）骨重塑

骨重塑是在正常的骨稳态下，为维持正常健康的骨骼结构，由成骨细胞和破骨细胞共同作用，使之保持微妙平衡的结果。这种平衡部分是由成骨细胞分泌合适水平的 RANKL（receptor activator of nuclear factor-κB ligand，核因子 κB 配体的受体激活剂）来控制的，它将信号发送给破骨细胞内的 RANK 受体，促使其发育成熟[5]。在骨的稳态中，吸收和形成达到平衡，使旧骨能够不断被新组织取代，以适应机械负荷和应变。正常骨重塑周期包括吸收、反转、形成三个连续阶段。再吸收开始于部分分化的单核前成骨细胞迁移到骨表面，形成多核破骨细胞。破骨细胞吸收完成后，当单核细胞出现在骨表面时，有一个反转阶段。这些细胞提供成骨细胞分化和迁移的信号，并形成新的成骨细胞，开始骨形成准备表面。成骨细胞在形成过程中将旧骨放入，随后将其全部替换为新的骨头。当这一阶段完成时，骨形成准备表面覆盖着扁平的衬里细胞，并开始长时间的休眠期，直到开始新的重塑周期[6]。

关于骨形成与骨吸收之间必须有耦合机制的假设最早于 1964 年报道[7]，但直到最近才确定确切的分子机制来描述成骨细胞与破骨细胞谱系细胞之间的相互作用。骨重塑周期是从成骨细胞谱系的细胞激活介导开始的。活化可能涉及骨细胞、内衬细胞以及骨髓中的前骨细胞。负责的成骨细胞谱系的确切细胞尚未完全确定。这种细胞形态的变化是由 317个氨基酸引起的，它属于肿瘤坏死因子（tumor necrosis factor，TNF）超家族的一员，称为核因子 κB 配体的受体激活剂（RANKL）。RANK 和破骨细胞前体受体在破骨细胞前体中相互作用，导致了造血细胞的活化、分化和融合，并逐步吸收了破裂细胞谱；同时，还通过抑制细胞凋亡，延长断裂的细胞存活时间。这是一种交互作用的证明，RANKL 是由骨吸收和骨形成相互联系的。

根据癌症类型，骨生态位中的转移性肿瘤细胞生长要么导致破坏骨稳态的分子产生增加，要么由于刺激成骨细胞活性而引起骨硬化，从而刺激破骨细胞的骨溶解。虽然溶骨性和成骨性成分同时存在于绝大多数实体肿瘤的骨转移中，但在具体的骨转移瘤中，存在着一种或另一种形态。如乳腺癌患者的骨转移性病变，以溶骨性为主。乳腺癌细胞向骨骼转移的过程俗称"恶性循环"。它始于与甲状旁腺激素一样的受体结合，刺激成骨细胞分泌更多 RANKL 的转移性乳腺癌细胞，产生甲状旁腺激素相关蛋白（parathyroid hormone-related protein，PTHRP）。RANKL 与其受体 RANK 在破骨细胞前体上的相互作用，刺激了骨吸收，从而刺激了破骨细胞的生成。这反过来导致生长因子如胰岛素样生长因子（insulin-like growth factor，IGF）-1 和 TGF-β 从骨基质中释放和激活，从而诱导癌细胞增殖并产生额外的 PTHRP。组成性破骨细胞活化导致持续的骨质溶解，从而为转移性病变的发展提供空间。骨降解也会导致钙的释放，从而进一步支持表达细胞外钙敏感受体的肿瘤细胞的生长。多种肿瘤衍生因子显著促进了乳腺癌骨转移的形成，包括白细胞介素（interleukin，IL）-11、纤溶酶原激活物（plasminogen activator，PA）、血小板衍生生长因子（platelet derived growth factor，PDGF）、成纤维细胞生长因子（fibroblast growth factor，FGF）、骨形成蛋白（bone morphogenetic protein，BMP）和 TGF-β。此外，骨源性胎盘生长因子（bone-derived placental growth factor，PGF）在乳腺癌细胞存在的情况下上调，导致 RANKL 结合糖蛋白护骨因子（osteoprotegeri，OPG）在成骨细胞和基质细胞中的产生量下降。从而由于 RANKL 水平增加刺激溶骨性病变的形成，而这可以通过 PGF 阻断来预防[8-9]。

（三）骨微环境

骨微环境是常见肿瘤转移的肥沃土壤，包括成骨细胞、破骨细胞、骨细胞、脂肪细胞、成纤维细胞、趋化因子配体 12（CXCL12）、网织红细胞（CAR 细胞）、软骨细胞、内皮细胞、周细胞和神经细胞，及造血细胞和间充质干细胞[10-12]。骨微环境中的局部基质细胞和免疫细胞的相互作用，及骨骼内特殊的骨细胞（破骨细胞、成骨细胞和骨细胞）、矿化骨基质和其他细胞类型的独特环境促进了癌症的生长，并且癌细胞进入骨微环境会扰乱骨微环境稳态。因此，转移性癌细胞可以进入其中，在其中定居和扩张[9]。自 20 世纪 90 年代以来，肿瘤细胞和骨细胞之间的相互作用部分是通过 Gregory Mundy 的团队领导的研究和对"恶性循环"的认识来描述的[13]。有关肿瘤细胞与其环境相互作用的一些早期研究就包含在"恶性循环"中。虽然早期的工作主要探索破骨细胞与肿瘤细胞的相互作用，但较新的研究集中在骨骼微环境中发现的肿瘤细胞与其他细胞类型的相互作用上[10]。

1. 成骨细胞　成骨细胞是一种早被认为在肿瘤诱导骨病（tumor-induced bone disease，Tibd）中扮演重要角色的骨形成细胞。不仅成骨细胞与其间充质祖细胞的分化经常受到骨中生长的肿瘤的影响，其中成骨细胞分化可以减少溶骨或增强成骨细胞，成骨细胞还有助于骨吸收和肿瘤生长。具体地说，成骨细胞是对正常破骨细胞生成至关重要的巨噬细胞集落刺激因子（macrophage colony stimulating factor，MCSF）和 RANKL 的主要生产者[13-15]。肿瘤细胞能够分泌进一步刺激表达 MCSF 和 RANKL 的成骨细胞的因子，使骨破坏进一步加强。除了刺激破骨细胞生成外，许多研究表明成骨细胞可以增加骨转移和骨中的肿瘤生长。有人提出即使成骨细胞和肿瘤细胞之间的物理接触也会促进转移性乳腺癌细胞的生长。在分子水平上，提供骨合成代谢因子——甲状旁腺激素（parathyroid hormone，PTH）可以提高定位和生长前列腺肿瘤细胞的功能[16]。目前尚不清楚成骨细胞对肿瘤转移的这些影响是直接的，还是来自其他细胞类型的募集。研究表明，成骨细胞对造血干细胞（hemopoietic stem cell，HSC）的采集有增强作用。其他研究表明，成骨细胞可能会释放某种蛋白质，从而增加细胞因子和其他刺激髓源性抑制细胞（myeloid-derived suppressor cells，MDSC）增加的因子的释放，促进肿瘤生长和血管生成。其他的研究小组还表明，在骨微环境下，成骨细胞可以激发血管内皮生长因子（vascular endothelial growth factor，VEGF），从而促进血管生成。

2. 破骨细胞　破骨细胞在 TIBD 中的作用已得到广泛研究。已经表明，这些多核细胞负责与存在于骨中的肿瘤相关的骨破坏。在如 MCSF 和 RANKL 等生长因子和细胞因子的影响下，骨髓祖细胞分化出破骨细胞。在正常生理条件下，骨吸收是一个受到严格调控的过程，它涉及来自成骨细胞的信号以及来自微环境中其他细胞的信号。在正常的破骨细胞分化中，利用 PTT/RANKL/OPG 信号进行调节成熟和活化。OPG 通过成骨细胞表达的

RANKL 可溶性引起的饵受体，通过调节破骨细胞的活化，可以预防骨骼的吸收。这一过程的失调会导致骨折和其他骨相关疾病的风险增加。尽管多年来研究破骨细胞在恶性循环中的作用，但它们在招募其他细胞类型中的作用尚未完全阐明。例如，CXCR4 是一种已知有助于侵袭和转移的因子，它由破骨细胞前体表达并调节造血细胞和肿瘤细胞向骨的归巢。有趣的是，与对照破骨细胞相比，CXCR4 完全敲除的破骨细胞已被证明具有更高的吸收活性和更快的分化[17]。

3. 骨细胞 虽然已知骨细胞对骨转换的调节作用十分重要，但对其在 TIBD 中的作用却几乎一无所知。有研究显示，肿瘤转移到骨骼可能是骨细胞的帮助。具体来说，一组研究发现从骨细胞释放的腺苷核苷酸可以促进乳腺癌细胞的迁移[18]。另一组研究表明，来自骨骼中生长的肿瘤的压力会刺激骨细胞增加 CCL5 和基质金属蛋白酶（matrix metalloproteinase，MMP）的表达，从而进一步刺激骨转移性前列腺癌的生长[19]。机制研究表明，多发性骨髓瘤细胞可以改变骨细胞信号传导，从而抑制成骨细胞分化，因此可能导致在这些多发性骨髓瘤中观察到的骨体积减小。这些和其他一些发现显示了骨细胞对 TIBD 的促进作用，但这一作用需要更多的研究才能完全清楚。

4. 成纤维细胞 成纤维细胞已成为癌症生物学中的一种重要细胞类型，既可以作为癌症的启动子，也可以作为癌症的抑制子。生长在肿瘤细胞周围的纤维质细胞，也被称为 CAF（cancer-related fibroblasts）（癌症相关成纤维细胞）。尽管已在许多癌症类型的原发肿瘤部位对 CAF 进行了广泛研究，但对其在包括骨肿瘤微环境在内的远处转移部位的功能知之甚少。现在已知源自原发性肿瘤的成纤维细胞可以与转移性癌细胞一起传播，但它们到达转移部位时的作用现在才开始被理解。CAF 最近已被证明可促进肿瘤侵袭、血管生成和基质硬化。CAF 也是肿瘤支持性免疫细胞群的有效调节剂。与大多数寿命短的免疫群体不同，成纤维细胞可以在正常情况下持续存在，并且在癌症进展期间，它们能够保持肿瘤细胞的生存和转移的炎症细胞因子与生长因子的分泌。虽然一些细胞因子是肿瘤衍生的，但众所周知，癌细胞和其他免疫细胞群之间的串扰可以增强成纤维细胞免疫抑制，从而对肿瘤微环境进行免疫编辑。成纤维细胞可以直接从骨髓隔室中分离出来。骨髓间充质干细胞可以被新出现的肿瘤破坏，从而促进成纤维细胞分化和促肿瘤因子的分泌，使肿瘤在骨中形成。研究表明，MSC 和 CAF 在肿瘤定植于骨之前都会扩张。骨髓来源的 MSC 不仅促进肿瘤的进展和存活，还有助于抵抗化疗。二十多年来骨髓基质细胞因其促进嗜骨性前列腺癌生长的能力而得到认可。TGF-β 等信号通路已被证明不仅在激活 CAF 时至关重要，而且在基质成纤维细胞中不存在时也是如此。当成纤维细胞中不存在 II 型 TGF-β 受体时，它会导致趋化因子显著增加，进而增加前列腺癌中混合成骨细胞/溶解性病变的存在。此外，对口腔鳞状细胞癌（oral squamous cell carcinoma，OSCC）的研究表明，分泌 TGF-β 的基质细胞可促进肿瘤细胞的骨吸收。

5. 免疫细胞

（1）巨噬细胞：巨噬细胞是从髓系分化而来的抗原呈递细胞，在促进伤口愈合、调节适应性免疫和消除感染因子方面发挥作用。这些细胞在乳腺、肺和结肠肿瘤等几种肿瘤类型的起始、促进和进展中发挥着积极作用。值得注意的是，巨噬细胞是塑料细胞，它们的表型始终受到局部微环境的调节。虽然对免疫反应有益，但癌细胞可以利用这一特性促进肿瘤进展。由干扰素（interferon，IFN）-γ 等因子激活的巨噬细胞具有杀伤肿瘤的活性，被认为是巨噬细胞或 M1 巨噬细胞的经典活化。相反，被 IL-4 等因子激活并通常执行组织修复和重塑的巨噬细胞被认为是促进肿瘤的生长，称为替代激活的巨噬细胞或 M2 巨噬细胞[20]。巨噬细胞由许多亚群组成，包括肿瘤相关巨噬细胞（tumor-associated macrophages，TAM）和转移相关巨噬细胞（metastasis-associated macrophages，MAM），它们表达 M1 和 M2 标志物的混合表型，因此很难仅根据它们的 M1 或 M2 亚型来靶向和分类这些细胞。巨噬细胞有可能通过正确的环境信号分化成破骨细胞，但它们在 TIBD 中的唯一作用仍然未知[21]。已经确定了一种新的常驻巨噬细胞群，其在骨骼中为 F4/80 ＋和抗酒石酸酸性磷酸酶（tartrate-resistant acid phosphatase，TRAP），称为骨巨噬细胞。已证明骨细胞的功能不同于破骨细胞，重要的是维持和功能活跃于成骨细胞。不过，这些研究的重点是骨髓稳定和骨愈合过程中骨细胞的功能；因此，它们在 TIBD 中的作用仍有待检验。

（2）髓源性抑制细胞：髓源性抑制细胞（myeloid-derived suppressor cell，MDSC）是一个异质群体，包括未成熟的巨噬细胞、粒细胞、树突细胞和髓系祖细胞。MDSC 可进一步分为两个独立的细胞群：一个在表型和形态上与单核细胞（M-MDSC）相似，另一个由在形态和表型上与中性粒细胞（PMN-MDSC）相似的未成熟多形核（polymor phonuclear，PMN）细胞组成。已发现与 MDSC 介导的免疫抑制有关的几个因素包括精氨酸酶（ARG1）、诱导型一氧化氮合酶（iNOS）、TGF-β、IL-10、半胱氨酸的隔离、l- 选择素的表达降低、T 细胞和 Tregs 的诱导。除了免疫抑制，已经确定 MDSC 可以通过四种不同的方法帮助肿瘤生长和转移：①通过其抑制功能降低免疫监视；②重塑肿瘤微环境；③建立转移前生态位；④促进上皮间质在肿瘤细胞中的转化（epithelial-to-mesenchymal transition，EMT）[22]。已发现 MDSC 在骨转移中对乳腺癌和前列腺癌有重要作用[23-24]。肿瘤来源的 PTHRP 在前列腺癌模型中间接提高了 MDSC 的血管生成潜能，从而促进了肿瘤的生长，促进了血管在骨骼中的生成。Danilin 及其同事证明，在转移性骨病的乳腺癌模型中，MDSC 通过激活 Gli2 和 PTHRP（刺激骨破坏的重要因素）的表达来促进骨破坏。研究还表明，来自荷瘤小鼠的 MDSC 具有分化为破骨细胞的潜力，因此有助于在乳腺癌转移到骨期间的骨吸收[24-25]。

（3）自然杀伤细胞（natural killer cells，NK）：NK 细胞被认为是细胞毒性细胞，可分泌细胞因子如 IFN-γ，并在改变免疫反应中发挥重要作用。关于 NK 细胞在 TIBD 中的作用的文章很少。研究大多集中于原发肿瘤部位的 NK 细胞，同时也向肺等器官转移。在前列腺癌小鼠模型中，NK 细胞的数量减少，并且与整体转移的减少有关[26]。所以，在骨转移中 NK 细胞特异性的功能还有待明确。

（4）T 细胞和 B 细胞：T 细胞和 B 细胞在适应性免疫反应中发挥重要作用，并且已被证明在癌症进展中具有相反的作用[27]。这两种细胞类型都由几个亚群组成，这些亚群具有不同的生物学功能，包括抗肿瘤和促肿瘤活性。例如，通常认为 CD8＋ T 细胞是效应细胞或细胞毒性细胞，主要职责是通过凋亡和靶细胞毒性等机制杀死肿瘤[28]。相比之下，调节性 T 细胞（Tregs）与促进效应 T 细胞耐受和耗竭有关，从而进一步促进肿瘤生长和进展[29]。在 B 调节细胞存在的情况下，成熟的 B 细胞可以分化成浆细胞并释放针对肿瘤抗原的特异性抗体，从而引起针对肿瘤的免疫反应[30-31]。然而，这些细胞也可以在肿瘤部位积聚并分泌免疫抑制细胞因子，如 IL-10，以促进肿瘤生长和进展[31]。

最近，以 T 细胞依赖性方式促进 TIBD 的机制被阐明。当对小鼠体内的 T 反应细胞进行刺激，可减轻肿瘤负荷，对骨内肿瘤的整体生长起到抑制作用[32]。T 细胞也与分泌 RANKL 和造成骨内肿瘤形成前骨破坏的诱导破骨细胞生成有关[33]。这些发现共同表明 T 细胞可能在 TIBD 中具有相反的作用，一方面是它们可以减少骨骼中的肿瘤生长，另一方面它们可以刺激骨骼破坏。然而重要的是，要注意由于大多数已发表的研究都使用了 T 细胞缺陷小鼠，很明显 T 细胞不是肿瘤细胞生长和转移到骨骼所必需的[34]。

（四）转移前生态位的建立

转移前生态位可以定义为支持和接受的组织微环境经历一系列的分子和细胞变化，为了转移的肿瘤细胞定植并准备，构成了一个指定的转移阵地或肥沃的土壤。它能够支持肿瘤在远处器官的定居，促进肿瘤的转移[4]。转移前生态位可以通过不同的机制在未来的转移部位启动和建立，使远处的器官适合于扩散肿瘤细胞以进行定植[4]。

形成转移前生态位的三种主要因子是原发性肿瘤来源成分、肿瘤动员骨髓来源细胞（BMDC）和宿主的局部基质微环境（或未来的转移器官分量）。在不同的肿瘤模型中，已经确定了许多有助于转移前生态位形成的分子和细胞成分（表 1-1）。这些促进转移前生态位形成的分子成分，除了由肿瘤细胞分泌外，也可以由髓系细胞和基质细胞产生。它们与细胞成分共同作用，启动、极化并在未来的转移器官中建立转移前的生态位。

我们认为转移前的生态位有六个特征：免疫抑制、炎症、血管的生成/血管通透性、淋巴管生成、器官趋向性和重编程（图 1-1，见彩图 1-1）。这些特性决定了循环肿瘤细胞（circulating tumor cells，CTC）到达后是能够定居和存活，还是处于休眠状态。此外，转移前的壁龛预先装载了分子和细胞成分，促进了肿瘤细胞的外渗、增殖和生长，以支持转移。

转移前生态位以时空方式促进转移，转移前生态位的存在表明，转移过程可能是一个有序的病理事件的时间序列。转移前生态位对癌症干预的意义：①肿瘤治疗以转移前生态位为靶点：靶向转移前的生态位促进分子和细胞成分，抑制转移前的生态位形成，从而防止转移，可能是一种很有前途的癌症治疗策略；②有许多潜在的靶点可以用来抑制转移前生态位的形成和功能：阻断转移前生态位促进分子成分的产生，抑制 BMDC 的招募，干扰局部基质、BMDC 和远处转移前生态位内调节/抑制免疫细胞之间的串扰，颠覆免疫抑制生态位，重新激活抗肿瘤免疫反应，可能是预防和控制癌症转移的潜在途径；③识别转移前生态位生物标志物预测转移：分析血液中转移前壁龛的分子和细胞成分可能有助于癌症转移的诊断和预后预测。原发肿瘤或肿瘤教育宿主细胞分泌的 TDSF 和 EVS 可作为转移前生态位和转移肿瘤的潜在生物标志物。此外，评估转移前的细胞成分水平，如循环中的 BMDC，可能有助于预测癌症的预后。有可能通过监测转移前生态位的形成过程来识别新的和强大的生物标志物，从而能够在显性转移形成之前检测转移的发展[4]。

（五）肿瘤定植与休眠

1. 骨骼的肿瘤细胞定植 在转移性级联中的第一个挑战是播散性肿瘤细胞在循环中定植到骨髓。许多因素在将肿瘤细胞吸引到骨微环境中起作用，包括 CXCL12/CXCR4 信号轴[35]。趋化因子 CXCL12（C-X-C 基序趋化因子配体 12）表达于成骨细胞、内皮细胞和骨髓基质细胞，包括间充质干细胞/基质细胞（MSC）。它还通过其受体 CXCR4（C-X-C 基序趋化因子受体 4）参与造血干细胞（HSC）向骨髓的募集[36-37]。已证明 CXCR4 的表

表 1-1 促进转移前生态位形成的分子和细胞成分

	生态位促进分子	肿瘤动员，生态位促进细胞	潜在机制	小鼠肿瘤转移模型
肿瘤来源的	VEGF	VEGFR1$^+$ HPCs	将 VEGFR1$^+$ BMDCs 募集到肺中以形成生态位	Lewis 肺癌（LLC）和黑色素瘤（B16）
	PIGF	VEGFR1$^+$ HPCs	将 VEGFR1$^+$ BMDCs 募集到肺；将癌细胞转移重定向到转移前生态位	Lewis 肺癌（LLC）和黑色素瘤（B16）
	S100A8/A9	Mac1$^+$ 髓系细胞	募集 Mac1$^+$ 髓系细胞和癌细胞到炎症生态位	Lewis 肺癌（LLC）
	TIMP-1	中性粒细胞	创建肝转移前生态位，并驱动癌细胞归巢到肝	结肠癌（CT26L）和乳腺癌（PyMTL）
	CD44/CD44v6	未确定	调节癌症干细胞的行为，并允许外泌体调节生态位细胞的癌细胞嵌入和生长	胃癌；胰腺癌
	CD146	未确定	促进 CD146$^+$ 黑色素瘤细胞外渗，并与常驻的 MSC/周细胞相互作用，以形成生态位	黑色素瘤（b16）
	成骨 N- 钙黏蛋白	未确定	促进骨微转移和肿瘤细胞增殖的生态位	乳腺癌（MCF-7 和 MDA-MB-361、4T-1、4TO7）
	蛋白聚糖	IL-10^{high}/F4/80$^+$ 巨噬细胞；CD11b$^+$/Gr1$^+$ 单核细胞	通过 TLR2 通路促进转移性 LLC 癌细胞生长，并促进炎症生态位的形成	Lewis 肺癌（LLC）
	肿瘤外泌体 MIF	F4/80$^+$ 巨噬细胞；Gr-1$^+$ 中性粒细胞	募集巨噬细胞到肝转移前生态位，并通过 TGF 诱导癌纤维连接蛋白形成生态位	胰腺癌（PKCY）
	肿瘤微泡 OPN	CD45$^-$/VEGFR2$^+$/CD117$^+$ HPCs；CXCR4$^+$/CD11b$^+$/VEGFR1$^+$/CD45$^+$ 血红素细胞	调动几种类型的 BMDCs 来形成生态位；促进癌细胞定植和转移性生长	乳腺癌（EMT/6 和 4T1）
	肿瘤外泌体 microRNA-122	未确定	重新规划生态位中的葡萄糖代谢	乳腺癌（MDA-MB-231）
	肿瘤外泌体 miR-1227	未确定	诱导 CAFs 的迁移，以促进肿瘤的转移	前列腺癌（DU145、PC3）和胶质母细胞瘤（U87）
	P2Y2R	CD11b$^+$ BMDCs	介导 LOX 分泌、胶原交联和 CD11b+ BMDCs 的募集到转移前肺	乳腺癌（MDA-MB-231）

（续表）

生态位促进分子	肿瘤动员，生态位促进细胞	潜在机制	小鼠肿瘤转移模型
基质衍生的 内皮细胞/ANG-2	$CCR2^+ Tie2^-$ 巨噬细胞	募集巨噬细胞，诱导内皮细胞的炎症，血管生成反应以形成生态位	乳腺癌（4T1）和 Lewis 肺癌（LLC）
微血管内皮细胞/PGE2	未确定	募集 BMDCs 来形成肺生态位，并增强癌细胞对肺生态位的黏附	乳腺癌（4T1）
内皮细胞/骨膜蛋白	未确定	创建免疫抑制生态位，并促进乳腺癌细胞在该生态位内的生长	乳腺癌（MDA-MB-231 和 4T-2）
成纤维细胞/纤连蛋白	$VLA-4^+$ BMDCs	通过募集 $VLA-4^+$ BMDCs 来确定生态位形成的位置，增加 CTCs 的转移性播种	Lewis 肺癌（LLC）和黑色素瘤（B16）
CAFs/HSF1	未确定	通过 TGF-β 和 SDF-1 信号通路重新编程 CAFs 和癌细胞，以促进肿瘤转移到生态位	乳腺癌（MCF-7）
CAFs/肌动蛋白细胞丝桥梁蛋白	未确定	促进 ECM 重塑，促进生态位形成，促进肿瘤生长	Lewis 肺癌（LLC）
星形胶质细胞外泌体 miR-19a	表达 IBA1 髓系细胞	沉默靶基因 PTEN 以增加 CCL2 来招募髓系细胞进入生态位；增强脑转移癌细胞在生态位中的生长	乳腺癌（4T1）和黑色素瘤（B16）
MSC 外泌体 miR-23b	未确定	通过抑制靶基因 MARCKS，诱导乳腺癌细胞在转移生态位中的休眠	乳腺癌（MDA-MB-231）
肿瘤/间质来源的 TGF-β	$CD11b^+/Mac1^+$ 髓系细胞；$CD11b^+/Gr-1^+$ 髓系细胞	诱导肺表达 S100A8/S100A9，形成炎症性生态位；重塑肺实质以形成生态位，在生态位中积累 TAMs 和 Treg 细胞	Lewis 肺癌（LLC），黑色素瘤（B16）
TNF-α	$CD11b^+/Mac1^+$ 髓系细胞	诱导肺中 S100A8/S100A9，SAA3 的表达，并重塑肺实质以形成生态位	Lewis 肺癌（LLC），并黑色素瘤（B16）
G-CSF	$Ly6G^+/Ly6C^+$ 粒细胞	动员 MDSCs 到肺生态位，并促进转移性癌细胞在肺中的播种	乳腺癌（4T1，MDA-MB-231 和 MMTV-PyMT）；Lewis 肺癌（LLC）和黑色素瘤（B16-F10）

（续表）

生态位促进分子	肿瘤动员，生态位促进细胞	潜在机制	小鼠肿瘤转移模型
SDF-1/CXCL12	VEGFR1$^+$ and CD11b$^+$ BMDCs	募集 VEGFR1$^+$ 和 CD11b$^+$ BMDCs 到生态位，调节生态位中的血管生成；促进转移前生态位中表达 CXCR-4 的癌细胞的生长	结肠癌（CT26L）和乳腺癌（PyMTL）
MCP-1/CCL2	Ly6C$^+$ or CCR2$^+$/Gr1$^+$ 单核细胞；CD11b$^+$/Ly6C^{-med}/Ly6G$^+$ BMDCs	募集单核细胞和 BMDCs 来形成生态位；通过 VEGF 增强癌细胞的外渗；促进转移性癌细胞在脑生态位中的生长	乳腺癌（EO771 和 PyMT）和 B16 黑色素瘤
MMPs	undetermined	促进 ECM 降解和组织重塑以形成生态位；促进转移性癌细胞在生态位中的生长	Lewis 肺癌（LLC）和黑色素瘤（B16）
HIFs	CD11b$^+$/Gr-1$^+$ 细胞；CD45$^+$ BMDCs	募集 BMDCs 促进血管生成；诱导精氨酸酶和 NO 支持癌细胞侵袭	胶质母细胞瘤（GBM）
LOX	CD11b$^+$髓系细胞；c-kit$^+$组细胞	促进 ECM 重构，募集 CD11b+ 细胞以形成生态位；增强 CTCs 在生态位上的定植	乳腺癌（MDA-MB-231 和 4T1）
微泡 PDGF	未确定	介导癌细胞和内皮细胞之间的对话，通过 Arf6 的上调促进转移前血管生态位的形成；促进血管生成开关	乳腺癌（MCF7 和 MDAMB-231）和卵巢癌（SKOV3 和 OVCAR3）
RANK/RANKL	未确定	通过 RANKL/c-Met 前馈回路促进生态位的形成；重新编程肿瘤细胞以进行骨定植	前列腺癌
BMDC 衍生的 VLA-4	VEGFR1$^+$ HPCs	允许 BMDCs 在转移前肺中的黏附，为进入的癌细胞提供一个允许的生态位	Lewis 肺癌（LLC）和黑色素瘤（B16）
Id3	VEGFR1$^+$ HPCs	促进 VEGFR1$^+$ 细胞向生态位的动员	Lewis 肺癌（LLC）和黑色素瘤（B16）
其他 Platelet P2Y12	VEGFR1$^+$ BMDCs	募集 VEGFR1$^+$ BMDCs，并增加肺转移前生态位中 ECM 纤维连接蛋白的沉积	Lewis 肺癌（LLC）和黑色素瘤（B16）

ANG-2，血管生成素 -2；BMDCs，骨髓源性细胞；CAFs，癌症相关成纤维细胞；CD44v，CD44 变异亚型；CTCs，循环肿瘤细胞；ECM，细胞外基质；HPCs，造血祖细胞；HSF1，热休克因子 1；LOX，赖氨酸氧化酶；TIMP-1，金属蛋白酶组织抑制剂 -1；MIF，巨噬细胞迁移抑制因子；MSC，间充质干细胞；OPN，骨桥蛋白；P2Y2R，P2Y2 受体；P2Y12，血小板 ADP 受体；PGE2，前列腺素 E2；PDGF，血小板源性生长因子；PIGF，胎盘生长因子；RANKL，NF-κB 配体受体激活剂；SAA3，血清淀粉样蛋白 A3；SDF-1，基质细胞衍生因子 -1；TGF-β，转化生长因子 β；TNF-α，肿瘤坏死因子 α；VEGF，血管内皮生长因子

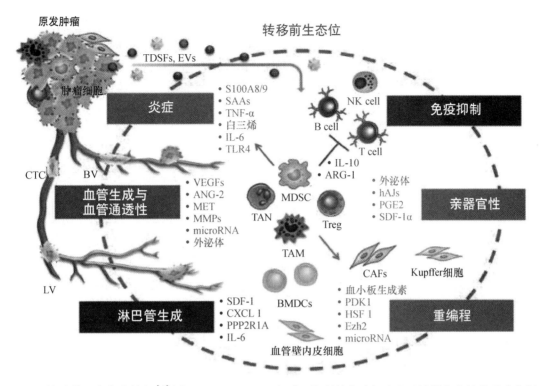

图 1-1 转移前生态位的特征[4]（由 TDSF、BMDC、调节 / 抑制性免疫细胞和远端器官中的基质成分创建的转移前生态位有六种促进肿瘤细胞定植和转移的有利特征。转移前生态位的特征可以概括为免疫抑制、炎症、血管生成 / 血管通透性、淋巴管生成、器官趋向性和重编程）（见书末彩图 1-1）

达促进了黑色素瘤、乳腺癌（breast carcinoma，BCA）和前列腺癌（prostate carcinoma，PCA）的侵袭和转移[38-40]。

乳腺癌和前列腺癌细胞过度表达 CXCL12 受体（CXCR4 和 CXCR7）会沿着 CXCL12 梯度诱导趋化性，从而允许骨定植[35, 38-39, 41]。重要的是，与较低的 CXCR4 表达相比，乳腺癌中 CXCR4 较高的表达与较高的远处转移和骨转移的发生有关[42]。据报道，成骨细胞或内皮细胞与循环前列腺癌细胞之间的膜联蛋白 A2（ANXA2）/ 膜联蛋白 A2 受体（ANXA2R）相互作用，支持归巢和与骨的黏附。前列腺癌细胞 NF-κB（RANK）表达的受体激活剂通过激活 RANK-L/c-Met 介导的前馈环来促进转移前生态位的形成，从而在骨骼中诱导癌细胞种植[43]。肿瘤来源的蛋白水解酶，如基质金属蛋白酶（MMP）可以重塑骨基质，释放和激活生长因子和细胞因子，从而为转移性定植创造有利环境。结果表明：在缺氧条件下，原发性乳腺癌细胞分泌赖氨酰氧化酶（lysyl oxidase，LOX），可以调整骨转移部位的细胞外基质（extracellular matrix，ECM），使其在转移之前产生生态位。另外，原发性肿瘤细胞产生的外泌体和 microRNA 与骨重塑和骨转移的发展有关。黏附分子，如整合素 αvβ3（玻连蛋白的受体）可以促进播散性癌细胞锚定到骨生态位的 ECM。此外，成骨细胞衍生的 Wnt 诱导的分泌蛋白 1（WISP-1）与通过 VCAM-1/ 整合素 α4β1（也称为非常晚期抗原 4，VLA-4）与成骨细胞粘连相关，调控前列腺癌细胞。另一项研究表明，骨髓来源的 IL-1β 通过刺激 NF-κB/CREB-Wnt 通路，促进骨中播散性乳腺癌细胞的转移定植。最后，据报道，在早期转移性定植期间，转移性乳腺癌细胞与骨血管生态位中的 E-选择素结合可诱导间质–上皮转化（MET），从而促进转移部位的生长[40]。

值得注意的是，不同癌症的骨转移生态位的精确位置和组成尚不清楚，有人提出包括造血干细胞（HSC）、骨内膜（破骨细胞、成骨细胞、骨细胞、成纤维细胞）和血管（内皮细胞、周细胞）生态位隔室。骨髓中的脂肪组织室在乳腺癌骨定植中的作用也已被分配。认为这些生态位是相当稳定的，不会在很长一段时间内发生重大重塑，导致骨转移发展的潜伏期很长[12]。例如，稳定的微脉管系统可以将癌细胞保持在休眠状态，而发芽的血管会激活休眠细胞并加速微转移的生长[44]。因此，与骨合成成骨细胞相比，长期静止的细胞（如骨衬细胞）更可能支持长期的肿瘤细胞休眠。有趣的是，已证明人类前列腺癌细胞在小鼠骨髓移植过程中直接与 HSC 竞争占据骨内壁龛。最重要的是，用 HSC 动员剂（如 CXCR4 拮抗剂 AMD3100 或 G-CSF）治疗小鼠也导致前列腺癌细胞从骨髓进入外周血。因此，似乎可以想象，在骨髓中播散的癌细胞与 HSC 具有相似的归巢、存活和休眠机制。乳腺癌细胞一旦嵌套在骨骼上，就会通过获取典型的骨细胞标志物，包括 ICAM-1、CDH11、OPN、骨连接素（SPARC）、骨钙素（BGLAP）和细胞通讯网络因子 3（CCN3），来进行部分骨模拟；这反过来又通过产生 RANK-L、IL-2β、IL-6、IL-11 和肿瘤坏死因子（TNF）-α 促进破骨细胞介导的骨吸收，并支持逃避免疫反应。除了乳腺癌，包括前列腺癌和骨肉瘤在内的各种骨转移瘤中也观察到了骨模拟。

2. 肿瘤的休眠　孤立的播散性原发肿瘤细胞一旦安置在骨龛中，可能会立即生长，或处于非增殖休眠状态，在骨髓中保持静止长达数十年（"细胞休眠"）。最近对肿瘤休眠的全面机制进行观察，包括其在肿瘤侵袭和转移中的含义。对于骨转移，肿瘤细胞的定植命运很可能取决于它们在骨微环境中的特定位置，大约 20% 的骨内膜表面经历了活跃的重塑，而另外 80% 在任何给定的时间都保持相对静止[12]。尽管控制肿瘤细胞休眠的分子机制在很大程度上仍不清楚，但与成骨细胞的特定配体 / 受体相互作用是一种可能的机制。需要指出的是，配体生长抑制特异性 6（Gas6）结合蛋白酪氨酸激酶受体聚合体，其与骨骼中休眠的淋巴细胞白血病细胞密切相关。已证明 Gas6/Ax1 与成骨细胞的相互作用使 PCa 细胞处于休眠状态。PCa 细胞已被证明表达一系列这些 Gas6 受体，包括 Ax1、mer 和 Tyro3；类似于 HSC 静止的调节，这些受体的表达平衡控制休眠（Ax1）或增殖（Tyro3）。已证明，分化的成骨细胞的条件培养液（不是未分化的成骨细胞）在体外诱导 PCa 细胞静止。据报道，这是通过成骨细胞分泌因子生长分化因子 10（GDF10）和转化生长因子 -β2（TGFβ2）通过活化信号途径（TGFBRIII-P38MAPK-PS249/PT252-Rb）在骨内休眠。此外，研究发现，较低水平的 TGFbRIII 与 PCa 患者的转移进展和较差的临床预后有关。来自骨髓 MSC 的外体（BM-MSC）也维持肿瘤细胞的休眠：从 BM-MSC 细胞分离的外体用来培养人 BCA 细胞抑制 BCA 的增殖，并降低了其对化疗的敏感性。研究表明，BCA 细胞能刺激 MSC 释放含有促进静止的 microRNA 的外体；此外，BCA 细胞可能通过蚕食 MSC 而获得休眠诱导的 microRNA。综上所述，骨转移级联和休眠的关键组成部分是成骨细胞系的细胞；然而，在体内尚不清楚这些细胞是间充质干细胞、骨衬里细胞还是终末分化的成骨细胞。同样，其他髓系或内皮细胞群可能在肿瘤植入和休眠的初始阶段发挥作用[45]。

3. 骨中的休眠肿瘤细胞再激活　休眠的肿瘤细胞如何重新激活，或者骨微环境如何在长时间后放弃对这些细胞的控制仍然知之甚少。MM 小鼠模型中骨微环境的活体成像表明，即使存在重新激活的增殖细胞，休眠的肿瘤细胞也可以存在，表明 DTC 群体中存在相关的克隆异质性，并且休眠细胞可能代表离散的克隆亚型。然而迄今为止，缺乏细胞内在休眠途径的证据，而更实质性的证据表明这些途径是由微环境线索触发的[45]。

（1）再活化的环境控制：通过增加骨转换来操纵骨微环境会明显增加骨骼中肿瘤的转移负担和频率。在实验模型中，增加骨转换，无论是通过去势、卵巢切除术、用甲状旁腺激素（PTH）刺激[16]还是限制钙，都会导致骨肿瘤发展增加。此外，报告的影响可以通过使用 OPG 或双膦酸盐等再吸收抑制剂消融。在 PCa 和 BCa 模型中，与成熟小鼠相比，年轻小鼠骨转移的发生率明显增加（其中骨转换是升高），但对非骨骼肿瘤的发展没有影响；尽管肿瘤生长减缓，但仍可在成熟动物的骨骼中检测到 DTC。雄激素剥夺疗法是男性前列腺癌的主要治疗方法，一般与骨质流失相关，成熟小鼠的骨变换经过雄激素剥夺疗法得到改善。明显 PCa 骨转移的频率增加。在卵巢切除术诱导的骨转换后的 BCa 模型中报道了类似的效果，表明骨的微环境变化足以重新激活骨骼中休眠的肿瘤细胞。ADT还与原发性 PCa 异种移植物中的脉管系统重塑和诱导缺氧有关。虽然它对骨脉管系统微结构的影响还不太清楚，但血管生成和骨吸收通过 MMP9 耦合，这可能对血管周围的生态位和休眠细胞重新激活有影响。如前所述，成骨细胞条件可能诱导休眠，暗示在骨转换高的情况下破骨细胞活性增加休眠细胞的重新激活。事实上，在 MM 模型中定植 DTC 的活体成像表明，核因子 kappa-B 配体的可溶性受体激活剂（solublereceptor activator of nuclear factor kappa-B ligand-，sRANKL-）驱动的破骨细胞骨吸收增加从骨内膜骨生态位释放休眠的肿瘤细胞，而对包括脾在内的软组织部位的 DTC 没有影响[46]。这种机制并非没有先例，类似于骨微环境中休眠的 HSC 动员机制[47]，这对已知改变骨转换的治疗具有重要意义[45]。

（2）休眠肿瘤细胞重新激活的后果：尽管休眠的 DTC 再激活是骨骼中肿瘤发展的机制，但假设转移部位会播种其他转移部位并非不合理。事实上，这些事件不一定相互排斥，在重新激活事件发生之前，来自一个转移部位的 DTC 在另一个转移部位进入休眠状态。尽管如此，再激活后，DTC 可能会增殖，导致明显转移的形成。在表征转移级联的后期阶段，包括环境控制和与骨骼中明显肿瘤生长相关的改变事件，通常认为是"恶性循环"。在此，肿瘤细胞可以刺激骨的生成或骨吸收，并能释放到进一步刺激肿瘤的生长因子中。例如，癌症激素有关的蛋白质（PTHR P），利用细胞因子 RANKL 刺激破骨细胞的生成与后续的骨吸收，并将其与破骨细胞和前体表面的受体相结合。这种破骨细胞的骨吸收反过来导致 TGFb 从骨细胞外基质中释放出来，这具有刺激肿瘤生长的直接作用（在转移的这个阶段），这种疾病在很大程度上是无法治愈的。在休眠的肿瘤细胞重新激活之前，治疗成功可能需要早期干预[45]。

二、溶骨与成骨发生机制

（一）概述

癌症骨转移根据癌细胞对骨质的影响可以分为两大类：溶骨转移和成骨转移。具体是哪种类型取决于骨微环境中哪一种类型的细胞表现出主要的活性[48]。

骨是包括肺、乳腺、前列腺、结肠直肠、甲状腺、妇科肿瘤和黑色素瘤在内的多种实体瘤的第三大常见转移部位，70%的转移性前列腺癌和乳腺癌患者存在骨转移[49]。而脊柱椎体是骨转移瘤的高发部位，癌症一旦扩散到脊柱椎体，会产生疼痛、病理性骨折和神经侵犯等很难治愈的症状。与其他癌症骨转移相同，脊柱转移瘤可分为伴有骨吸收的溶骨性转移瘤、伴有过度骨形成的成骨性转移瘤以及两者的混合表型[50]。

骨骼是一种动态组织，在身体的结构支撑和运动中起关键作用，是矿物质和能量的储存库，由各种胚胎来源的细胞组成，包括造血细胞、基质细胞、内皮细胞和其他细胞类型，这些细胞中起关键作用的是成骨细胞、破骨细胞和骨细胞，它们共同维持骨的结构完整性和骨骼健康。最近的研究表明，骨髓内皮细胞、脂肪细胞和免疫环境也参与了骨稳态，但对其参与方式仍不清楚[51]。骨还容纳骨髓，是人出生后造血的主要部位。骨、骨基质和骨细胞以及骨中的毛细血管系统共同维持着骨微环境稳态。

骨以一种尚未明确的机制影响癌细胞的骨转移，同时倾向于骨转移的癌细胞也影响着骨的正常代谢过程。

（二）骨代谢平衡

1. 骨吸收　破骨细胞（osteoclast）是由骨髓来源的单核/巨噬细胞融合而来的大的多核巨细胞，负责骨吸收。多种破骨因子诱导单核巨噬细胞/单核细胞系造血前体细胞分化为破骨前体细胞，破骨前体细胞进入血流并定位于骨的重塑部位。破骨细胞前体细胞在暴露于巨噬细胞集落刺激因子（M-CSF）和核因子kappa-B受体激活剂配体（RANKL）这两种主要调节因子后开始分化，由成骨细胞产生的RANKL与破骨前体细胞表面的RANK受体结合，刺激下游信号分子，包括丝裂原活化蛋白激酶（MAPK）和磷脂酰肌醇激酶3（PI3K），促进破骨前体细胞成熟为有功能的破骨细胞[52]。当破骨细胞被激活时，成熟的破骨细胞形成一个肌动蛋白环，紧密地附着在骨表面，并包围着一个空间，破骨细胞分泌酸、胶原酶和其他使骨基质脱钙和降解蛋白质的蛋白酶，进而发挥"骨吸收"作用。破骨细胞的分化需要RANKL和M-CSF的辅助，两者主要来源于附近的成骨细胞、骨细胞和免疫细胞。除RANKL与M-CSF以外，包括白细胞介素6（IL-6）、可溶性细胞间黏附分子1（ICAM-1）、NOTCH配体、IL-11、甲状旁腺激素相关肽（PTHrP）、巨噬细胞刺激蛋白（MSP）在内的其他因素也可以直接诱导破骨细胞生成和破骨细胞活化，或通过激活相邻细胞产生RANKL来间接刺激破骨细胞活化。

破骨细胞生成和破骨细胞功能受多种因素调控，除前面提到的RANKL外，成骨细胞产生的骨保护素（osteoprotegerin，OPG）在破骨细胞的调节中同样发挥着重要作用。RANKL与OPG形成RANKL/OPG轴，发挥破骨细胞的调节作用。RANKL和OPG均由成骨细胞分泌，RANKL与破骨细胞前体上表达的RANK结合以刺激破骨细胞生成，而OPG充当诱饵受体并抑制RANKL与RANK结合，从而抑制骨吸收。因此，破骨细胞的生成与活化有赖于RANKL和OPG之间的动态平衡[53]。

RANK是肿瘤坏死因子（TNF）家族的表面受体，这种受体对破骨细胞的形成、激活和功能至关重要，也调节钙代谢。以往经验认为RANKL在破骨细胞及其前体细胞上表达，最近的研究也检测到其在肿瘤细胞上的表达，提示RANK可能参与肿瘤转移[53]。甲状旁腺激素（PTH）、维生素D_3、肿瘤坏死因子α（TNF-α）、Wnt家族成员5A（WNT5A）、

IL-6 等多种促骨因子均可刺激 RANKL 表达，从而促进破骨细胞形成[54]。

在破骨前体细胞中，RANKL 通过低水平刺激 M-CSF 来促进成熟破骨细胞的产生。RANK/RANKL 信号通路涉及多种转录因子。TNF 受体相关因子（TRAF）的募集对 RANK/RANKL 介导的破骨细胞发生至关重要，它可以激活各种转录因子，如核因子 kappa β（NF-κB）和 AP-1，阻止成熟破骨细胞的凋亡。RANKL 还可诱导另一转录因子 MITF 的磷酸化，并激活下游的 MAPK。受到刺激的转录因子复合物在破骨细胞特异性基因的表达中具有功能性作用。RANK 的胞质结构域招募连接蛋白 GRB2 关联结合蛋白 2（GAB2）和磷脂酰肌醇特异性磷酯酶 Cγ2（PLCγ2），从而激活破骨细胞形成过程中的钙信号分子。PLCγ2 与共刺激信号协同作用，激活钙信号调控的转录因子活化 T 细胞核因子 1（NFATc1）。此外，NFATc1 参与液泡 ATP 酶和树突状细胞特异性跨膜蛋白的转录，与破骨细胞的多核形成过程密切相关。

RANKL 和 OPG 活性之间的平衡决定了破骨细胞数量与活性的水平，相对较高的 OPG 水平导致骨吸收下降。OPG 是小整合素结合配体 N 连接糖蛋白家族的成员，是 RANKL 特异性的可溶性受体。OPG 与 RANK 竞争 RANKL，从而阻碍了 RANKL-RANK 在破骨细胞膜上的相互作用，破坏了破骨细胞的形成和随后的骨吸收。然而，骨微环境中的一些细胞外基质成分，如糖胺聚糖，可能会抑制 RANKL-OPG 的相互作用[53]。

2. 骨形成 成骨细胞（osteoblast）来源于基质细胞谱系，负责形成新的骨基质。成骨细胞从间充质干细胞（mesenchymal stem cells，MSC）分化并沿骨表面聚集以合成由胶原蛋白和其他称为类骨质的蛋白质组成的有机基质，随后在类骨质内沉积磷酸钙晶体，导致矿化成熟骨组织的形成。一些成骨细胞嵌入基质中并最终分化成骨细胞。成骨细胞分泌许多直接影响破骨细胞生成的因子，包括 RANKL。一部分成骨细胞最终变成骨内衬细胞，在骨稳态中发挥着不明确的作用，或者嵌入骨基质中分化成机械感应骨细胞[55]。

3. 骨细胞（osteocyte） 除了成骨细胞和破骨细胞，骨细胞也是参与骨构建和骨重塑调节的关键细胞[56]。

骨细胞在钙化的骨基质中含量丰富，其具有独特的结构，且这种结构可以使骨细胞之间、骨细胞与破骨细胞之间、骨细胞与骨髓细胞之间通过树突相互连接。这种连接网络使得各种营养物质、代谢产物得以在各种细胞之间相互交换，同时骨细胞产生的各种细胞因子也可以转运到其他部位发挥作用。骨细胞产生的因子包括硬化素（sclerostin，SOST）以及 RANKL、牙本质基质蛋白 1（DMP1）与 β-连环蛋白（β-catenin），可以调节骨形成和吸收，尤其是在有机械应力的参与下。骨细胞还可以释放可溶性生长因子以调节远处器官的生理功能（如肾），从而维持磷酸盐和维生素 D 的平衡[56]。

（三）脊柱转移瘤对骨质的影响及机制

骨微环境通过不断的重塑维持着动态平衡，而这一特点成为癌症倾向于定植于骨，且对骨骼产生骨溶解以及过度成骨影响的基础。癌细胞对骨的影响主要依赖于其产生的"肿瘤衍生因子"（tumor-derived factors）[57]。

骨重塑正常进行的一个重要因素是成骨细胞和破骨细胞之间的直接相互作用，RANK配体（RANKL）在成骨细胞表面的表达与破骨细胞前体上的受体 RANK 结合，导致其成熟。此外，来自内分泌、免疫和其他系统的大量全身和局部作用因子会影响破骨细胞和成骨细胞的功能。骨骼生理受到严格调节，以满足宿主的多样化需求，当癌细胞转移到骨骼中时会破坏骨骼内的微妙平衡，从而产生结构缺陷并改变骨骼的"土壤"。转移癌对骨骼的影响可以为转移创造更有利的环境。

但不是所有的肿瘤都会发生骨转移，或者说不是"所有的癌症都喜欢骨"，这也提示我们，不同的肿瘤细胞对骨骼产生影响的机制是不同的。

癌细胞通过产生"肿瘤衍生因子"作用于骨组织，导致相应的骨吸收或者过度骨形成。有些肿瘤细胞可以通过刺激成骨细胞上 RANKL 的表达间接增强破骨细胞的活性，有些肿瘤细胞可以通过对破骨细胞和成骨细胞功能的直接影响来增强破骨细胞的活性。此外，有些肿瘤细胞还可以与退化的骨基质中释放出来的因子相互作用，进而影响骨的形成与骨的溶解[57]。

通常来说，骨转移瘤给人的印象是溶骨性的，也即门诊时医生会经常谈到的"吃骨头"，因为这是导致骨破坏、产生病理性骨折的基础，也是很多急诊中因骨折而发现骨转移瘤的患者的主要问题。其实，骨转移瘤同样也具有成骨性，即"骨硬化"，与大众认知稍有偏差的就是这类骨转移瘤产生了"新骨头"[58]。在女性，乳腺癌发生脊柱或其他部位骨转移时，更多产生的就是"吃骨头"现象，患者往往面临病理性骨折的风险，这也是乳腺癌脊柱转移后进行积极手术治疗的理论依据之一[59]。而在男性，前列腺癌发生脊柱转移时，根据我们的诊疗经验，往往以成骨性的改变居多[60]。

脊柱转移瘤会导致脊柱溶骨性改变还是成骨性改变，主要看癌细胞会影响到骨重塑过程中的哪些环节，具体来说就是看癌细胞与破骨细胞和成骨细胞会发生哪些相互影响，以及影响的程度有多大。骨重塑与癌症转移都是具有自我特点的过程：骨重塑是一个动态平衡的过程，一直在发生着成骨与溶骨"此消彼长"的过程；癌症骨转移又会因其原发肿瘤的不同而产生不同的病理生理学过程，因此当癌症发生脊柱转移时，患者的脊柱可能会发生溶骨的改变和骨硬化的改变，甚至两种变化同时发生[59]。此外，骨溶解性破坏后还会诱发骨形成的发生。

1. 溶骨性脊柱转移瘤　脊柱转移瘤对椎体产生溶骨性破坏是临床中最常见的情况。虽然伴有局部的骨形成，但主要的问题还是溶解骨质与破坏椎体稳定。根据我们的诊疗经验，结合文献报道，比较常见的原发肿瘤主要有乳腺癌、肺癌、甲状腺癌等。除此之外，我们在多发性骨髓瘤患者的检查中同样可以看到广泛的骨破坏[61]。

阻止溶骨性改变是治疗脊柱转移瘤患者椎体破坏的一个重要环节，癌细胞发生溶骨性骨转移的一个先决条件是破骨细胞的活化。前面提到，破骨细胞是一种多核巨细胞，与单核巨噬细胞/单核细胞时期的造血前体细胞不同，参与调节细胞内钙和无机磷酸盐水平。脊柱转移瘤患者的椎体骨溶解主要是由破骨细胞的刺激引起的，而不是因为癌细胞对椎体骨的直接刺激。

脊柱转移瘤的"溶骨"过程主要涉及癌细胞增强破骨细胞活性、降低不参与骨吸收过程的成骨细胞活性两个方面。癌细胞与骨微环境之间发生相互作用与影响，循环往复形成了一个"黏性循环"（viscous cycle）[62]。在此过程中，癌细胞通过产生各种细胞因子来刺激破骨细胞、成骨细胞以及储存在骨基质中的各类细胞因子，这种溶骨性改变的主要目的是让癌细胞在骨骼中定植。

癌细胞通过产生趋化因子受体、细胞黏附分子和细胞表面受体，附着在骨基质上并在脊柱椎体中生长。例如趋化因子受体 4（CXCR4），这种细胞因子在乳腺癌细胞、恶性乳腺肿瘤和转移灶中均高度表达，而 CXCR4 的配体"CXCL12/SDF-1α"在骨髓基质细胞中含量丰富，CXCR4 与 CTGF、IL-11 和 OPN 一起发挥作用，导致了乳腺癌椎体转移时的溶骨反应[63]。骨基质细胞表达血管细胞黏附分子 1（VCAM-1）和 Ⅰ 型胶原蛋白，因此，高表达 α4β1 或 α2β1 这两种整合素的肿瘤细胞与骨的亲和性就会更强（VCAM-1、Ⅰ型胶原蛋白与 α4β1 或 α2β1 的相关作用促进细胞的黏附与定植）。

在转移瘤的溶骨反应中，皮质骨的溶骨反应比较特殊，尤其是肺癌及肾癌患者中出现的溶骨性骨转移。骨皮质部分的破坏发生概率非常高，而且这种溶骨性破坏可以只局限于皮质骨而不影响髓腔或松质骨，其原因主要与皮质骨的毛细血管系统有关[64]。

前面提到，癌细胞骨转移导致的"溶骨反应"主要是由破骨细胞来完成的，这需要癌细胞分泌各种细胞因子来直接或间接刺激破骨细胞。目前研究发现的细胞因子主要包括甲状旁腺激素相关蛋白（PTHRP）、白介素家族（IL-1，IL-6）、前列腺素 E2（prostaglandin E2）、肿瘤坏死因子（TNF）与集落刺激因子 -1（CSF-1）（图 1-2，见彩图 1-2）。

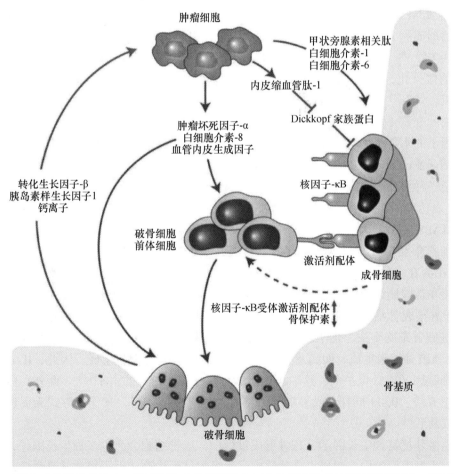

图 1-2 破骨和成骨转移的发生。肿瘤细胞在骨微环境中与破骨细胞和成骨细胞相互作用，导致肿瘤源性因子局部增加，促进破骨细胞和成骨细胞的形成。成熟破骨细胞释放生存因子，如胰岛素样生长因子 1 和转化生长因子 β，促进肿瘤细胞的生存和增殖。图片来源：Wang M，Xia F，Wei Y，Wei X. Molecular mechanisms and clinical management of cancer bone metastasis. *Bone Res*，2020，8（1）：30（见书末彩图 1-2）

PTHRP 主要在乳腺癌中发挥作用，虽然乳腺癌细胞不产生 RANKL，但它们产生 PTHRP，进而刺激骨细胞产生 RANKL。PTHRP 作为乳腺癌转移中骨溶解的特异性介质，调节破骨细胞的活化。PTHRP 与 PTHR1 结合并诱导 RANKL 在骨髓基质细胞上的表达，RANKL 与破骨细胞前体中的 RANK 受体结合，诱导成熟破骨细胞形成，导致溶骨性骨吸收。因此，PTHRP 可以通过激活破骨细胞来完成骨吸收作用，从而为癌细胞骨转移做准备[65]。

除 PTHRP 以外，白介素家族如 IL-1、TNF 和前列腺素，也是脊柱转移瘤导致"溶骨作用"的内在因素，其作用方式为增加 RANKL 表达，进而刺激破骨细胞的成熟与活性，发挥溶骨作用。当乳腺癌发生脊柱椎体转移时，还可以通过表达和分泌 CSF-1 来刺激破骨细胞的存活并延长破骨细胞的存活时间，这也是高骨转移性乳腺癌细胞介导溶骨作用的内在因素。

TNF-α 作为一种促炎细胞因子，是最强的骨吸收诱导剂之一[66]，经常在肿瘤微环境中观察到，主要由肿瘤相关巨噬细胞和肿瘤细胞产生，低剂量的 TNF-α 可以促进癌症转移。TNF-α 可以刺激基质细胞、成骨细胞和活化的 T 细胞中 RANKL 和 M-CSF 的表达，并通过激活 NF-κB，在 M-CSF 存在和 RANKL 不存在的情况下直接促进 TRAP$^+$ 多核破骨细胞的形成和 AP-1 信号通路。最近的一项研究报道了 RANKL 和 TNF-α 在破骨细胞生成中的相关性[67]。TNF-α 通过 RANKL 介导的 TRAF3 降解诱导破骨细胞从 TRAF6$^{-/-}$ 破骨细胞前体分化，这表明 RANKL 可以以不依赖 TRAF6 的方式增强 TNF-α 诱导的破骨细胞生成。

白细胞介素 1（IL-1）直接或间接地作用于破骨细胞的分化，这取决于骨微环境中其他生长因子的水平。IL-1α 在 RANKL 非依赖性机制中通过骨髓巨噬细胞中的小眼畸形相关转录因子（microphthalmia-associated transcription factor，MITF）直接诱导破骨细胞分化。IL-1β 是一种促炎细胞因子，可有效刺激破骨细胞分化和随后的骨吸收。IL-1β 通过诱导 RANKL 表达刺激 TNF-α 诱导的破骨细胞生成，或在存在足够 RANKL 的情况下直接促进 p38 MAPK 调节的破骨细胞生成。

白细胞介素 6（IL-6）细胞因子家族成员在其信号受体复合物中共享一个共同的亚基 gp130。IL-6 在多种癌细胞介导溶骨反应中发挥作用，如肾、膀胱、前列腺、宫颈、胶质母细胞瘤和乳腺癌细胞等。IL-6 通过与 IL-6 受体（IL-6R）的相互作用促进破骨细胞生成，IL-6R 可诱导成骨细胞和基质细胞中的 RANKL 表达；且 IL-6 可能以不依赖 RANKL 的方式促进破骨细胞生成。但 IL-6 的作用表现出双重性：在低水平 RANKL 存在下，IL-6/IL-6R 增强破骨细胞生成，而高水平 RANKL 显著抑制破骨细胞生成。因此，IL-6 可以作为破骨细胞因子或骨保护剂，这取决于骨微环境中 RANKL 的水平[68]。此外，白细胞介素家族中 IL-7、IL-11 同样在转移瘤导致溶骨过程中发挥作用，其作用方式为促进破骨细胞的生成及活性。

骨骼微环境富含生长因子，在骨形成过程中，成骨细胞会产生多种生长因子，这些生长因子与 I 型胶原蛋白一起掺入骨基质中。骨吸收过程将这些因子释放并且激活，分布于骨微环境中。许多这些生长因子，包括肿瘤坏死因子 β（TGFβ）、成纤维细胞生长因子（FGF）、胰岛素样生长因子（IGF）和骨形态发生蛋白 2（BMP-2）不仅能够刺激骨中转移性肿瘤的生长，还能刺激肿瘤细胞中骨吸收因子的产生和释放，比如从骨微环境中释放的 TGFβ 就可以刺激肾细胞癌、鳞状细胞癌和人乳腺癌产生更多的 PTHRP，从而进一步激活破骨细胞的骨吸收；BMP2 已可刺激前列腺癌 PC-3 细胞的溶骨作用，进而促进其生长、迁移和侵袭。由此，肿瘤细胞、肿瘤产生的 PTHRP、破骨细胞和骨源性 TGFβ 形成了一个促进癌细胞骨转移过程中溶骨改变的循环。

肾癌骨转移灶中，发现了溶骨活性，且此类患者血清中钙浓度较高，提示钙敏感受体（calcium-sensing receptor，CaSR）在肾细胞癌发生脊柱椎体转移时"溶骨效应"的潜在作用。在乳腺癌细胞中报道了类似的发现，CaSR 的过表达与溶骨潜能的增加相关[69]。

值得注意的是，赖氨酰氧化酶（lysyl oxidase，LOX）可以通过激活骨吸收来制备转移前生态位。LOX 破坏了骨内稳态，促进了转移前病变的形成。LOX 最典型的功能是细胞外基质（ECM）的重塑[70]。

当癌细胞发生骨转移的时候，可以观察到转移灶局部癌细胞产生乳酸，导致骨微环境酸中毒。骨细胞外 pH 与成骨细胞和破骨细胞功能有关，最直接的效应是导致破骨细胞吸收增强[71]。

2. 成骨性脊柱转移瘤　与溶骨性转移瘤相对应的是脊柱椎体的成骨性转移瘤，如前列腺癌[60]。这部分脊柱转移瘤的骨转移灶中主要发生的是"成骨效应"，其原发病灶以前列腺癌和 15%～20% 的乳腺癌为主要类型；此外，在结肠癌、宫颈癌中也会发生成骨性骨转移。

在癌细胞成骨性骨转移过程中，骨代谢向骨形成一方"倾斜"，但因为形成的新骨骨质较差，支撑作用弱，成骨性脊柱转移瘤同样面临着椎体病理性骨折的问题；此外，严重的骨性疼痛也是成骨性脊柱转移瘤患者面临的最大问题之一。由于转移瘤促成骨的基础实验模型较少，因此癌细胞促进成骨的机制研究尚不成熟。但是可以肯定的是，癌细胞可以通过产生多种蛋白来增强骨合成以及增加骨密度。这些"肿瘤衍生因子"主要包括成纤维细胞生长因子（FGF）、尿激酶型纤溶酶原激活物（uPA）、内皮素 -1（ET-1）、前列腺特异性抗原（PSA）、胰岛素样生长因子（IGF）、骨形态发生蛋白（BMP）和血管内皮细胞生长因子（VEGF）。

内皮素 -1（endothelin-1，ET-1）是成骨性转移瘤中重要的介质之一，在成骨性反应中起重要作用。ET-1 是一种有效的血管收缩因子（ET-1、T-2 与 ET-3 共同构成血管收缩因子家族），在成骨细胞骨转移的情况下积极参与新骨的形成。ET-1 与内皮素 A 受体（ETAR）的结合，下调了 Wnt 拮抗剂 Dickkopf-1（Dkk-1）的自分泌产生，Wnt 通路激活对于成骨细胞的分化和功能至关重要，Dkk-1 水平与成骨细胞生成之间的负相关不依赖于破骨细胞生成。有基础研究发现，ET-1 基因缺失造成小鼠面部骨骼发育不全，且出生后不久死于呼吸衰竭和心脏异常；而且成骨性脊柱转移瘤患者的血清中 ET-1 水平也是升高的。利用 ET-1A 受体拮抗剂治疗可减少成骨性转移瘤的肿瘤生长说明 ET-1 成骨作用的发挥需要内皮素 A 受体（ETA）的介导。成骨性前列腺癌和乳腺癌表达 ET1 和 ETA 受体，表明肿瘤产生的 ET-1 可能具有旁分泌和自分泌作用；而骨微环境本身也可以促进癌细胞表达 ET-1。成骨性癌细胞发生骨转移时可以通过产生 ET-1 抑制破骨细胞骨吸收和破骨细胞运动，进而使得骨形成大于骨吸收来完成"成骨效应"[72]。

除了上面提到的 ET-1 以外，BMP 在脊柱转移瘤促进成骨方面也发挥了很关键的作用。BMP 最初被表征为体内骨骼外部位骨形成的诱导剂。BMP 属于 TGFβ 超家族，通过激活转录因子（Runx-2）来刺激成骨细胞分化。在临床实践中，BMP已经被证实与前列腺癌患者复发率增加和生存率降低相关。成骨性转移瘤细胞产生的BMP可以通过旁分泌作用影响成骨细胞，促进成骨发生，同时这种BMP还可以对癌细胞本身产生作用，促进其存活及生长。

尿激酶型纤溶酶原受体等蛋白酶（uPA）、前列腺特异性抗原（PSA）也参与了脊柱转移瘤促进局部成骨的过程。有基础实验发现，前列腺癌细胞过度产生uPA会增加小鼠的成骨性骨转移，而抑制uPA产生后可以减少1/3的成骨性骨转移。uPA可以切割和激活由成骨细胞以潜伏形式产生的TGFβ。TGFβ调节成骨细胞和破骨细胞的分化，但也调节肿瘤细胞本身的生长。

PSA是一种激肽释放酶丝氨酸蛋白酶，由前列腺癌细胞分泌，通常用作前列腺癌进展的标志物。PSA可以裂解甲状旁腺激素相关肽（PTHRP），而PTHRP是破骨细胞活化的重要激活剂，因此脊柱转移瘤的促成骨作用可以通过PSA对PTHRP的裂解阻断骨吸收来实现。此外，PSA还可以激活TGFβ等成骨细胞生长因子来直接完成"成骨效应"，主要是通过阻止IGF的结合蛋白和将潜伏的TGF-β转化为其活性形式来刺激成骨细胞。鉴于PTHRP-1-16和ET-1在N末端的结构相似性，失活片段PTHRP-1-16可以结合并因此激活ETAR，进而发挥作用。

前列腺癌细胞还分泌旁分泌因子BMP4，是一种成骨细胞分化的激活剂。前列腺癌细胞产生FGF-9，促进癌细胞成骨细胞表型。BMP4与FGF-9都是前列腺癌发生脊柱椎体转移时，产生"成骨效应"的内在因素之一。

血小板衍生生长因子（PDGF）与脊柱转移瘤发生成骨作用有关。DGF是一种二聚体多肽生长因子，形成AA、BB和AB三种亚型，其中BB异构体是一种有效的骨性因子，可刺激破骨细胞和成骨细胞的功能。

硬化素（sclerostin，SOST）为骨硬化蛋白基因的蛋白质产物，可以抑制经典的WNT信号通路，从而促进骨形成[73]。

前面提到癌细胞产生的PTHRP通过增加成骨细胞产生RANKL来有效刺激破骨细胞生成，但PTHRP也促进成骨细胞的改变。

（四）总结

脊柱转移瘤在促进成骨的同时，也伴随着大量的骨溶解过程。关于为什么破骨细胞生成对成骨性骨转移很重要的一种理论是，破骨细胞的骨吸收释放多种生长因子，这些生长因子以非活性形式储存在骨基质中。癌细胞可能需要激活生长因子来维持活力和增殖，形成骨转移。

癌细胞发生骨转移的时候，骨质溶解往往是第一步，即使在成骨细胞转移环境中也是如此。癌细胞介导的骨吸收，可以为癌细胞生长提供空间，是一种转移前生态位的准备。在前列腺癌骨转移中，DKK-1充当将溶骨性转移转化为成骨细胞转移的分子开关。前列腺癌细胞系PC3可以产生DKK-1，并在用Dkk-1 siRNA转染时从溶骨细胞表型转变为成骨细胞表型。

当癌症发生脊柱椎体转移的时候，椎体骨形成和骨吸收之间的平衡被打破。尽管癌细胞会相对偏重于骨吸收和形成一方发生作用，但越来越多的证据表明，溶骨和成骨往往伴随存在，见图 1-2。

参考文献

1. PAGET S. The distribution of secondary growths in cancer of the breast. 1889. Cancer Metastasis Rev，1989，8（2）：98-101.

2. AKHTAR M，HAIDER A，RASHID S，et al. Paget's "seed and soil" theory of cancer metastasis：an idea whose time has come. Adv Anat Pathol，2019，26（1）：69-74.

3. LIU Q，ZHANG H，JIANG X，et al. Factors involved in cancer metastasis：a better understanding to "seed and soil" hypothesis. Mol Cancer，2017，16（1）：176.

4. LIU Y，CAO X. Characteristics and significance of the pre-metastatic niche. Cancer Cell，2016，30（5）：668-681.

5. ZHENG H，LI W，KANG Y. Tumor-stroma interactions in bone metastasis：molecular mechanisms and therapeutic implications. Cold Spring Harb Symp Quant Biol，2016，81：151-161.

6. HADJIDAKIS D J，ANDROULAKIS，II. Bone remodeling. Ann N Y Acad Sci，2006，1092：385-396.

7. DE VERNEJOUL M C. Dynamics of bone remodelling：biochemical and pathophysiological basis. Eur J Clin Chem Clin Biochem，1996，34（9）：729-734.

8. COENEGRACHTS L，MAES C，TORREKENS S，et al. Anti-placental growth factor reduces bone metastasis by blocking tumor cell engraftment and osteoclast differentiation. Cancer Res，2010，70（16）：6537-6547.

9. BAN J，FOCK V，ARYEE DNT，et al. Mechanisms，diagnosis and treatment of bone metastases. Cells，2021，10（11）：2944.

10. BUENROSTRO D，MULCRONE PL，OWENS P，et al. The bone microenvironment：a fertile soil for tumor growth. Curr Osteoporos Rep，2016，14（4）：151-158.

11. KANG Y. Dissecting tumor-stromal interactions in breast cancer bone metastasis. Endocrinol Metab（Seoul），2016，31（2）：206-212.

12. CROUCHER PI，MCDONALD MM，Martin TJ. Bone metastasis：the importance of the neighbourhood. Nat Rev Cancer，2016，16（6）：373-386.

13. MUNDY GR. Metastasis to bone：causes，consequences and therapeutic opportunities. Nat Rev Cancer，2002，2（8）：584-593.

14. WEILBAECHER KN，GUISE TA，MCCAULEY LK. cancer to bone：a fatal attraction. Nat Rev Cancer，2011，11（6）：411-425.

15. GUISE TA，YIN JJ，TAYLOR SD，et al. Evidence for a causal role of parathyroid hormone-related protein in the pathogenesis of human breast cancer-mediated osteolysis. J Clin Invest，1996，98（7）：1544-1549.

16. SCHNEIDER A，KALIKIN LM，MATTOS AC，et al. Bone turnover mediates preferential localization of prostate cancer in the skeleton. Endocrinology，2005，146（4）：1727-1736.

17. HIRBE AC，RUBIN J，ULUÇKAN Ö，et al. Disruption of CXCR4 enhances osteoclastogenesis and tumor growth in bone. Proceedings of the National Academy of Sciences，2007，104（35）：14062-14067.

18. ZHOU JZ，RIQUELME MA，GAO X，et al. Differential impact of adenosine nucleotides released by osteocytes on breast cancer growth and bone metastasis. Oncogene，2015，34（14）：1831-1842.

19. SOTTNIK JL，DAI J，ZHANG H，et al. Tumor-induced pressure in the bone microenvironment causes osteocytes to promote the growth of prostate cancer bone metastases. Cancer Res，2015，75（11）：2151-2158.

20. BISWAS SK，GANGI L，PAUL S，et al. A distinct and unique transcriptional program expressed by tumor-associated macrophages（defective NF-kappaB and enhanced IRF-3/STAT1 activation）. Blood，2006，107（5）：2112-2122.

21. BOYCE BF，SCHWARZ EM，XING L. Osteoclast precursors：cytokine-stimulated immunomodulators of inflammatory bone disease. Curr Opin Rheumatol，2006，18（4）：427-432.

22. MARVEL D，GABRILOVICH DI. Myeloid-derived suppressor cells in the tumor microenvironment：expect the unexpected. J Clin Invest，2015，125（9）：3356-3364.

23. PARK SI, LEE C, SADLER WD, et al. Parathyroid hormone-related protein drives a CD11b + Gr1 + cell-mediated positive feedback loop to support prostate cancer growth. Cancer Res, 2013, 73（22）: 6574-6583.

24. DANILIN S, MERKEL AR, JOHNSON JR, et al. Myeloid-derived suppressor cells expand during breast cancer progression and promote tumor-induced bone destruction. Oncoimmunology, 2012, 1（9）: 1484-1494.

25. SAWANT A, DESHANE J, JULES J, et al. Myeloid-derived suppressor cells function as novel osteoclast progenitors enhancing bone loss in breast cancer. Cancer Res, 2013, 73（2）: 672-682.

26. LIU G, LU S, WANG X, et al. Perturbation of NK cell peripheral homeostasis accelerates prostate carcinoma metastasis. J Clin Invest, 2013, 123（10）: 4410-4422.

27. ZITVOGEL L, KROEMER G. Cancer: antibodies regulate antitumour immunity. Nature, 2015, 521（7550）: 35-37.

28. THOMAS DA, MASSAGUÉ J. TGF-beta directly targets cytotoxic T cell functions during tumor evasion of immune surveillance. Cancer Cell, 2005, 8（5）: 369-380.

29. SHEVACH EM. Mechanisms of foxp3 + T regulatory cell-mediated suppression. Immunity, 2009, 30（5）: 636-645.

30. RAJEWSKY K. Clonal selection and learning in the antibody system. Nature, 1996, 381（6585）: 751-758.

31. BALKWILL F, MONTFORT A, CAPASSO M. B regulatory cells in cancer. Trends Immunol, 2013, 34（4）: 169-173.

32. ZHANG K, KIM S, CREMASCO V, et al. CD8 + T cells regulate bone tumor burden independent of osteoclast resorption. Cancer Res, 2011, 71（14）: 4799-4808.

33. MONTEIRO AC, LEAL AC, GONÇALVES-SILVA T, et al. T cells induce pre-metastatic osteolytic disease and help bone metastases establishment in a mouse model of metastatic breast cancer. PLoS One, 2013, 8（7）: e68171.

34. BUENROSTRO D, PARK SI, STERLING JA. Dissecting the role of bone marrow stromal cells on bone metastases. Biomed Res Int, 2014, 2014（37）: 875305-875315.

35. WANG J, LOBERG R, TAICHMAN RS. The pivotal role of CXCL12（SDF-1）/CXCR4 axis in bone metastasis. Cancer Metastasis Rev, 2006, 25（4）: 573-587.

36. JUNG Y, WANG J, SCHNEIDER A, et al. Regulation of SDF-1（CXCL12）production by osteoblasts: a possible mechanism for stem cell homing. Bone, 2006, 38（4）: 497-508.

37. ANTHONY BA, LINK DC. Regulation of hematopoietic stem cells by bone marrow stromal cells. Trends Immunol, 2014, 35（1）: 32-37.

38. MÜLLER A, HOMEY B, SOTO H, et al. Involvement of chemokine receptors in breast cancer metastasis. Nature, 2001, 410（6824）: 50-56.

39. TAICHMAN RS, COOPER C, KELLER ET, et al. Use of the stromal cell-derived factor-1/CXCR4 pathway in prostate cancer metastasis to bone. Cancer Res, 2002, 62（6）: 1832-1837.

40. MASSAGUE J, Obenauf AC. Metastatic colonization by circulating tumour cells. Nature, 2016, 529（7586）: 298-306.

41. TEICHER BA, FRICKER SP. CXCL12（SDF-1）/CXCR4 pathway in cancer. Clin Cancer Res, 2010, 16（11）: 2927-2931.

42. HUNG CS, SU HY, LIANG HH, et al. High-level expression of CXCR4 in breast cancer is associated with early distant and bone metastases. Tumour Biol, 2014, 35（2）: 1581-1588.

43. CHU GC, ZHAU HE, WANG R, et al. RANK-and c-Met-mediated signal network promotes prostate cancer metastatic colonization. Endocr Relat Cancer, 2014, 21（2）: 311-326.

44. GHAJAR CM, PEINADO H, MORI H, et al. The perivascular niche regulates breast tumour dormancy. Nat Cell Biol, 2013, 15（7）: 807-817.

45. BYRNE NM, SUMMERS MA, MCDONALD MM. Tumor cell dormancy and reactivation in bone: skeletal biology and therapeutic opportunities. JBMR Plus, 2019, 3（3）: e10125.

46. LAWSON MA, MCDONALD MM, KOVACIC N, et al. Osteoclasts control reactivation of dormant

myeloma cells by remodelling the endosteal niche. Nature Communications, 2015, 6（1）: 8983.

47. KOLLET O, DAR A, SHIVTIEL S, et al. Osteoclasts degrade endosteal components and promote mobilization of hematopoietic progenitor cells. Nat Med, 2006, 12（6）: 657-664.

48. TRAYES KP, COKENAKES SEH. Breast cancer treatment. Am Fam Physician, 2021, 104（2）: 171-178.

49. COLEMAN RE, CROUCHER PI, PADHANI AR, et al. Bone metastases. Nat Rev Dis Primers, 2020, 6（1）: 83.

50. ZHANG W, BADO IL, HU J, et al. The bone microenvironment invigorates metastatic seeds for further dissemination. Cell, 2021, 184（9）: 2471-2486.

51. KIM JM, LIN C, STAVRE Z, et al. Osteoblast-osteoclast communication and bone homeostasis. Cell, 2020, 9（9）: 2073.

52. KODAMA J, KAITO T. Osteoclast multinucleation: review of current literature. Int J Mol Sci, 2020, 21（16）: 5685.

53. UDAGAWA N, KOIDE M, NAKAMURA M, et al. Osteoclast differentiation by RANKL and OPG signaling pathways. J Bone Miner Metab, 2021, 39（1）: 19-26.

54. ONO T, NAKASHIMA T. Recent advances in osteoclast biology. Histochem Cell Biol, 2018, 149（4）: 325-341.

55. AMARASEKARA DS, KIM S, RHO J. Regulation of osteoblast differentiation by cytokine networks. Int J Mol Sci, 2021, 22（6）: 2851.

56. QIN L, LIU W, CAO H, et al. Molecular mechanosensors in osteocytes. Bone Res, 2020, 8: 23.

57. CLÉZARDIN P, COLEMAN R, PUPPO M, et al. Bone metastasis: mechanisms, therapies, and biomarkers. Physiol Rev, 2021, 101（3）: 797-855.

58. WANG M, XIA F, WEI Y, et al. Molecular mechanisms and clinical management of cancer bone metastasis. Bone Res, 2020, 8（1）: 30.

59. TAHARA RK, BREWER TM, THERIAULT RL, et al. Bone metastasis of breast cancer. Adv Exp Med Biol, 2019, 1152: 105-129.

60. BERISH RB, ALI AN, TELMER PG, et al. Translational models of prostate cancer bone metastasis. Nat Rev Urol, 2018, 15（7）: 403-421.

61. VAN DE DONK NWCJ, PAWLYN C, YONG KL. Multiple myeloma. Lancet, 2021, 397（10272）: 410-427.

62. CHIRGWIN JM, GUISE TA. Molecular mechanisms of tumor-bone interactions in osteolytic metastases. Crit Rev Eukaryot Gene Expr, 2000, 10（2）: 159-178.

63. YIN J J, POLLOCK C B, KELLY K. Mechanisms of cancer metastasis to the bone. Cell Reserach, 2005, 15（001）: 57-62.

64. HENDRIX RW, ROGERS LF, DAVIS TM Jr. Cortical bone metastases. Radiology, 1991, 181（2）: 409-413.

65. SUVA LJ, FRIEDMAN PA. PTH and PTHRP actions on bone. Handb Exp Pharmacol, 2020, 262: 27-45.

66. TERASHIMA A, TAKAYANAGI H. Overview of osteoimmunology. *Calcif Tissue Int.*, 2018, 102（5）: 503-511.

67. YAO Z, LEI W, DUAN R, et al. RANKL cytokine enhances TNF-induced osteoclastogenesis independently of TNF receptor associated factor（TRAF）6 by degrading TRAF3 in osteoclast precursors. J Biol Chem, 2017, 292（24）: 10169-10179.

68. YOSHITAKE F, ITOH S, NARITA H, et al. Interleukin-6 directly inhibits osteoclast differentiation by suppressing receptor activator of NF-kappaB signaling pathways. J Biol Chem, 2008, 283（17）: 11535-11540.

69. DAS S, CLÉZARDIN P, KAMEL S, et al. The CaSR in pathogenesis of breast cancer: a new target for early stage bone metastases. Front Oncol, 2020, 10: 69.

70. VALLET SD, RICARD-BLUM S. Lysyl oxidases: from enzyme activity to extracellular matrix cross-links. Essays Biochem, 2019, 63（3）: 349-364.

71. ARNETT T. Regulation of bone cell function by acid-base balance. Proc Nutr Soc, 2003, 62（2）: 511-520.

72. MOON HH, CLINES KL, COOKS MA, et al. Castration determines the efficacy of etar blockade in a mouse model of prostate cancer bone metastasis. Endocrinology, 2019, 160（8）: 1786-1796.

73. TEN DIJKE P，KRAUSE C，DE GORTER DJ，et al. Osteocyte-derived sclerostin inhibits bone formation： its role in bone morphogenetic protein and Wnt signaling. J Bone Joint Surg Am，2008，90（1）：31-35.

第三节　脊柱转移瘤的损伤机制

脊柱转移瘤一般不会对患者的生命产生直接威胁，但脊柱在解剖上的特殊性和功能上的重要性决定了脊柱转移瘤发生损伤的特殊性，脊柱转移瘤引起的脊柱不稳、对神经的机械压迫和癌性骨痛是患者产生局部、全身症状甚至影响患者治疗信心的重要原因，本节将从上述三个方面对脊柱转移瘤的损伤机制进行阐述。

一、脊柱转移瘤对脊柱的重塑作用与肿瘤相关脊柱不稳

脊柱位于人体中央，并与头颅、四肢相关节，在各个解剖平面上均承受着高强度的负荷，在人体骨骼肌肉系统中起着极为重要的支撑、运动和平衡作用。脊柱保留着一定的活动度，使身体能完成正常生理运动，同时还起到保护脊髓的重要作用。成人的脊柱在 25 岁前后完成骨化[1]，但发育完全的脊柱仍然具有可塑性，而脊柱的可塑性是转移性肿瘤引起损伤的重要因素，原因有二。其一，脊柱由骨、韧带和椎间盘组成，是一种具有黏弹性的材料[2-3]。黏弹性材料有两个生物力学特征：蠕变现象和应力松弛。蠕变现象是指当应力保持不变时，应变随时间增长而增大。应力松弛是指在维持恒定应变时，应力会随时间的增长而减小。脊柱肿瘤作为一个逐渐增大的肿块，会对脊柱产生应力，发生蠕变现象。其二为肿瘤的生物学活动，脊柱肿瘤的原发灶包含乳腺癌、前列腺癌、肾癌等，尽管来源不尽相同，但不同肿瘤转移过程中均会分泌部分骨重塑相关的化学物质，对脊柱产生重塑作用[4-7]。肿瘤对脊柱产生的应力与分泌的化学物质会使脊柱的骨组织进行重建，导致脊柱的材料特性和几何特性均发生变化，这一过程被称为脊柱转移瘤对脊柱的重塑作用。

脊柱转移瘤对脊柱的重塑作用的最终表现形式为肿瘤相关脊柱不稳。肿瘤相关脊柱不稳可进一步分为潜在不稳和绝对不稳。脊柱稳定性的判断始终是脊柱外科的重要课题，在肿瘤相关脊柱不稳评分[8]（spine instability neoplastic score，SINS）提出前，尚无一致的评定标准；这一方面的研究更是有限[9]。与四肢骨不同，脊柱本身及其周边结构的复杂性使得造成脊柱不稳的因素增多，为更好地进行临床决策和研究，脊柱肿瘤研究组（Spine Oncology Study Group，SOSG）将肿瘤相关脊柱不稳定义为由于肿瘤过程导致的脊柱完整性的丧失并导致活动相关的疼痛、症状或者进行性畸形，以及在生理负荷下导致神经功能的损害[8]。

引起脊柱不稳的原因众多，可分为脊柱相关因素，如肿瘤位置、脊柱排列、椎体塌陷、椎体附件受累等[8]，以及肿瘤相关因素，如肿瘤大小、肿瘤类型、化疗、全身治疗等[9-10]。不难看出，与常规的创伤相比，肿瘤相关脊柱不稳既与创伤一样遵循基本的生物力学原则，又有肿瘤相关的特性。

（一）共性 1：椎体皮质完整性

脊柱的支撑功能主要取决于皮质的完整性，皮质的完整性与破坏载荷呈正相关，即皮

质的破坏会降低椎体的破坏载荷[11]，所以，肿瘤与椎体的位置关系与肿瘤相关脊柱不稳密切相关，如果疾病仅累及椎体松质骨，皮质骨的支撑功能没有受累，则一般不会发生不稳[10]。但当癌细胞累及皮质骨时，椎体完整性受到损害，使椎骨容易骨折。在转移性累及的椎骨中，常见的失败模式是爆裂性骨折，其通常的特征是椎体后壁的破坏，并有可能将骨或肿瘤碎片推回椎管。由于靠近脊髓和神经根，这种类型的骨折会导致严重且通常不可逆的神经系统并发症[12]。Tschirhart[12]等对胸椎的研究表明，下胸椎、增加的后凸角、胸廓与较低的爆裂性骨折风险相关，这可能与椎间盘的高度变化与胸廓提供的保护相关。

（二）共性 2：三柱理论与张力带

脊柱的三柱理论认为前纵韧带、椎体的前 2/3 和纤维环的前 2/3 属于前柱，后纵韧带、椎体的后 1/3 及纤维环的后 1/3 属于中柱，后关节囊、黄韧带、椎弓根、棘上韧带、棘间韧带和关节突等韧带复合结构属于后柱[13]。在脊柱创伤的理论中，脊柱受到屈曲压缩外力主要指前柱承受压力，中后柱承受张力。前柱压缩超过 1/2 时，中柱受损，后柱分离，椎体不稳。牵张伸展外力时，后柱承受压力，出现椎板及棘突骨折，而椎体前部间隙增宽，则表示有前纵韧带损伤，椎体不稳。爆裂性骨折多为垂直性外力，如骨折仅累及中柱，则较稳定；同时累及后柱，系不稳定骨折。脊柱后方的肌肉群会产生"张力作用"，用来维持直立姿势以及保持人体矢状面和冠状面的平衡，这些肌肉被称为"张力带"。在有张力条件下，脊柱转移瘤引起椎体前方受到的应力往往能由张力带与之抗衡。所以当这种受累仅限于前柱时，通常不会发生不稳定。然而，包括皮质骨在内的中柱的受累可能导致病理性压缩性骨折，也可能产生具有前滑脱或后滑脱的剪切畸形[10]。除此之外，脊柱肿瘤主要通过血道转移，多侵袭血供丰富的部位，相比于高能创伤，脊柱转移瘤较少引起后柱的破坏[10]；后柱的破坏更多是由椎板切除引起的手术损伤。

（三）特性 1：节段特异稳定性与脊柱畸形

脊柱畸形多继发于椎体塌陷。上颈椎会出现移位和旋转畸形，其他部位脊柱肿瘤会造成后凸畸形。胸壁受累或者后外侧结构的丧失会导致后凸侧弯畸形。偶尔可见由于剪切力导致的脊柱滑脱。

（四）特性 2：骨重塑与迫近塌陷

在机制上，椎骨转移性疾病涉及破骨细胞和成骨细胞功能的异常，这是导致骨重塑异常（骨转换异常和骨结构、密度和质量变化）的根本原因[14]。椎骨转移可以表现为溶骨性、成骨性或混合性。无论表现如何，包括脊柱压缩性骨折在内的骨骼相关事件的时间依赖性风险随着脊柱转移而增加[15]。在溶骨性转移中，健康骨被具有低模量、高液体含量和低渗透性的肿瘤组织所取代。骨小梁丢失，椎体结构的完整性进一步被破坏[16]。SINS评分从肿瘤的位置、是否有机械疼痛、肿瘤性质（成骨、溶骨、混合）、脊柱的排列情况、椎体塌陷、附件受累情况这六个维度对脊柱的稳定性进行综合评估。SINS 7 ～ 12 分被认为是潜在不稳（impending instability），迫近塌陷（impending collapse）与潜在不稳既有交叉又有不同，SINS 中的机械疼痛、肿瘤性质可以部分反映迫近塌陷，但缺少对骨密度的直接评判。潜在不稳是一个"快照"（snap shot）式的评估，而迫近塌陷指的是肿瘤引起脊柱不稳这一渐进的过程。脊柱转移瘤中，溶骨性病灶会引起骨密度和骨质量下降，骨微结构破坏造成骨脆性增加，从而进入迫近塌陷的阶段。此时，需要通过预防性脊柱稳定手术（经皮骨水泥、椎弓根螺钉等）才能阻止骨折的发生，这对于生存期有限、身体状况差难以接受开放手术的患者是非常有用的[17]。但受限于局部生物力学和解剖学的差异，目前尚无统一的标准来评估迫近塌陷，临床应用更广的还是 SINS[18]。

（五）特性 3：肿瘤放疗

骨是一种复杂的两相复合物质，含有矿物质（羟基磷灰石）和有机（胶原蛋白）成分。矿物质赋予骨组织强度和刚度。癌症调节可导致矿化减少和骨折风险增加。胶原蛋白被描述为裂纹生长的抑制剂，赋予骨骼延展性，增加组织韧性、骨中的胶原蛋白。高剂量的辐射会造成胶原蛋白损伤，最终，暴露于辐射会逐渐降低骨组织的强度、延展性和韧性[19]。

二、脊柱转移瘤对脊髓的机械压迫

椎体和椎管内肿瘤可引起脊髓或多条脊神经根的损害。大多发病隐匿，且生长特性和生物学行为不同，出现神经损害的时间、速度、程度及性质也不同。早期可能缺乏神经学表现，从轻微不适、根性疼痛、步态不稳、肌力减弱、感觉减退、反射减弱、大小便困难等到四肢瘫痪等各不相同，临床诊断常延误数月至数年，部分患者确诊时已处于肿瘤中晚期，因此，了解相关解剖及发病机制对于临床诊断有重要的帮助[20]。

（一）慢性机械压迫

脊柱肿瘤的生长需要一定的时间，且脊髓受压早期可通过移位、排挤脑脊液和表面静脉得到代偿，外形虽有改变，但神经传导通路并未中断，可不出现神经功能受累的表现；后期代偿可出现骨质吸收，使局部椎管扩大，但此时通常有明显的神经系统症状和体征。总体而言，患者病情进展比较缓慢，多表现为慢性脊髓压迫。慢性脊髓压迫可分为根痛期、脊髓部分受压期、脊髓完全受压期。在根痛期，主要表现为神经根痛和脊髓的刺激症状，如根性疼痛或局限性运动障碍，局限于受累神经根分布的皮节区域。部分受压期的典型表现为脊髓半切综合征（Brown-Sequard syndrome），表现为病变节段以下同侧上运动神经元性瘫痪及触觉深感觉的减退，对侧病变平面 2～3 个节段以下的痛温觉丧失。脊髓完全受压期的典型表现为脊髓完全横贯性损害，表现为病变平面以下深、浅感觉丧失，肢体完全瘫痪，自主神经功能障碍，皮肤营养不良的征象。

值得注意的是，脊髓压迫是脊柱肿瘤较为常见的严重损害，位于上颈椎的肿瘤压迫延髓和上颈髓可导致致命的呼吸、循环中枢抑制，直接危及生命；位于下颈椎和胸椎的肿瘤压迫脊髓，常造成肢体的运动、感觉功能和括约肌功能障碍，甚至截瘫，严重影响患者生存及生活质量；位于腰椎、骶尾部的肿瘤可压迫圆锥、马尾神经或神经根，造成腰腿痛及括约肌功能、性功能障碍，严重影响生活质量。

除此之外，脊柱转移瘤不仅会重塑脊柱相关结构，脊柱毗邻的结构也可能受累。因为脊柱转移瘤具有向最小阻力方向生长的特性，椎旁、椎管内相对于脊柱的骨性结构阻力较小，脊柱转移瘤可以突入椎旁、椎管内造成压迫，产生各种临床症状。椎旁压迫的危害依脊柱邻近结构而异，如位于颈椎的肿瘤可压迫椎旁的食管而出现食管异物感、吞咽困难；压迫气管导致呼吸困难等上呼吸道阻塞症状；压迫刺激椎旁的颈交感神经链，出现

Horner 综合征等交感神经激惹征；椎动脉受压可出现头晕等椎动脉缺血症状；位于下胸段（T4～T9）的脊柱肿瘤如压迫胸髓的主要供应血管（脊髓前动脉），则可出现脊髓缺血性损害，这种损害即使在手术解除压迫后也很难恢复，预后较差；如在颈段，肿瘤可以侵蚀食管、气管，引起食管气管瘘，继发严重的并发症；而胸腰段脊柱的前方有主动脉、下腔静脉等大血管，如果受到肿瘤的侵蚀破坏发生穿孔，可以造成致命性的大出血[20]。

（二）病理性骨折引起的急性脊髓损伤

脊柱转移瘤相关病理性骨折引起的急性脊髓损伤与创伤性脊髓损伤相似，急性发病，进展迅速，常于数小时至数日内脊髓功能完全丧失。多表现为脊髓横贯性损害，出现脊髓休克，病变水平以下呈弛缓性瘫痪，各种感觉及反射消失，尿便潴留。

急性脊髓压迫的病理生理学发生在两个阶段：第一阶段为受伤初期脊髓的机械化损伤，通常导致脊髓挫伤；第二阶段为继发阶段，为受伤后的慢性、长期、渐进性损害，其特征是神经元和神经胶质细胞的破坏性和自我播散性变化，导致最初的损伤后数小时至数周内功能障碍增加并最终导致细胞死亡。第二阶段的损伤过程一般在第一阶段结束后开始并可持续数周甚至数年，细胞及分子机制十分复杂，其改变与治疗时间点有密切联系。正确理解脊髓损伤继发阶段的机制可能有助于医生及时管理，并采取措施减少这种继发反应并优化治疗，从而限制脊髓损伤的程度[21]。

1. 受伤初期脊髓的机械化损伤 脊髓损伤的第一阶段发生在患者外伤时，脊髓受到机械暴力的严重程度直接决定了脊髓受损的严重程度。脊髓受伤初期会发生局部出血、水肿和缺血。由于脊髓组织位于受限空间内，出血和水肿会改变神经元和神经胶质组织在其受限区域内的位置，增加组织的局部压力，从而导致缺血。损伤区域血供减少，局部神经元和神经胶质细胞被剥夺了氧气和葡萄糖，存活细胞中的缺血和膜损伤启动脊髓损伤的第二阶段[21]。

2. 继发阶段 原发性损伤会导致在原始创伤中幸存下来的相邻细胞的延迟性损伤和死亡。这种对脊髓损伤的自我传播反应称为继发性损伤阶段，其特点是多个级联的生化事件，导致进一步的组织损失和功能障碍。水肿在脊髓损伤中很常见，并且是继发性损伤发展的重要支持者。最初的创伤性影响增加了血-脊髓屏障的通透性，并且可以诱导血管生成和细胞毒性因子，所有这些都可以导致渗透活性物质进入及损伤性水肿。一般来说，初次损伤的暴力程度决定了随后的失血量和出血范围，从而影响了组织缺血的程度以及二次损伤的其他方面。这些二次脊髓损伤的进程包括组织缺血反应、脂质过氧化、免疫相关神经毒性、胶质细胞瘢痕形成、自由基生成、氧化应激作用、离子调节异常、谷氨酸毒性、线粒体功能紊乱、血-脊髓屏障破坏、神经炎症，及细胞死亡和凋亡等[21]。

三、脊柱转移瘤引起的癌性骨痛

疼痛是涉及整个神经系统的多方面感觉。疼痛过程通常始于外周，由外伤、疾病或损伤（包括脊柱转移瘤）造成的组织或神经损伤引起。不同模式的电和化学事件通过特定的神经将疼痛的信息传递到脊髓，脊髓在整合传入的信息后将其上传到大脑。对于简单的急性疼痛，外周和中枢过程是短期的、暂时的变化，当组织愈合时会消失。相比之下，慢性疼痛是由来自外围的长期持续活动驱动的，这些活动在脊髓和大脑回路内产生更持久的变化[22]。

脊柱转移瘤引起的癌性骨痛（cancer-induced bone pain，CIBP）是一种复杂的混合性疼痛状态，涉及肿瘤细胞、骨细胞、活化的炎症细胞和支配骨的神经元之间的各种相互作用，而且导致骨痛的机制很复杂，尚未完全阐明，并且会随着癌症的进展而演变。肿瘤细胞、骨基质细胞以及炎症细胞产生的介质可激活伤害感受器、损伤神经纤维并分泌生长因子，这些生长因子负责支配骨骼的感觉和交感神经纤维的病理生长和重组以及神经瘤的形成。所有这些过程都会导致外周和中枢敏化[23]。总的来说，CIBP 的潜在机制可分为神经性、创伤性和炎症性疼痛相关的因素。其中，炎症性疼痛主要来自受损组织的化学或自然刺激（如术后瘢痕痛、幻肢痛等），创伤性疼痛主要来自脊柱创伤（如病理性骨折），神经性疼痛主要由肿瘤相关因素引起，是癌性骨痛最严重和最重要的原因（如脊柱转移瘤压迫、牵拉、侵犯神经时刺激痛觉感受器，病理性骨折，化疗诱发的周围神经病变等）[24-25]。值得注意的是，骨痛的发生率和严重程度并不总是与骨转移的数量和大小成正比。大约 25% 的转移患者感觉不到疼痛，而有的患者，虽然是单一的或较小的转移灶，但在没有病理性骨折的情况下也会引起非常严重的疼痛，且个体差异显著[23]。

（一）创伤性癌性骨痛

1. 肌肉骨骼疼痛　急性肌肉骨骼疼痛源于对骨骼、韧带、肌肉、椎间盘和小关节等结构的损伤。疼痛与外周伤害感受机制有关，主要的传入伤害感受器被激活，信号沿着伤害感受途径传递到大脑。此外，炎症介质释放和随后的外周致敏等外周过程也会导致疼痛。中枢通路的激活也会导致中枢敏化，这将导致进一步的疼痛放大[26]。

2. 内脏痛　脊髓损伤后的内脏疼痛可能是由内脏结构扩张引起的伤害感受导致，例如尿路感染、结石形成和肠道梗阻。迷走神经、内脏和骨盆神经中的传入神经支配胸、腹和骨盆内脏，投射到不同的神经节、背角和中枢神经元[26]。

3. 创伤相关神经性疼痛　脊髓损伤引起的神经性疼痛很可能与发生在神经系统各个层面的变化有关，包括外周、脊髓和脊髓上机制。在外周水平，神经根撞击可能导致初级传入神经的功能和结构变化，类似于外周神经损伤，这可能导致疼痛的存在。然而，外周神经元在神经性脊髓损伤疼痛的发展和持续维持中的作用一直不确定，特别是在完整的脊髓损伤中。在脊髓水平，神经递质和受体的变化可能导致兴奋增加或抑制减少，从而加深了对这些脊髓神经元改变的生物学基础的理解，包括 NMDA、非 NMDA 和代谢型谷氨酸受体、钠通道以及 GABA 能、阿片样物质、5- 羟色胺能和神经营养因子。在脊髓以上水平，创伤相关神经性疼痛可能与丘脑和其他皮质下结构的变化包括丘脑神经元放电的改变，丘脑钠通道的表达，丘脑、前扣带回皮质、杏仁核中趋化因子和大麻素受体的表达和导水管周围灰质、丘脑的生化变化和丘脑灌注或活动的变化相关[26]。

（二）神经性癌性骨痛[24]

1. 骨重塑相关癌性骨痛　CIBP 与骨微环境的失衡有关。骨稳态主要通过破骨细胞和成骨细胞的协同作用来维持。破骨细胞是调节骨发育、骨生长、修复和重建的骨吸收的关键调节剂，可在骨转移等骨破坏性疾病中异常激活。破骨细胞的主要标志物是抗酒石酸酸性磷酸酶和组织蛋白酶 K。RANKL 被认为是骨吸收病理过程的最重要贡献者。此外，单核细胞趋化蛋白 -1（MCP-1）、巨噬细胞诱导型 C 型凝集素、MADS 盒转录增强因子 2、多肽 C 也参与了骨微环境。当发生骨转移时，局部肿瘤相关分子与骨髓中的驻留细胞相互作用，导致破骨细胞和成骨细胞的异常分化（尤其是破骨细胞的活性异常）；这反过来又导致骨吸收增加。此外，骨吸收过程中释放的钙离子和生长因子被反馈给肿瘤细胞并促进其生长。一般来说，成骨性骨肿瘤的特征是疼痛和肿胀，可因肿瘤组织扩张而损伤骨皮质，刺激骨膜神经末梢，引起剧烈疼痛。此类疼痛可从早期的间歇型逐渐发展为连续型，疼痛程度也相应增加。此外，疼痛避免性跛行可能伴随下肢疼痛，而溶骨性疼痛主要由肿瘤本身产生，即肿瘤侵袭引起的骨组织神经末梢疼痛。此外，与骨转移相关的疼痛是由溶骨性病变或溶骨性侵袭引起的，特别是在肺癌或乳腺癌骨转移患者中。尽管疼痛的程度可能不同，但疼痛的性质相似，并且通常在夜间加重。此外，已证实主要的感觉传入和交感神经元密集分布在骨膜和骨髓中。因此，在骨吸收的情况下，会分泌大量的炎症因子，从而刺激敏感的神经纤维，导致无法忍受的疼痛。除骨微环境失衡外，还存在一系列局部酸性环境、炎症因子和组织或神经解剖结构破坏等因素相互促进和影响，形成恶性循环。基于这一理论，抗骨吸收药物（如双膦酸盐和地诺单抗以及抗 RANKL 人源化中和抗体）将显著减少骨并发症并减轻骨痛。

2. 外周敏化和中枢敏化引起的癌性骨痛　神经性疼痛的发病机制很复杂，因为它通常是解剖变化和功能受损的组合。可能的病理变化包括神经损伤、神经炎症、周围神经兴奋性异常等。目前的研究表明，其特定的病理机制包括外周致敏、中枢致敏、下行抑制系统异常、脊髓胶质细胞活化和离子通道改变等。其中，外周和中枢敏化是神经性疼痛主要发病机制。

（1）外周敏化：外周敏化是指伤害感受神经元对传入信号的敏感性增加。周围神经损伤后，受损细胞和炎症细胞（如肥大细胞和淋巴细胞）会释放化学物质，如去甲肾上腺素、缓激肽、组胺、前列腺素、钾离子、细胞因子、血清素和神经肽。这些细胞介质反过来可以使伤害感受器敏感并放大它们传入的神经信号。

（2）中枢敏化：中枢敏化是指在强烈刺激、严重组织损伤或持续的伤害性输入（例如 C 纤维激活）后，脊髓背角神经元的兴奋性增加或突触传递增强，是一种对疼痛的超敏状态。具体来说，这包括神经元自发放电活动增加、感受野扩大、外部刺激阈值降低和病理变化增加，从而放大疼痛信号的传递。值得注意的是，癌性骨痛常表现为持续性慢性疼痛，最近的研究支持慢性疼痛与扣带皮质、前额叶皮质和腹侧纹状体之间的关系。此外，慢性疼痛的主要特征是痛觉过敏，神经性疼痛的维持主要依靠中枢敏化作用。因此，中枢敏化和外周敏化在 CIBP 的不同时期和不同机制中均表现出独特的特点并发挥着不同的作用。敏化过程主要包括背根神经节的激活、小胶质细胞的激活、P38/MAPK 通路的激活。

3. 酸性环境引起的癌性骨痛　痛觉过敏通常伴有酸性微环境。先前降低的局部组织 pH 与肌肉骨骼疼痛有关。酸性微环境在癌性骨痛过程中起着重要作用。在癌性骨痛的发展过程中，两种酸性环境非常活跃，即由破骨细胞产生的原发性肿瘤酸性微环境和继发性酸性环境。

（1）原发性肿瘤酸性微环境：肿瘤细胞会将能量代谢转化为糖酵解模式，并试图利用这种异常的代谢行为来逃避细胞凋亡过程，增强增殖和迁移能力。肿瘤组织中这种独特的代谢模式被称为"Warburg 效应"。然而，细胞内过多的糖酵解代谢产物使细胞内环境呈酸性，不利于癌细胞的生长。因此，癌细胞通过单羧酸转运蛋白 1 和单羧酸转运蛋白 4

（MCT1 和 MCT4）、碳酸酐酶和 V 型质子泵和瞬时受体电位通道亚家族 V（TRPV）主动将质子和乳酸排出细胞。这就是骨转移微环境病理酸性的由来。此外，骨微环境缺氧导致癌细胞中 HIF-1 的高表达，从而上调质膜质子 / 乳酸转运蛋白，加剧骨转移灶的病理性酸中毒。最近的一项研究表明，注射到小鼠胫骨中的 JJN3 人多发性骨髓瘤细胞可导致癌性骨痛酸中毒；并且，有研究表明 V 型质子泵抑制剂能够逆转酸中毒并减轻癌性骨痛。这些结果表明，通过 JJN3 细胞上的 V 型质子泵途径释放质子对癌性骨痛的诱导至关重要。

（2）继发性酸性环境：活化破骨细胞产生的次级酸性微环境是骨转移发生和进展的主要因素。在健康成人中，破骨细胞介导的骨吸收和成骨细胞介导的成骨之间通常存在平衡。然而，在癌症发生骨转移癌期间，肿瘤细胞及其相关的基质细胞会表达 RANKL，并与破骨细胞表达的 RANK 结合。RANKL/RANK 通路的激活反过来促进破骨细胞的增殖和肥大，破骨细胞分泌水平升高的质子进入吸收腔，通过 a3 同工型 V 型质子泵酶降解骨矿物质。因此，感觉神经被激活，癌性骨痛由质子分泌增加和吸收腔内 pH 降低触发。因此，干扰 RANKL 与 RANK 的结合会减少破骨细胞的数量，从而减少肿瘤诱导的破骨细胞骨吸收。这不仅可以减少破骨细胞引起的酸中毒，还可以保持骨骼抵抗骨吸收的机械强度。总而言之，破骨细胞和骨定植癌细胞所创造的病理酸性微环境共同促进了感觉神经和 CIBP 的激活。此外，酸性微环境可以在初级传入神经元中引起多个电流，由几个酸敏感离子通道介导，如 TRPV 离子通道、酸敏感离子通道（ASIC）和 P2X 家族。

参考文献

1. 于凤章，杨闯，综潘 . 脊柱的生长发育 . 中华小儿外科杂志，2003.
2. RAMO NL，TROYER KL，PUTTLITZ CM. Viscoelasticity of spinal cord and meningeal tissues. Acta Biomater，2018，75：253-262.
3. VAN DIEEN J H，TOUSSAINT H M，STA C，et al. Viscoelasticity of the individual spine. Clin Biomech（Bristol，Avon），1994，9（1）：61-63.
4. INFANTE M，FABI A，COGNETTI F，et al. RANKL/RANK/OPG system beyond bone remodeling：involvement in breast cancer and clinical perspectives. J Exp Clin Cancer Res，2019，38（1）：12.
5. XU Y，ZHANG S，LIAO X，et al. Circular RNA circIKBKB promotes breast cancer bone metastasis through sustaining NF-kappaB/bone remodeling factors signaling. Mol Cancer，2021，20（1）：98.
6. PATIL K C，SOEKMADJI C. Extracellular vesicle-mediated bone remodeling and bone metastasis：implications in prostate cancer. Subcell Biochem，2021，97：297-361.
7. WOOD SL，PERNEMALM M，CROSBIE P A，et al. The role of the tumor-microenvironment in lung cancer-metastasis and its relationship to potential therapeutic targets. Cancer Treat Rev，2014，40（4）：558-566.
8. FISHER CG，DIPAOLA CP，RYKEN TC，et al. A novel classification system for spinal instability in neoplastic disease：an evidence-based approach and expert consensus from the Spine Oncology Study Group. Spine（Phila Pa 1976），2010，35（22）：E1221-1229.
9. FISHER. Instability and impending instability of the thoracolumbar spine in patients with spinal metastases：a systematic review. International Journal of Oncology，2010，38（1）：5-12.
10. FOURNEY DR，GOKASLAN ZL. Spinal instability and deformity due to neoplastic conditions. Neurosurg Focus，2003，14（1）：e8.
11. SILVA M J，KEAVENY T M，HAYES W C. Load sharing between the shell and centrum in the lumbar vertebral body. Spine（Phila Pa 1976），1997，22（2）：140-150.
12. TSCHIRHART C E，FINKELSTEIN J A，WHYNE C M. Biomechanics of vertebral level，geometry，and

transcortical tumors in the metastatic spine. J Biomech，2007，40（1）：46-54.

13. ZHANG A，CHAUVIN BJ. Denis classification. StatPearls. Treasure Island（FL）. 2022.

14. GUISE TA. Molecular mechanisms of osteolytic bone metastases. Cancer，2000，88（12 Suppl）：2892-2898.

15. VASSILIOU V，KALOGEROPOULOU C，PETSAS T，et al. Clinical and radiological evaluation of patients with lytic，mixed and sclerotic bone metastases from solid tumors：is there a correlation between clinical status of patients and type of bone metastases？. Clin Exp Metastasis，2007，24（1）：49-56.

16. GUO XE，KIM CH. Mechanical consequence of trabecular bone loss and its treatment：a three-dimensional model simulation. Bone，2002，30（2）：404-411.

17. FOURNEY DR，SCHOMER DF，NADER R，et al. Percutaneous vertebroplasty and kyphoplasty for painful vertebral body fractures in cancer patients. J Neurosurg，2003，98（1 Suppl）：21-30.

18. PATON GR，FRANGOU E，FOURNEY DR. Contemporary treatment strategy for spinal metastasis：the "LMNOP" system. Can J Neurol Sci，2011，38（3）：396-403.

19. SAHGAL A，WHYNE CM，Ma L，et al. Vertebral compression fracture after stereotactic body radiotherapy for spinal metastases. Lancet Oncol，2013，14（8）：e310-e320.

20. 胡云洲，宋跃明，曾建成. 脊柱肿瘤学. 北京：人民卫生出版社，2015：19-20，37.

21. QUADRI SA，FAROOQUI M，IKRAM A，et al. Recent update on basic mechanisms of spinal cord injury. Neurosurg Rev，2020，43（2）：425-441.

22. FALK S，DICKENSON AH. Pain and nociception：mechanisms of cancer-induced bone pain. J Clin Oncol，2014，32（16）：1647-1654.

23. ZAJACZKOWSKA R，KOCOT-KEPSKA M，LEPPERT W，et al. Bone pain in cancer patients：mechanisms and current treatment. Int J Mol Sci，2019，20（23）：6047.

24. ZHENG X Q，WU Y H，HUANG J F，et al. Neurophysiological mechanisms of cancer-induced bone pain. J Adv Res，2022，35：117-127.

25. SMITH BH，RAJA SN. NEUPSIG：investing in solutions to the growing global challenge of neuropathic pain. Br J Anaesth，2017，119（4）：705-708.

26. SIDDALL PJ，MIDDLETON JW. Spinal cord injury-induced pain：mechanisms and treatments. Pain Manag，2015，5（6）：493-507.

第二章

脊柱转移瘤的临床特征和规范化评估

第一节　脊柱转移瘤的临床特征

一、临床表现

脊柱转移瘤可引起一组症候群，包括疼痛、活动性或自主性功能障碍、感觉障碍，这主要取决于肿瘤生长速度、骨质受累和破坏程度、神经受压程度和系统性疾病的严重程度。肿瘤生长迅速可导致症状快速进展。溶解性肿瘤由于骨质破坏，可导致病理性骨折或畸形。转移瘤也可导致神经根受累和脊髓受压，相应地引起神经根病和脊髓病。另外，还会表现出系统性疾病的体征，包括消瘦、食欲减退或器官衰竭。对于体积大的骶骨转移瘤病例，体格检查中可发现明显的椎旁甚至直肠团块。

（一）疼痛

疼痛是有症状的脊柱转移瘤患者中最早出现及最常见的症状，83%～95%的患者均可发生，较其他神经症状早发数周或数月。最早出现的症状是病变平面的胸背或腰背痛，一般较轻微，呈间歇性，常不引起注意，给予对症治疗后逐渐变为持续性剧痛。10%的癌症患者首发症状即为脊柱转移瘤相关性疼痛。脊柱转移瘤患者有三种典型的疼痛类型，包括局部疼痛、机械性疼痛和神经根性疼痛。患者经受的疼痛可能是其中一种类型，也可能是多种类型的联合影响。区分个别患者疼痛的类型是诊断评估过程的关键部分。局部疼痛是由肿瘤生长引起骨膜拉伸和炎症而导致，被描述为深部"咬噬性"或"酸痛性"疼痛，常发生在夜间，活动后缓解，应用非甾体抗炎药或皮质激素类药物可迅速缓解[1]。对此型疼痛患者进行棘突叩诊或触诊可引起叩、压痛。不同于局部疼痛，机械性背痛应用非甾体抗炎药和止痛药通常无效，疼痛随姿势和活动而变化。此种类型的疼痛归咎于将要形成或已经形成的不稳。肿瘤引起的畸形或受累椎体压缩常导致脊柱不稳，增加了脊柱支撑和稳定结构的张力，这些结构包括肌肉、肌腱、韧带和关节囊[2]。这种张力引起脊柱运动或轴向负荷的特征性疼痛，这种疼痛可在俯卧位或仰卧位诱发，但是侧卧位时通常可缓解。佩戴支具或行手术固定可以稳定脊柱，较好地缓解机械性疼痛。当肿瘤压迫脊柱神经根出口处的神经根时，或者由于压缩性骨折闭塞了神经根管，侵犯神经根时，可发生脊柱转移瘤神经根性疼痛，这类似于椎间盘突出相关的根性疼痛，常被描述为剧烈、穿透样刺痛[3]。位于颈椎者，如压迫上部颈神经根，可引起枕区疼痛；压迫颈 4 神经根可引起颈系带样疼痛；压迫下部颈神经可引起臂痛和指痛，咳嗽及用力时疼痛加重。髓外–硬膜内转移瘤可引起刺激或侵犯神经根，导致钝性或神经根性痛。与典型的神经根痛不同，此种疼痛被描述为剧烈的烧灼感。

（二）神经功能障碍

脊柱转移瘤患者另一个常见症状是运动和感觉功能障碍。60% ～ 85% 的转移性脊髓硬膜外压迫症（metastatic epidural spinal cord compression，MESCC）患者存在一组或多组肌群肌无力。这种肌无力可能与脊髓病、神经根病有关，可以由肿瘤直接压迫神经结构，或病理性骨折引起骨折块突入椎管或神经根管所致[1]。MESCC 患者可能有不同程度的自主性功能障碍表现，例如肠、膀胱或性功能异常，除非医生直接问诊，否则这些表现常不被发现。这类患者最常见的症状为膀胱功能障碍（通常为尿潴留），这与运动功能障碍程度明显相关。运动功能障碍患者如不治疗，可发展为完全瘫痪。感觉障碍包括麻痹、感觉过敏，感觉异常通常与运动功能障碍和与皮区相应的疼痛同步发生，脊髓病患者可能存在胸腹部带状分布的感觉异常[4]。胸髓 MESCC 患者可能描述一种胸部不适感，类似于衬衫或胸衣过紧的感觉，本质上与胸髓横贯性脊髓炎患者描述的感觉不适类似。当脊髓压迫诊断明确时，患者神经功能与其预后密切相关。大多数患者在神经功能障碍发生前即有疼痛的症状，但由于背痛在普通人群中非常普遍，诊断延误常发生在最初主诉为新发背痛或颈痛的脊柱转移瘤患者中。因此，临床医师应对背痛，且有肿瘤倾向的患者保持高度警觉。另外，胸椎与颈椎、腰椎相比，非肿瘤引起的疼痛不常见，因此这个区域出现疼痛应考虑到肿瘤。

（三）病理性骨折

椎体破坏严重者，轻微外伤或无明显诱因就会引起病理性骨折，疼痛明显加剧；如果肿瘤或病理性骨折压迫脊髓可快速引发截瘫、大小便困难等。

（四）全身症状

脊柱转移瘤患者除上述症状外，通常全身状况较差，一般有恶病质表现，如消瘦、贫血、低热、乏力等；合并高钙血症者，可引起胃肠道功能紊乱和精神不振，甚至神经失常。

二、检查与诊断手段的特点

（一）影像学手段及其表现特点

怀疑脊柱转移瘤的患者应该做彻底的诊断性检查，包括病史与体格检查。警示信号包括脊椎损害症状（夜间痛、神经功能障碍、步态不稳）和系统性症状（体重减轻和器官功能衰竭）。调查患者吸烟史、环境或职业性暴露史和旅游史。问诊应涉及可增加癌症可能性的条件［人类免疫缺陷病毒（human immunodeficiency virus，HIV）、炎症性条件和原位癌］以及最近的癌症筛查情况和家族史。检测血常规、肿瘤标志物、血生化、凝血功能等。当考虑为多发性骨髓瘤时，加做血浆和尿蛋白电泳分析[5]。

1. X 线片　X 线片长期以来作为出现与脊柱相关的新发症状患者的初级评估手段，主要是由于其技术简易、价格低廉和应用广泛。因此，X线片成为确认溶骨性和成骨性损害、病理性骨折、脊柱畸形和大体积团块的有效筛查检测工具[2]。乳腺癌和前列腺癌可产生成骨性损害，但大多数脊柱转移瘤属于溶骨性的，在超过半个椎体受累前，X线片不能显示相关变化。由于X线片相对不敏感性，明确诊断常需要结合其他影像学技术。核素扫描（骨扫描）是鉴别骨骼系统代谢活动增加区域的敏感方法。在椎体30% ～ 50%部分受累前，与肿瘤相关的变化不能被X线片所显示，而骨扫描能够较早发现转移瘤，其分辨率可达2 mm。有报道称，核素骨扫描检测脊柱转移瘤的敏感度为62% ～ 89%。然而，由于核素扫描检测的是增强的代谢活动，而炎症或感染也可增强代谢活动，因此对转移病灶不具特异性[6]。图像低分辨率妨碍了闪烁成像的效果，应该结合CT或MRI排除良性表现，必要时行手术探查。

2. 磁共振成像（MRI） MRI是评估脊柱转移瘤的金标准影像设备。在检测脊柱病变方面，MRI较标准X线片、CT、核素扫描敏感性更高。这种敏感性很大程度上是由于MR图像对脊柱软组织结构优良的分辨率，包括椎间盘、脊髓、神经根、脊膜以及脊柱肌群和韧带。MRI能够显示骨与软组织界限，提供肿瘤侵袭或骨、神经、椎旁结构受压的解剖学详情。一组MR影像包括应用造影剂之后3个标准轴线（轴位、矢状位和冠状位）T1、T2加权图像[6]。另外，由于T1加权图像中骨髓内脂肪为高强度信号，脂肪抑制研究可进一步解释脊柱骨组织中病灶信号增强的原理。尽管非常规应用，但弥散加权成像可区分病理性和非病理性压缩骨折。

3. 计算机断层扫描（CT） 脊柱转移瘤CT表现可为溶骨性病灶，成局灶骨破坏或骨缺损。成骨性病灶呈弥漫性或局部斑片状密度增高；病灶可呈跳跃式分布，易累及椎弓根，受累椎体间隙无明显狭窄，骨质破坏可造成椎体塌陷并可形成局限软组织肿块，增强CT可见病灶局部强化。

4. 骨扫描 骨扫描是一种全身性骨骼的核医学影像检查，它与局部骨骼的X线检查不同之处是检查前先要注射放射性药物，等骨骼充分吸收，一般2 ～ 3小时后再用放射性仪器（如γ照相机、ECT）探测全身骨骼放射性分布情况，若某一骨骼对放射性药物吸收异常增加或减退，即有异常浓集或稀缺现象，就提示该骨有病变存在。另一不同之处是在出现X线所见的骨结构密度改变之前，一定会有骨代谢的变化，而骨扫描中骨放射性吸收异常正是骨代谢的反应。因此，骨扫描比X线检查更早发现病灶，可早3 ～ 6个月[7, 9]。

骨扫描可早期发现骨转移性肿瘤，因此对有不明性质肿块的患者来说，发现有骨转移性肿瘤存在，意味着此肿块为恶性，即已向骨骼转移。对已明确为癌症的患者，有助于对该癌症进行临床分期，即判断是处于早期还是晚期，从而有助于医生决定采用哪一种治疗方法，是局部手术、放疗，还是全身化疗？局部手术时是否有必要广泛彻底地切除[3]？骨扫描能判断疼痛是关节炎还是关节旁骨骼病变所致，是骨关节病变还是内脏、神经性疼痛，能诊断各种代谢性骨、关节病变，在肢体软组织炎症中早期诊断骨髓炎，能发现一些特殊部位如跗骨、肋骨等的细微骨折，观察移植骨的血液供应和存活情况，评价上述各种骨关节良、恶性病变治疗的效果。因此，在国外癌症患者中骨扫描是常规检查项目，在国内综合性医院中，也是核医学科最主要的检查项目。

5. 正电子发射计算机断层显像（PET） PET是核素骨扫描更先进的方式，提供可疑性脊柱转移瘤的 3D 影像。这种技术在检测病灶方面比平面扫描有更加详细的影像且提高了敏感性和特异性；并且，不同于其他检查技术，PET 影像可区分转移性病变和良性病变。在检测脊柱转移瘤方面，当平面扫描无法确诊时，SPECT 是有效和相对廉价的检测工具[1]。

应用氟脱氧葡萄糖（FDG）作为示踪剂的正电子发射断层摄影术（PET）也是常规应用于检测转移性病变和肿瘤分期的整体监测工具。PET 设备已被证实在发现脊柱转移瘤方面优于平面闪烁扫描术，由于是直接测定肿瘤的代谢活动，而不是骨转化这一转移瘤的间接标志，故能够实现肿瘤的早期检测。PET 扫描也被用于辨别肿瘤的囊变区和坏死区，这些信息可增加活检采样的诊断率并有助于制订外科干预计划[8]。然而，PET 的分辨率是有限的，必须结合 CT 或 MRI 影像。另外，PET 扫描费时且价格昂贵。最新一代多排 CT 扫描设备提供了脊柱骨解剖结构和肿瘤侵犯程度的高度详细图像。增加的矢状位和冠状位数字重建进一步提高了 CT 影像的详细程度。当脊髓造影术与 CT 影像结合时，能够获得神经元所占据间隙的高精度表现以识别受压结构，有助于明确脊髓受压的原因，了解是肿瘤侵入椎管还是病理性骨折的骨折块向后突入椎管。由于对区域性解剖结构识别彻底，可协助指导手术入路、手术方式和确定内固定范围，CT 检查在制订外科干预计划时价值很高。除了对脊柱受累部分行 CT 扫描外，对于怀疑脊柱转移瘤而无法确定原发灶的患者，应对其主要体腔进行 CT 扫描以确定肿瘤原发灶。此外，CT 血管造影术可对脊柱转移瘤的血供和回流进行评估[9-10]。

6. PET/MRI　PET/MRI 是将 PET 的分子成像功能与 MRI 卓越的软组织对比功能结合起来的一种新技术，也可以写作 PET/MRI，包括同机融合 PET/MRI 和异机融合 PET/MRI。它可以对在组织中扩散的疾病细胞进行成像。该系统可以分别收集 PET 和 MR 影像，融合了 PET 对病灶的敏感检测优势和 MRI 的多序列成像优势[3]。与其他手段相比，PET/MRI 的灵敏度高、准确性好，对许多疾病（尤其是肿瘤和最为常见的心脑疾病）具有早期发现、早期诊断的价值[9]。

PET/MRI 检查与常用的 PET/CT 比较：CT 存在扫描过程中产生辐射的问题，而 MRI 对人体无任何放射损伤，这在一定程度上减少了患者除成像药物外所接受的放射剂量；同时，MRI 的软组织分辨率也远远高于 CT，可以更好地提供解剖学精细信息[1]。因此，PET/MRI 是目前最佳的健康体检、肿瘤筛查手段。

PET/MRI 一次检查便可发现全身是否存在危险的微小病灶。早期诊断可以使患者真正得到早期治疗，并为彻底治愈创造了条件，1/3 的癌症如果能早期诊断是可以治愈的。PET/MRI 可以使 1/3 的癌症患者得到早期诊断，使 1/3 的癌症分期得到纠正，使 1/3 癌症患者的治疗方案得到及时修正，使 1/3 癌症患者的放射治疗靶区得到更正，对治疗反应的判断时间缩短 1/3 以上，对 1/3 难以判断的癌症转移复发得到正确诊断和定位，使 1/3 癌症患者的总体诊疗费用减低。

（二）实验室检查的特点

实验室检查是诊断脊柱转移瘤不可或缺的，包括常规检查、骨代谢改变标志物及各项肿瘤标志物等。

1. 常规检查　这类患者除一般的常规检验可出现血红蛋白降低、红细胞减少、白细胞增高、血沉增快、血浆蛋白下降、A/G 比值倒置等表现外，还应进行碱性磷酸酶（ALP）、酸性磷酸酶（ACP）、乳酸脱氢酶（LDH）、血钙、血磷等检查。约 1/10 的乳腺癌、肺癌、肝癌和肾癌脊柱转移患者血钙升高，血磷降低。前列腺癌脊柱转移时酸性磷酸酶增高。成骨性转移瘤患者碱性磷酸酶可升高。

2. 骨代谢标志物的改变 脊柱转移瘤患者一般伴随着骨代谢标志物的改变。成骨性的标志物包括骨钙素、血清碱性磷酸酶（TALP）、血清骨碱性磷酸酶（BALP）、Ⅰ型前胶原蛋白（PICP）、总Ⅰ型胶原氨基酸延长链（PINP）。溶骨性标志物：Ⅰ型胶原吡啶交联终肽（ICTP）、Ⅰ型胶原 C 末端肽（CTX）、尿钙、尿吡啶酚（PYD）、尿二氢嘧啶脱氢酶（DPD）、尿羟脯氨酸（HYP）、尿Ⅰ型胶原氨基末端肽（NTX）。骨组织分泌细胞因子和生长因子：TNF-α/β、IL-1/6、上皮生长因子/转移生长因子 α/β、胰岛素样生长因子、甲状旁腺相关蛋白。这些骨代谢相关标志物的改变和脊柱转移瘤的发生密切相关，用以了解肿瘤骨转移引起的骨代谢变化及疗效。

3. 肿瘤标志物的改变 近年来，肿瘤标志物检测、肿瘤放射免疫显像和聚合酶链反应（polymerase chain reaction，PCR）在骨转移瘤中的应用增多，对于诊断原发癌及肿瘤的微转移也有较大帮助。

甲胎蛋白（alpha-fetal protein，AFP）用于原发性肝细胞癌诊断，产前诊断胎儿宫内死亡、神经管畸形、无脑儿和脊柱裂，诊断急慢性肝炎。AFP-L3 用于鉴别良性、恶性肝病，预警肝癌发生，预测肝癌预后，评价肝癌疗效；至少可以比影像学检查提前 9～12 个月预警肿瘤。癌胚抗原（carcinoembryonic antigen，CEA）是结肠癌的标志物，但胰腺癌、胃癌、肺癌和乳腺癌也有较高表达。在多种肿瘤患者中 CA199 升高，如 79% 的胰腺癌、49% 的肝癌、67% 的胃癌，其他如胆囊癌、肺癌、乳腺癌皆有 10% 左右是升高的。CA125 是广谱肿瘤标志物，82.2% 的卵巢癌、58% 的胰腺癌、32% 的肺癌，及其他非妇科肿瘤患者中皆有不同程度的升高，但在卵巢癌的辅助诊断中是个重要指标。CA153 是广谱标志物，乳腺癌晚期 100%、非晚期 75% 的患者明显升高；50% 的肝细胞癌、53% 的肺癌、34% 的卵巢癌患者升高；但在乳腺癌的辅助诊断中是个重要指标。

前列腺特异抗原（prostate specific antigen，PSA）是目前诊断前列腺癌最敏感的指标。fPSA（游离前列腺特异抗原）有利于鉴定良性、恶性疾患，比值较低可能是前列腺癌恶性程度较高。NSE（neuron-specific enolase，神经元特异性烯醇化酶）是神经内分泌肿瘤的特异性标志，如神经母细胞瘤、甲状腺髓质癌和小细胞肺癌（70% 升高），NSE 已作为小细胞肺癌的重要标志物之一。CYFRA 21-1（cytokeratin 19 fragment antigen21-1，细胞角蛋白 19 片段抗原 21-1）在肺癌诊断中有很大价值，是小细胞肺癌的重要标志物。SCC（squamous cell carcinoma antigen，鳞状细胞相关抗原）是宫颈癌较好的肿瘤标志物，多见于宫颈鳞癌，肺鳞癌及食道、口腔鳞状上皮癌阳性率较高，是鳞状上皮癌的重要标志物。CA724 在各种消化道肿瘤、卵巢癌中异常升高，对于胃癌的检测特异性较高。CA242 是胰腺癌和结肠癌较好的标志物，特异性和诊断效率优于 CA199。CA50 是广谱的肿瘤标志物，如 66% 的肺癌、88.2% 的肝癌、68.9% 的胃癌、88.5% 的卵巢或子宫颈癌、94.4% 的胰腺或胆管癌，70% 以上的直肠癌、膀胱癌等患者皆有升高。PIVKA Ⅱ（protein induced by Vitamin K absense or antagonist Ⅱ，异常凝血酶原Ⅱ）出现在肝癌、各种因素造成的维生素 K 缺乏；作为维生素 K 缺乏性出血和 DIC（弥散性血管内凝血）等非维生素 K 缺乏性出血的鉴别诊断。SF（serum ferritin，铁蛋白）出现在恶性肿瘤、急性白血病、霍奇金病、肺癌、结肠癌、肝癌和前列腺癌，是诊断缺铁性贫血的重要指标。TK1（胸苷激酶1）是细胞周期 S 期依赖酶，是提示肿瘤增殖动力学信息的标志物，用于癌症治疗的效果监控、辅助癌症鉴别，对癌症治疗预后可以提前提示癌症复发风险。尿核基质蛋白可用于对膀胱癌患者进行辅助诊断，重点在阴性预测值。α-L-岩藻糖苷酶（AFU）是诊断原发性肝癌的特异性指标，肺癌、乳腺癌、子宫癌以及肝硬化、妊娠、糖尿病患者也可见升高。

肿瘤标志物的检测特异性差，可联合检测提高准确性。如 CEA 在乳腺癌中也有诊断价值，联合 CA153 在乳腺癌检测的阳性率可提高 10%；如同时检测 CA724 与 CA199，胃癌检测的阳性率可达 56%；CY211 与 CEA 联合应用，诊断非小细胞肺癌的符合率可达 78%。

（三）活检的指征和病理学方法及特点

1. 活检的指征 影像学技术的进步使得对癌变病灶的检测得到了改善，但是确诊通常还需要自脊柱病灶取材进行活检。超过 10% ～ 20% 的脊柱转移瘤组织来源不明确，如果手术切除行活检不能立即获得结果，即需要经皮活检，因为大多数治疗决策是由肿瘤组织学检查发现所决定的。活检技术的进步使诊断准确率接近 90%，现在许多活检在门诊即可进行。当考虑可能为原发性肿瘤时，外科医师应该对计划进行的活检程序进行相关咨询，因为一些原发肿瘤可能通过活检针播散而导致局部复发，例如脊索瘤。

术前穿刺活检的原则和指征：①无肿瘤病史而怀疑骨转移瘤的患者必须行术前活检，如确诊为转移瘤，应在病理结果指导下寻找原发肿瘤；②如果恶性肿瘤病史明确，全身同时发现多处骨质破坏（长骨、椎体、骨盆），术前活检不是必须进行的操作；③对于恶性肿瘤病史明确，但仅出现单发骨破坏的患者，制订手术计划之前应考虑活检以明确诊断。文献报道，在长期存活的恶性肿瘤患者中，约 15% 的新发骨病灶可能是其他新发肿瘤或非肿瘤病变。

2. 病理学方法及特点 转移性骨肿瘤的好发部位与骨髓的造血功能有密切关系，半数的转移只侵犯骨髓。溶骨性转移始于髓质→虫蚀状、穿凿状骨缺损→骨皮质→病理性骨折（主要见于肺癌、乳腺癌、肾癌、大部分鼻咽癌、少部分膀胱癌）；成骨性骨转移骨小梁紊乱、增厚、粗糙→失去细微结构→斑点状或棉球状密度增高→骨体积增大（主要见于前列腺癌、鼻咽癌及膀胱癌，部分乳腺癌、肺癌）。转移好发部位依次为脊柱、骨盆、股骨近端、颅骨、肋骨、肱骨近端，肘关节、膝关节以下很少见，手或足的骨转移瘤多半来自肺癌。除非发生病理性骨折，否则很少出现骨膜新生骨。

转移途径分为直接转移、血行转移以及选择转移。

直接转移是恶性肿瘤直接向邻近骨骼蔓延侵蚀，使骨骼发生破坏。

血行转移分为四种：①腔静脉型：肿瘤栓子→腔静脉→右心→肺转移→肺分离的肿瘤组织→左心→骨骼；②门静脉型：胃肠道肿瘤→门静脉→肝转移→腔静脉→肺→左心→骨骼；③肺静脉型：肺部肿瘤→肺静脉→左心→骨骼；④脊椎静脉型：胸、腹、盆腔肿瘤→脊椎静脉→脊椎、骨盆、肋骨、颅骨。

选择转移分为三种：①骨髓型：骨肿瘤栓子虽经肺，但仍转移至骨，如骨髓瘤；②淋巴型：淋巴结内的原发性肿瘤，可引起全身淋巴结和肝、脾转移；③网状内皮系统型：如网状细胞肉瘤易转移至骨。

参考文献

1. YANG M，LIU C，YU X. Skeletal-related adverse events during bone metastasis of breast cancer：current status. Discov Med，2019，27（149）：211-220.
2. TOKUHASHI Y，MATSUZAKI H，ODA H，et al. A revised scoring system for preoperative evaluation of metastatic spine tumor prognosis. Spine，2005，30（19）：2186-2191.
3. 肖建如. 对脊柱转移瘤外科治疗策略再认识. 中国脊柱脊髓杂志，2011，21（7）：531.
4. TOMITA K，KAWAHARA N，KOBAYASHI T，et al. Surgical strategy for spinal metastases. Spine，2001，26（3）：298-306.
5. MITSUDOMI T，MORITA S，YATABE Y，et al. Gefitinib versus cisplatin plus docetaxel in patients with non-small-cell lung cancer harbouring mutations of the epidermal growth factor receptor（WJTOG3405）：an open label，randomised phase 3 trial. Lancet Oncol，2010，11：121-128.
6. TORRE LA，BRAY F，SIEGEL RL，et al. Global cancer statistics，2012. CA Cancer J Clin，2015，65（2）：87-108.
7. LAUFER I，RUBIN DG，LIS E，et al. The NOMS framework：approach to the treatment of spinal metastatic tumors. Oncologist，2013，18（6）：744-751.
8. ROTHROCK RJ，BARZILAI O，REINER AS，et al. Survival trends after surgery for spinal metastatic tumors：20-year cancer center experience. Neurosurgery，2021，88（2）：402-412.
9. XU W，YANG M，ZHAO C，et al. Massive spondylectomy for metastatic spinal cord compression from non-small-cell lung cancer with local failure after radiotherapy. Global Spine J，2021，11（4）：549-555.
10. WU S，PAN Y，MAO Y，et al. Current progress and mechanisms of bone metastasis in lung cancer：a narrative review. Transl Lung Cancer Res，2021，10（1）：439-451.

第二节　脊柱转移瘤的规范化评估方法

一、NOMS 决策框架

脊柱转移瘤的治疗目标主要是缓解疼痛、维持和恢复神经功能、重建脊柱稳定性、控制局部肿瘤的进展和改善患者的生活质量。在过去的十五年中，美国纪念斯隆凯特琳癌症中心（Memorial Sloan Kettering Cancer Center，MSKCC）的多学科脊柱团队开发并使用了转移性脊柱疾病的决策框架 NOMS（neurologic，oncologic，mechanical instability，systemic disease）[1]（图 2-1）。该框架包含四个方面的基本评估：神经、肿瘤、机械不稳定性和全身疾病。NOMS 的目标是为脊柱转移瘤的治疗提供一个动态框架，该框架整合了这四个前哨决策点，以确定放射、手术和（或）全身治疗的使用。NOMS 评估提供了介入放射学、放射和内科肿瘤学以及外科技术的进步，以优化患者预后能力。

NOMS 决策框架将立体定向体部放射治疗、常规分割放射治疗、微创或开放外科手术联合起来，成为脊柱转移瘤多学科管理的一个非常好的工具。笔者所在的脊柱转移瘤治疗中心结合 NOMS 决策框架和级分减压理论体系（详见第三章第二节）也提出了一个外科治疗策略——LODS 外科策略（详见第三章第二节）。本节主要介绍 NOMS 决策框架。

1. "N" 指的是 neurological 也就是神经功能。主要集中在讨论脊髓受损程度，包括对硬膜外脊髓压迫（epidural spinal cord compression，ESCC）程度的放射性影像学评估及

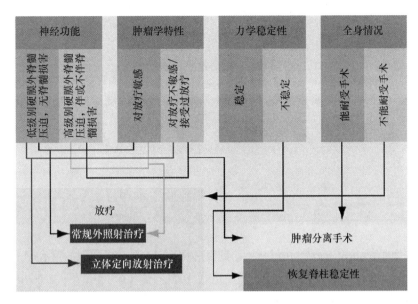

图 2-1　神经功能、肿瘤性质、稳定性和全身情况决策流程图（NOMS）（修改自 Laufer I，Rubin DG，Lis E，et al. The NOMS framework：approach to the treatment of spinal metastatic tumors Oncologist. 2013；18：744-751.）

脊髓病和（或）功能性神经根病的临床评估。脊柱肿瘤研究组（the Spinal Oncology Study Group，SOSG）设计验证一个六点分级描述 ESCC 程度，该系统在最严重的压缩部位使用轴向 T2 加权的图像处理（图 2-2）[2]。在没有机械性脊柱不稳的情况下，考虑可以将 0、1a 和 1b 级作为初始治疗进行放疗。2 级和 3 级定位为高级别 ESCC，除非肿瘤对放疗高度敏感，否则建议其在放疗前需要手术减压。对于 1c 级别，是否需要外科手术和放疗仍存在争议，可以考虑立体定向放疗和必要的手术治疗。

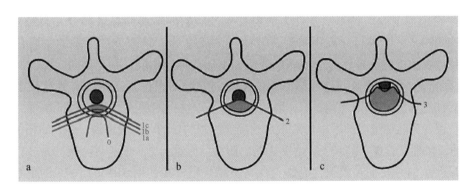

图 2-2　硬膜外脊髓压迫（ESCC）六点分级量表示意图。0 级：肿瘤仅局限于骨。（**a**）1 级：肿瘤侵犯硬膜外腔但无脊髓变形。进一步分为 3 型：1a 型：侵犯硬脊膜，但硬膜囊无变形；1b：硬膜囊变形，但未触及脊髓；1c：硬膜囊变形且接触脊髓，但脊髓未受压。（**b**）2 级：髓受压但脑脊液（CSF）可见。（**c**）3 级：脊髓受压且脑液不可见。在没有结构不稳的情况下，0 级、1a 级和 1b 级首选放疗。2 级和 3 级属于高级别 ESCC［引自 Bilsky MH，Laufer I，Fourney DR，et al. Reliability analysis of the epidural spinal cord compression scale. J Neurosurg Spine 2010；13（3）：324-328.］

　　1969 年，Frankel 提出将损伤平面以下的感觉和运动存留情况分为五个级别（表 2-1）：A 级是完全损伤，B 级、C 级、D 级是不完全损伤，E 级是肌力正常。该方法对脊髓损伤的程度进行了粗略分级，对脊髓损伤的评定有一定的缺陷，缺乏对反射和括约肌功能的判断，并且对膀胱和直肠括约肌的功能评价不够清楚。

表 2-1 Frankel 评分

级别	功能
A	完全瘫痪
B	感觉功能不完全丧失，无运动功能
C	感觉功能不完全丧失，有非功能性运动
D	感觉功能不完全丧失，有功能性运动
E	感觉、运动功能正常

2. "O" 指的是 oncological　也就是针对原发肿瘤灶对于常规外照射放射治疗（conventional external beam radiation，cEBRT）的敏感性进行考虑。有文献分析表明，将淋巴瘤、精原细胞瘤和骨髓瘤归类于放射组织学敏感性高，并且无论硬膜外脊髓压迫程度高低，均支持使用 cEBRT。多数作者认为淋巴瘤、骨髓瘤和精原细胞瘤对放疗高度敏感，即使在脊髓受肿瘤压迫的情况下也可以采用适形放射治疗（conformal radiation therapy，CRT）。对于实体肿瘤，一般认为乳腺癌、前列腺癌、卵巢癌和神经内分泌癌对放疗敏感，而肾癌、甲状腺癌、肝细胞癌、非小细胞性肺癌、结肠癌、黑色素瘤和肉瘤对放疗不敏感。放射敏感性实体肿瘤可以采用 cEBRT 或者 SRS 的治疗方式，而具有放射抵抗性的实体瘤的转移癌通常需要 SRS 来实现持久性局部控制。对于原发灶为放射抵抗性肿瘤的脊柱转移瘤患者如合并低级别 ESCC（通常为 0、1a 和 1b），可以推荐此类患者接受影像引导放射治疗（image-guided radiation therapy，IGRT）。最新的技术进步允许在具有高空间精度的图像引导下递送辐射剂量，可以在脊髓附近提供高剂量的辐射，同时将脊髓和其他邻近的重要结构暴露在安全范围内。对于原发灶为放射抵抗性肿瘤的转移瘤患者如合并高级别 ESCC（2 级和 3 级），可以进行分离手术配合立体定向放疗[1]。目前分离手术的主要目的为保持或恢复脊髓的机械稳定性并进行环形减压，以保持神经功能，并允许向转移的肿瘤组织提供足够杀灭肿瘤的辐射剂量，同时也能避免对脊髓的损伤。立体定向放疗技术可依赖 IGRT 平台提供高剂量聚焦辐射[1]，此方式改变了以往针对原发灶为放射抵抗性肿瘤的脊柱转移瘤患者只能通过局部手术切除来达到局部控制的目的。一般来说，SRS 的相关并发症是轻微的，包括食管炎、黏膜炎、吞咽困难、腹泻、感觉异常、短暂性喉炎和短暂性神经根炎[3]。最严重的并发症是放射性脊髓炎，有文献报道，在使用 SRS 的 1075 例患者中仅有 6 例出现放射性脊髓炎[4]。SRS 另一个日益明显的并发症就是迟发性骨折[5]。

3. "M" 指的是 mechanical　也就是脊柱的机械性不稳。无论是 ESCC 分级还是原发肿瘤放射敏感性如何，机械性脊柱不稳都是进行手术固定或者经皮骨水泥成形术的独立适应证。因为放疗虽然对局部肿瘤的控制有效，但对脊柱稳定性无任何帮助。SOSG 将脊柱不稳定性定义为"由于与运动相关的疼痛、症状或进行性畸形和（或）生理负荷下的神经损害相关的肿瘤过程导致脊柱完整性丧失"[6]。评估脊柱不稳需综合临床和影像学两方面信息。为了帮助临床医生做出判断，SOSG 给出了一套脊柱不稳肿瘤评分（spinal instability neoplastic score，SINS）系统（表 2-2）[6]。主要考虑 6 个参量：肿瘤侵犯节段，

表 2-2 脊柱不稳肿瘤评分（SINS）

SINS 参量	描述	得分
受累节段	交界区（枕骨～C2，C7～T2，T11～L1，L5～S1）	3
	活动椎（C3～C6，L2～L4）	2
	半固定（T3～T10）	1
	固定（S2～S5）	0
疼痛[a]	有	3
	偶尔出现，但非机械性	1
	无	0
病变性质	溶骨性	2
	混合性（溶骨性 / 成骨性）	1
	成骨性	0
影像学椎体顺列	出现半脱位 / 移位	4
	新发畸形（脊柱后凸 / 脊柱侧凸）	2
	顺列正常	0
椎体塌陷	塌陷＞50%	3
	塌陷＜50%	2
	椎体无塌陷，但椎体受累＞50%	1
	无	0
椎体后外侧受累情况[b]	双侧	3
	单侧	1
	无	0

[a] 卧位时疼痛减轻，和（或）疼痛随着脊柱活动 / 负荷加重。
[b] 小关节、椎弓根或肋椎关节骨折或肿瘤占位。
引自 Fisher CG，Dipaola CP，Ryken TC，et al. A novel classification system for spinal instability in neoplasticdisease：an evidence-based approach and expert consensus from the Spine Oncology Study Group. Spine 2010；35：E1221-E1229.

是否出现疼痛及疼痛类型，影像学图像中椎体顺列情况，病变的特性（溶骨性或成骨性），椎体塌陷以及椎体后方结构受累情况。SINS 较低（0～6 分）的病灶通常是稳定的，不需要手术；SINS 较高（13～18 分）则需要通过手术来恢复脊柱的稳定性；介于两者之间则需要进一步评估是否需要采用外科手术的方式进行干预。

4. "S" 指的是 systemical 也就是全身性疾病和系统并发症，是脊柱转移瘤患者是否能进行外科减压手术干预及能进行多大程度的外科干预措施的重要考量指标之一。我们在确定选择正确的治疗方式时了解肿瘤生物学行为特征也非常重要。目前有多种预测脊柱转移瘤预期寿命的方式，我们可以针对每一位脊柱转移瘤患者的全身情况选择个性化的治疗方式。

二、Tomita 分期[7]

1988 年 Margel 等提出单一后路切口进行全脊椎切除，虽然实现了脊髓的有效减压，但不是整块切除，而是分块切除。因为脊柱手术显露困难，毗邻结构复杂，邻近大血管和内脏器官，既往所行手术大部分是刮除、囊内切除或是分块切除。为尽可能避免手术造成的瘤细胞污染，以及由此而进一步造成的预后不良，Tomita 设计出一种更积极的手术方法：单一后路的全脊椎整块切除。为此而将脊柱解剖学分类为五区：椎体区（1 区），椎弓根区（2 区），椎板、横突和棘突区（3 区），椎管内硬膜外区（4 区），椎旁区（5 区）[7]。Tomita 评分是在 Enneking 外科分级的基础上形成的，把单节脊柱分为椎体、椎弓根、椎板和棘突、椎管硬膜外腔、椎旁区域。2001 年 Tomita 通过对 67 例脊柱转移瘤患者的回顾性研究，计算出原发肿瘤部位、内脏转移、骨转移三项重要预后因素各自的风险比，采用风险比值作为评分分值。根据不同分值和患者的预期寿命，制订出相应的治疗目标和治疗策略（表 2-3）。

表 2-3　Tomita 脊柱转移肿瘤分期

评分	原发肿瘤	内脏转移	骨转移
1	生长缓慢（乳腺、前列腺、甲状腺）	单发	
2	中度生长（肾、子宫）	可治疗	多发
3	快速生长（肝、肺、肾、肠）	不可治疗	

评分	治疗目标	治疗策略	
2	长期控制	广泛或边缘切除	
3			
4	中期局部控制	边缘或病灶内切除	
5			
6	短期局部控制	姑息治疗	
7			
8	肿瘤晚期治疗	支持	
9			
10			

三、Tokuhashi 评分

1990 年，Tokuhashi 等提出了 Tokuhashi 外科评分，明确了肿瘤的分期与患者的预后关系，并用于指导治疗方式的选择，他认为＞9 分者行切除性手术治疗，＜5 分者行姑息治疗[2]。Enkaoua 等证实了该评分的作用，但同时指出原因不明的肿瘤得分相应减少，因为它的预后较差。2005 年，Tokuhashi 等对 Tokuhashi 评分进行了修正，并制订了 Tokuhashi 外科修正评分（表 2-4）。

Tokuhashi 外科评分的主要内容为：①生存时间长，需长期局部控制的患者（评分 2～3 分）应行广泛切除或边缘切除；②生存时间中等，需中期局部控制者（评分 4～5 分）应行边缘或病灶内切除；③生存时间短，仅需短期局部控制者（评分 6～7 分）仅行姑息性手术治疗；④终末期患者（评分 8～10 分）行非手术支持治疗。

Tokuhashi 外科评分则需评价患者的全身情况，包括脊椎外骨转移病灶数目、受累椎数目、主要脏器转移、原发肿瘤解剖部位和瘫痪情况，且未经加权处理。由于项目过多，在评价急性患者时可能存在一些偏倚。

表 2-4 改良的 Tokuhashi 评分系统

一般情况	良好（KPS 80～100 分）	中等（KPS 50～70 分）	差（KPS 10～40 分）
	2	1	0
脊柱外转移灶	0 个	1～2 个	≥3 个
	2	1	0
脊柱转移病灶	0 个	1～2 个	≥3 个
	2	1	0
内脏器官转移	无转移	病灶可切除	病灶不可切除
	2	1	0
瘫痪程度 （神经功能分级）	无神经功能丧失 Frankel E	部分神经功能丧失 Frankel C、D	神经功能大部分丧失 Frankel A、B
	2	1	0
原发病灶	甲状腺癌、乳腺癌、前列腺癌、类癌		5
	直肠		4
	肾、尿道		3
	来源不明的		2
	肝、胆囊		1
	肺、胃、膀胱、食道、胰腺、骨肉瘤		0

四、ECOG 评分系统

ECOG 评分标准，治疗前应该对患者一般健康状态作出评价。一般健康状态的一个重要指标是评价其活动状态（performance status，PS）。活动状态是从患者的体力来了解其一般健康状况和对治疗耐受能力的指标，国际上常用的有 Karnofsky 活动状态评分表。如果 Kamofsky 活动状态评分在 40% 以下，治疗反应常不佳，且往往难以耐受化疗反应。美国东部肿瘤协作组（Eastern Cooperative Oncology Group，ECOG）制订了一个较简化的活动状态评分表（表 2-5），将患者的活动状态分为 0～5 级。一般认为活动状况 3 级、4 级的患者不适宜进行化疗。

表 2-5 体力状况 ECOG 评分标准

分级	体力状态
0 级	活动能力完全正常，与发病前活动能力无任何差异
1 级	能自由走动及从事轻体力活动，包括一般家务或办公室工作，但不能从事较重的体力活动
2 级	能自由走动及生活自理，但已丧失工作能力，日间不少于一半时间可以起床活动
3 级	生活仅能部分自理，日间一半以上时间卧床或坐轮椅
4 级	卧床不起，生活不能自理
5 级	死亡

五、生活质量评分

生活质量（quality of life，QOL）又称为生存质量或生命质量，主要是指个体生理、心理、社会功能三方面的状态评估，即健康质量。与存活和其他类型的临床结果一样，患者的生活质量也是他们所接受的医疗保健服务有效性的一个重要指标（序列号为得分）。

1. 食欲　①几乎不能进食；②食量＜正常 1/2；③食量为正常的 1/2；④食量略少；⑤食量正常。

2. 精神　①很差；②较差；③有影响，但时好时坏；④尚好；⑤正常，与病前相同。

3. 睡眠　①难入睡；②睡眠很差；③睡眠差；④睡眠略差；⑤大致正常。

4. 疲乏　①经常疲乏；②自觉无力；③有时常疲乏；④有时轻度疲乏；⑤无疲乏感。

5. 疼痛　①剧烈疼痛伴被动体位或疼痛时间超过 6 个月；②重度疼痛；③中度疼痛；④轻度疼痛；⑤无痛。

6. 家庭理解与配合　①完全不理解；②差；③一般；④家庭理解及照顾较好；⑤好。

7. 同事的理解与配合（包括领导）　①完全不理解，无人照顾；②差；③一般；④少数人理解与关照；⑤多数人理解与关照。

8. 自身对癌症的认识　①失望，完全不配合；②不安，勉强配合；③不安，配合一般；④不安，但能较好配合；⑤乐观，有信心。

9. 对治疗的态度　①对治疗不抱希望；②对治疗半信半疑；③希望看到疗效，又怕有不良反应；④希望看到疗效，尚能配合；⑤有信心，积极配合。

10. 日常生活　①卧床；②能活动，多半时间需要卧床；③能活动，有时卧床；④正常生活，不能工作；⑤正常生活、工作。

11. 治疗的不良反应　①严重影响日常生活；②影响日常生活；③经过对症治疗可以不影响日常生活；④未对症治疗可以不影响日常生活；⑤不影响日常生活。

12. 面部表情　分为①～⑤五个等级。

满分为 60 分，良好为 51 ＋分，较好为 41 ～ 50 分，一般为 31 ～ 40 分，差为 21 ～ 30 分，极差为＜ 20 分。

参考文献

1. LAUFER I，RUBIN DG，LIS E，et al. The NOMS framework：approach to the treatment of spinal metastatic tumors. Oncologist，2013，18（6）：744-751.

2. BILSKY MH，LAUFER I，FOURNEY DR，et al. Reliability analysis of the epidural spinal cord compression scale. J Neurosurg Spine，2010，13（3）：324-328.

3. BENZIL DL，SABOORI M，MOGILNER AY，et al. Safety and efficacy of stereotactic radiosurgery for tumors of the spine. J Neurosurg，2004，101 Suppl 3：413-418.

4. GIBBS IC，PATIL C，GERSZTEN PC，et al. Delayed radiation-induced myelopathy after spinal radiosurgery. Neurosurgery，2009，64（2）：A67-72.

5. ROSE PS，LAUFER I，BOLAND PJ，et al. Risk of fracture after single fraction image-guided intensity-modulated radiation therapy to spinal metastases. J Clin Oncol，2009，27（30）：5075-5079.

6. FISHER CG，DIPAOLA CP，RYKEN TC，et al. A novel classification system for spinal instability in neoplastic disease：an evidence-based approach and expert consensus from the Spine Oncology Study Group.

Spine（Phila Pa 1976），2010，35（22）：E1221-E1229.

7. TOMITA K，KAWAHARA N，KOBAYASHI T，et al. Surgical strategy for spinal metastases. Spine，2001，26（3）：298-306.

8. TOKUHASHI Y，MATSUZAKI H，ODA H，et al. A revised scoring system for preoperative evaluation of metastatic spine tumor prognosis. Spine，2005，30（19）：2186-2191.

第三章

脊柱转移瘤的外科治疗

第一节　脊柱转移瘤的手术入路选择

一、颈椎手术入路

（一）引言

虽然目前脊柱转移瘤以胸椎转移最为常见，颈椎转移仅占脊柱转移瘤的 8%～20%[1]，但是由于颈椎力学结构较特殊，一旦出现转移病灶，将面临较高的椎体骨折以及严重神经功能损伤的风险。目前有报道指出，超过 50% 的颈椎转移瘤患者可能出现严重的症状，其中包括四肢瘫痪以及继发于脊柱力线破坏导致脊柱不稳定引发的不可逆性机械疼痛[2]。颈椎转移引起的一系列症状使晚期癌症患者几乎不可能进行日常的基本活动，甚至丧失生活自理能力，严重影响患者的生存质量。

由于颈椎转移性肿瘤患者往往症状较复杂，脊柱肿瘤外科医生应根据患者完整病史进行体格检查，排除可能的退行性病变等常见因素，明确导致症状的相关原因[3]。常见的颈椎肿瘤手术入路包括颈椎肿瘤前入路手术以及后方入路手术。其中前入路手术主要包括前路中的经口咽入路、颈椎前侧路入路以及乳突颌下入路，颈椎后入路肿瘤切除术包括全椎板切除及半椎板切除的后侧入路。

（二）颈椎后方入路

颈后路全椎板减压术或半椎板减压术主要是针对颈椎整体形态尚可，或者主要症状由脊柱不稳定引起[4]，考虑生存期或者全身状况不适宜进行前路手术或者前后联合入路手术的患者。

1. 后方入路优势　经过颈椎后方入路可以较清晰地显露颈椎后附件结构，同时由于颈椎后路途径中不涉及重要血管以及脏器，一般情况下仅经过颈后肌群的颈旁肌以及项韧带附着区，该区域被称为相对无血管区，可较清晰、快速地显露颈椎解剖结构以及颈颅交界部位和颅后窝等部位，同时该切口也可以根据术者需要于两侧进行适当延展暴露范围。后路手术也可以在直视下游离切除双侧椎动脉孔，由后方分离，修补椎动脉甚至进行椎动脉旁路重建手术。

2. 主要应用情况　颈椎转移病灶局限于椎管内（其中包括硬膜下转移性病灶以及仅局

限于椎管内的硬膜外转移病灶）或者附件结构转移的颈椎转移病灶。

3. 手术操作以及相关手术方法

（1）手术准备：需要考虑患者颈椎破坏情况，如伴有寰枢椎脱位等严重相关问题，可术前进行颅骨牵引，在适当牵引重量下进行手术；如未见明显脱位，可佩戴外固定后搬运至手术床上。手术床一般配有 Mayfield 颅骨固定器固定头部，或者石膏床使患者俯卧于手术床上。根据患者颈部肿瘤位置，一般上颈椎建议经鼻气管插管，对局部高位颈椎肿瘤患者，或者部分肿瘤压迫局部气管或者咽腔患者，甚至建议在患者清醒下于纤维支气管镜辅助下经鼻气管插管。

（2）手术方法及过程：①分离显露：首先经透视或者解剖学定位，明确责任节段或者目标节段后，沿颈椎正中切口进入（该切口可适用于上至枕骨粗隆，下可延伸至下颈椎甚至颈胸段部位），可利用电刀沿正中线逐层分离组织，剥离肌肉组织，行骨膜下剥离，注意保留棘上韧带以及周围重要的非必要损伤的肌肉止点，防止过度肌肉损伤等造成的影响。由于上颈椎静脉丛较丰富，分离时注意止血，也要注意分离暴露范围，防止椎动脉损伤；同时由于寰枢椎区域结构特殊，且存在肿瘤压迫脊髓，分离显露时需注意避免损伤硬膜以及双侧神经根。虽然颈 1 与颈 2 神经根损伤甚至离断在手术中可以接受，但是由于颈 3～颈 8 神经支配重要肌群，一旦损伤或者离断将造成较严重的不良后果。②椎板减压：以棘突剪切除棘突，锐利剥离子小心地分离黄韧带和椎板下缘。以超声骨刀或者高速磨钻切除椎板。密切观察责任节段脊髓形态以及硬膜受压情况，注意韧带、肿瘤与硬膜的黏连，过程中需要小心分离，避免硬膜撕裂。如果肿瘤压迫神经根出口，需要继续向责任节段沿肿瘤方向外切除部分小关节，剥离子探查界限后，继续向外行椎间孔减压。采用超声骨刀或者高速磨钻切除责任节段关节突，显露椎弓根后进一步利用超声骨刀以及高速钻离断颈椎椎弓根就可以打开横突孔。由于椎弓根是构成横突孔的后内侧壁的主要解剖结构，可以较好地显露分离椎动脉。但是上一节段的神经根由于也位于分离区域，该过程需要小心分离周围组织以防止神经损伤，导致严重并发症。同时当肿瘤累及一侧或者双侧的椎动脉时，建议显露肿瘤的头侧和尾侧椎动脉，这样不仅可以分离椎动脉腹侧肿瘤，也可以在椎动脉受损时及时进行修补。

（三）颈椎前方入路

颈椎前方入路由于对正常组织结构损伤较小，目前在颈椎退行性疾病中已得到较广泛的应用。但是由于颈椎前方解剖结构复杂，分布较多重要的神经、血管，同时肿瘤组织往往存在外生性生长，更可能会影响颈椎正常解剖学结构。颈椎前方手术入路较常用的有：上颈椎经口腔入路、中下颌骨切开入路、高位颈椎乳突颌下入路、Smith Robinson 入路（颈椎前外侧入路）、经颈部前路钩突椎间盘切除外侧方开槽手术途径、乳突下方侧入路等。考虑到颈椎转移性肿瘤的实际应用，本节着重介绍 Smith Robinson 入路、颈椎前血管咽后入路（乳突-颌下入路）、上颈椎经口腔入路于颈椎转移瘤中的应用情况。

Kanavel 在 20 世纪 30 年代开展了经口入路对颈椎肿瘤前路手术术式的探索，早期上颈椎肿瘤患者一般可利用该手术入路进行治疗[5-6]。后续随着对解剖学及肿瘤学的研究进步，逐步开展发明了经颌骨入路颈椎肿瘤切除，以及由 Lahey 和 Warren 等报道的经口外咽后入路切除颈椎占位。随着 Robinson 和 Smith 首次提出从颈椎前方进行颈椎间盘摘除的入路，其对颈椎肿瘤切除也产生了较深远的影响。后续也提出了针对于颈椎不同位置的颈椎肿瘤的不同治疗方案。

（四）颈前外侧入路（Smith Robinson 入路）

颈椎前外侧手术入路由 Robinson 首次报道[7]，随后 Robinson 与 Smith 等又将颈椎前外侧入路应用于颈椎退行性疾病中，并取得了较好的临床结果，也逐步在颈椎疾病的治疗中得到推广[8]。目前此入路可以暴露颈 3～胸 1 前方椎体结构，在脊柱外科中已经得到较广泛的应用。

1. 颈前外侧入路优势　此手术入路可以通过正常的生理间隙显露中下位颈椎的椎体、椎间盘，不仅可以进行有效的颈椎间盘切除，还可以进行被肿瘤累及的椎体次全切除以及椎体全切术，也可以在直视下进行颈椎假体的重建。

2. 主要应用情况　主要用于由转移性肿瘤或者感染引起的颈 3～胸 1 的椎体病变。

3. 手术操作以及相关手术方法

（1）手术准备：一般需要进行全麻，经鼻气管插管，也有报道不耐受全麻患者可行颈丛阻滞麻醉行手术治疗，但由于肿瘤手术时间较长，一般不建议行神经阻滞麻醉。患者麻醉后取仰卧位，肩下垫高使颈椎略呈后伸状态，保持颈部处于正中位，但需小心防止过伸，加重颈椎不稳，引起脊髓损伤。

（2）手术方法及过程：①定位：首先根据体表重要解剖标志进行初步定位。由于颈前入路分离重要组织较多，进行分离显露前需要根据常见的解剖学标志初步定位病变位置以及切口位置，其中最常见的解剖标志为：下颌角平对第 2 颈椎，舌骨对应第 3 或 4 颈椎，甲状软骨对应第 5 颈椎，环状软骨对应第 6 颈椎，胸骨柄对应第 1 胸椎。一般建议根据术前颈椎正侧位片再次进行节段定位后，结合病灶位置以及大小切开。手术切口根据肿瘤侵袭情况以及手术部位进行选择，一般建议选择右侧切口，切口大小一般自颈椎中线至切口侧的胸锁乳突肌前缘。切口不建议超过胸锁乳突肌中线甚至外侧缘，因为虽然增加切口长度也很难改善手术术野的暴露程度，却明显增加了颈动脉鞘损伤的风险。②分离显露：根据定位逐层切开皮肤，分离颈阔肌后，于颈阔肌深面寻找颈动脉鞘，在肌肉内脏鞘间隙钝性分离后适当牵开，就可直接到达椎前筋膜。但是要注意的是，颈动脉鞘内包裹颈部动静脉，颈内脏鞘内包括甲状腺、气管等重要脏器，一般不要打开动脉鞘进行分离。分离过程中肩胛舌骨肌或甲状腺上、下动脉位于术野中央，根据手术需求可予以结扎，但经颈前外侧入路空间较小，结扎滋养动脉时需要充分游离后双重结扎，然后予以离断。同时注意由于右侧于颈 6、7 位置术野内可见喉返神经，需要小心保护，如果观察到喉返神经不建议进行分离，以防寻找分离时损伤神经，导致声音嘶哑。③目标椎体的分离：在到达椎前筋膜后，向头尾两端扩大显露范围，从而分离出双侧颈长肌，逐步显露前纵韧带。此过程中需要小心地进行颈长肌间隙的分离，以防止损伤颈交感干或者椎动脉。经过透视定位后于责任节段分离肿瘤以及进行力学重建。

4. 手术入路主要关注问题

（1）颈交感干走行于颈长肌的表面，需要小心保护，一般不建议特殊分离；一旦损伤交感干后可导致 Horner 综合征，将对转移瘤患者术后的生活质量造成较严重的影响。

（2）术中分离组织过程中需要满足一定程度的术野，但要防止过度牵拉气管、食管，以免造成食管、气管水肿，甚至损伤。

（3）已行颈椎放疗的患者可能出现局部瘢痕形成，或者组织粘连，术者分离时更要谨慎，防止出现食管、气管，甚至大血管的损伤。

5. 术后最易出现的并发症及处理

（1）血管损伤：血管损伤主要包括颈动脉鞘内重要血管损伤与椎动脉损伤。颈动脉鞘内颈动脉、颈静脉损伤离断或者破裂较少见，一般发生在颈椎肿瘤暴露过程中显露出颈动脉、颈静脉，甚至拉钩分离颈动静脉，所以术中需仔细分辨颈动脉搏动情况。而椎动脉的损伤往往由于操作偏离颈中线导致，一般前入路手术联合后入路手术时，经过游离的椎动脉不易发生误伤，一旦发生，用椎动脉夹临时夹闭椎动脉，观察两侧椎动脉供血情况后予以修补或结扎。

（2）术后食管损伤：术后食管气管损伤是颈前侧入路最严重的并发症之一，其后续也可能引发灾难性后果。引发术后食管瘘最常见的因素是术中较长时间压迫牵拉引起局部缺血损伤，术后长期植骨影响食管吞咽功能，以及长节段、复杂的内植入物的植入也可能引发食管吞咽功能不良，甚至引发食管损伤。一旦术中发现食管瘘，需要第一时间预约修补破损食管。如术后发现颈前引流液异常，及时予以口服"稀释的美兰溶液"或者碘水造影，明确诊断后，局部旷置经鼻胃管予以肠内营养，及时清创换药后，小的瘘口可逐步愈合。经保守治疗无效时，需要择期手术修补吻合，以及时处理食管瘘。

（五）颈椎前血管咽后入路（乳突–颌下颈椎前入路）

传统的经口或经下颌骨入路切口为下颌骨下方 1.5 ～ 2.0 cm 的直切口，而乳突–颌下颈椎前入路的切口一般为曲线，此切口入路向下穿过下颌下和颈动脉三角形，此入路不仅可以更少破坏正常组织结构，还可以更好地进行组织暴露与分离。

同时经口或经下颌骨入路由于解剖学结构限制，导致手术视野有限，较难充分显露高位颈椎的病变，存在较高的椎动脉损伤以及围术期并发症的风险。其中最常见的并发症包括吞咽困难、感染及脑脊液渗漏等。

1. 颈椎前血管咽后入路优势　与经口途径相比，颈椎前血管咽后入路提供了更广泛的手术术野，伤口愈合更好，术后护理要求更低。作为多层无污染的途径，前血管咽后入路在管理脑脊液渗漏方面具有优势。

2. 主要应用情况　主要可应用累及颈椎前柱颈 1 ～ 7 的椎体病变。

3. 手术操作以及相关手术方法

（1）手术准备：一般需要进行全麻经鼻气管插管，部分患者由于颈椎肿瘤压迫气管或者局部颈椎活动存在障碍，需要进行清醒下纤维支气管镜辅助气管插管。患者麻醉后取仰卧位，肩下垫高使颈椎略呈后伸状态，保持颈部正直，下颌适当抬高，并可根据手术设计适当偏向一侧，以利于暴露术野。

（2）手术方法及过程：首先根据体表重要解剖标志进行初步定位，由于颈前入路分离重要组织较多，皮肤切口在乳突后面开始 1 横指的宽度，并以 S 状切口向后方延伸，一般参考下颌骨的角度弯曲，暴露范围需要通过下颌骨下三角形。其中皮肤切口的延伸取决于颈部形状和肿瘤位置。如果患者颈部较短，切口往往会更长。对于位于颈椎中后部、一侧关节突关节或后部的肿瘤，手术切口可适当沿枕骨线向后延伸。对于位于椎体前部的肿瘤，可以再根据手术需要将切口向下延伸；同时多节段病变的切除手术中，该切口亦可以超过颈正中线至对侧。

（3）分离与暴露：通过该切口的内部，在气管和食管的颈动脉内脏鞘之间进入。横行切开颈阔肌层，并用拉钩或者撑开器撑开组织，注意避免损伤面神经的下颌边缘分支，否则会导致同侧眼睑下垂。然后沿皮肤切开并解剖筋膜，显示其内部的颈动脉以及舌下血管，沿该入路轻轻切开舌下神经，在该神经深部，常存在气管旁筋膜中深部平行于甲状腺上动脉分布的喉上神经，该神经容易因收缩而受到拉伸损伤，手术过程中应注意保护。在筋膜层深面沿内脏鞘的一侧打开咽后间隙，并暴露上颈椎的颈前筋膜和颈长肌，然后通过该通路显露上颈椎或者责任椎体的前结节以及邻近节段椎体。术中需要注意识别和保存附件周围的舌咽神经，该神经一般分布于胸锁乳突肌深层的脂肪和淋巴鞘中。暴露出寰椎后弓后向双侧横向分离外侧部分，识别出椎动脉孔的位置，在切开双侧椎间孔前壁后小心游离，并保护椎动脉通过令人满意的 VA 暴露和保护，可以促进肿瘤切除。

4. 手术入路主要关注问题

（1）颈椎前血管后咽入路对比颈椎前路下颌骨入路以及口腔入路，针对颈椎转移性肿瘤患者是更合适的。但由于此入路涉及更复杂的解剖结构，同时对下颌边缘的舌下神经和喉上神经的分离与识别，部分神经可能会被误认为是血管并偶然被结扎而导致神经麻痹，出现吞咽困难和发音障碍。虽然该症状持续时间一般较短暂，但是部分症状对转移瘤患者生活质量仍存在较大影响。经过充分颈椎结构暴露，并通过解剖标记仔细识别神经和血管，可有效防止神经损伤的可能。

（2）此手术入路可以联合后入路手术，可以保证椎动脉分离的安全性，也可以充分暴露同侧寰椎的大部分解剖结构，包括后弓、横突、外侧肿块，可以实现较宽的切除范围，这有助于避免肿瘤病变的残留并减少局部复发，同时通过联合入路的方式可以较好地重建颈椎的解剖学结构，获得良好的颈椎稳定性。

二、胸腰椎肿瘤入路

（一）引言

近 70% 的恶性肿瘤会转移到脊柱，其中以胸椎最常受累[9]。未进行及时有效的外科治疗的患者可能导致脊髓受压，引起感觉丧失、括约肌功能障碍和运动功能消失。早在20 世纪 70 年代，外科医生就针对胸腰椎转移瘤的外科治疗开展了相关研究，针对转移瘤患者的手术早期仅进行局部减压或全椎板切除术减压术，但后续一系列病例对照研究以及一项随机研究提示，单纯椎板减压手术较放射治疗并未取得更好的脊柱转移性病变的治疗效果[10-12]。在 20 世纪 80 年代中期，经胸椎前入路进行脊髓环形减压以及重建方式逐步得到应用[13-14]。经过胸椎前方入路手术，可以充分进行脊柱肿瘤切除并进行力学的重建；同时外科手术技术的进步使得单纯后入路进行胸椎肿瘤切除以及重建成为可能，并逐步得到推广应用[15]。目前虽然有少量临床经验以及数据对前入路以及后入路对胸椎或胸腰椎转移病灶切除效果以及术后影响进行比较[16-17]，但尚无广泛的专家共识或指南推荐，所以目前胸椎肿瘤术式的选择尚需结合脊柱肿瘤患者病变累及范围以及术者经验进行综合决定。

但无论是前入路胸腰椎肿瘤切除手术还是后入路胸腰椎肿瘤切除手术，均已被证明在胸椎转移的治疗中发挥着难以替代的作用。Klimo[18]等发表了一项 meta 分析，初步证明了胸腰椎手术在转移瘤术后神经功能恢复以及疼痛症状改善方面优于放射治疗。随机接受手术加放疗的患者与单独接受放疗的患者相比，行走功能有显著改善和保存，对皮质类固醇和阿片类镇痛药的需求减少。

（二）经后入路胸腰椎手术

经后入路胸椎手术早期为单纯椎板减压，后来由 Capener 和 Larson 改进，已经逐步得到脊柱外科医生的认可并广泛应用[19]。此入路避免了胸椎前入路相关的并发症，并为神经减压、椎体切除术、椎体重建和同时进行脊柱后路固定提供了充分的手术术野；同时由于胸腰椎在力学结构上存在一定的相似性，单纯进行腰椎椎板切除术不仅肿瘤治疗效果不佳，还可能进一步降低胸腰椎的稳定性，甚至造成术后脊柱后凸畸形[20]。所以目前的胸腰椎肿瘤手术需要进行有效的内固定以维持其稳定性[21]。根据手术方案的制订，对胸腰椎肿瘤可以考虑后路分离手术方案，以解除肿瘤压迫并维持脊柱稳定性[22]。

1. 经后入路胸腰椎手术优势 通过后方入路可以拥有良好的手术术野，可以直接进行病灶清除、椎管减压术并清除肿瘤病灶，从而达到治疗肿瘤的目的。同时胸椎后入路手术也可以实现胸段椎体肿瘤的完全切除，同时暴露以及重建范围较广，可以进行多阶段椎体结构的重建。

2. 主要应用情况 主要应用于可耐受手术，肿瘤瘤体主要分布于椎板等后附件结构中，或者椎体后方软组织肿瘤较明显，或者脊髓后方或侧后方受压迫较明显的脊柱转移瘤患者。

3. 手术操作以及相关手术方法

（1）手术准备：后入路胸腰椎手术前需要明确定位责任节段，反复根据影像学定位并结合体表解剖学定位，注意部分第 12 胸椎椎体无肋骨，建议综合考虑后进行定位。由于上胸椎病变的患者需要颈胸段固定，需要考虑体位摆放以及术前椎动脉情况的评估。

（2）手术方法及过程：①分离显露：根据定位明确责任节段后，一般建议从棘突方向进行直切口，切开局部皮肤、软组织以及筋膜后，根据手术需要沿骨膜下进行剥离，或者沿肌肉间隙直接暴露椎弓根螺钉置钉位置。由于胸椎切开后局部解剖学特点不如颈、腰椎明确，需要初步暴露后再次定位；同时由于部分转移病灶可能存在正常结构的破坏，所以在分离显露过程中需要结合术前增强 MRI 等影像学检查，小心保护肿瘤边界。②椎板减压：离断责任节段的脊上韧带后，利用超声骨刀等小心分离切除椎节的椎板下缘。注意脊髓周围肿瘤组织以及黄韧带等结构。如果病灶位置仅处于一侧的椎间孔或者局限于一侧椎板，通过对患侧椎板切除显露椎管，则不需要全切除棘突，只需要对患侧的椎板和棘突剥离，并切除该侧椎板和棘突基底部，对脊髓背侧进行减压。如需对脊髓腹侧进行减压，需要逐一去除关节突关节、邻近的横突及椎弓根，到达头侧及尾侧椎间盘。在确定后纵韧带与硬脊膜之间的间隙后，对脊髓进行腹侧减压。

4. 手术入路主要关注问题

（1）由于胸腰椎结构在脊柱负重和维持其稳定性上具有重要功能，局部胸髓神经功能较脆弱。

（2）经胸腰后路手术，术野范围较为有限，局部重要神经根会阻挡术野，对医生的手术技术以及经验要求较高，前方椎体重建较为困难。

5. 术后最易出现并发症及处理

（1）局部出现肺部感染以及胸腔积液：部分胸椎肿瘤可能对周围胸膜存在侵袭情况，术中对破损胸膜及时进行修补，术后动态观察胸腔积液情况。由于切口疼痛以及较长时间卧床，也可能出现肺部感染等并发症较前加重的情况。建议术前完善肺功能评估，术后动态观察胸腔积液情况以及肺部感染情况，并进行早期干预治疗。

（2）脊髓神经损伤：由于胸髓局部存在肿瘤压迫，术中需要小心分离，术后观察手术节段以下感觉以及运动功能的改变，并及时进行干预治疗，以防止出现不可逆性并发症。

（三）前入路经胸腔镜辅助胸椎肿瘤入路

由于胸椎转移性肿瘤常累及前方椎体，既往胸椎椎体肿瘤切除需要采用前路开胸手术。传统开胸手术中往往需要切除部分肋骨，打开壁胸膜后分离胸腔内的肺、纵隔等重要脏器[23]。由于术中创伤较大以及手术风险较高，也使传统前入路开胸胸椎肿瘤手术在临床应用中受到较大的限制。虽然小切口开胸手术治疗也将传统的前路开胸手术切口减少至10 cm以内，但其手术术野有限，难以满足胸椎手术入路的要求。腔镜视频传输技术不仅能为胸椎前路手术提供更清晰的手术术野，同时胸腔镜手术切口以及组织破坏比传统开胸手术或保留肌肉的开胸切口创伤更小，术后疼痛更少，术后并发症发生率更低，这已得到了证明[24]。根据目前病例系列的报道，前入路经胸腔镜辅助胸椎肿瘤入路在力学的重建以及肿瘤切除分离程度上，与其他前路手术相似，可以较好地完成椎体的重建，恢复脊柱高度，从而提高椎体的承载能力。

1. 前入路经胸腔镜辅助胸椎肿瘤入路的优势　由于部分腰椎转移性肿瘤是外生性生长，也可能侵犯周围软组织，此入路可以较好地显露腹主动脉以及腹腔静脉，减少手术损伤以及重要脏器损伤的风险；同时转移性肿瘤大部分位于椎体前方，该入路可以有效进行肿瘤切除。

2. 主要应用情况

（1）适应证：需要行前路途径的胸椎肿瘤切除手术都是胸腔镜的适应证：①胸椎转移性肿瘤累及胸椎椎体结构，出现明显病理性骨折，单纯后路难以对病变位置进行活检和切除；②胸椎椎体肿瘤伴双侧软组织浸润，或局部病变累及双侧肋骨以及前方胸膜或者肺或胸腔内的重要脏器，可采用经胸腔镜内镜下病灶摘除术。

（2）禁忌证：胸腔镜并非适用于所有的患者，其禁忌证包括以下几点：①不能耐受单侧肺通气的患者；②有严重或急性肺功能不全者；③正压通气时有气道高压者；④胸膜塌陷粘连者；⑤有胸腔引流或开胸手术病史为胸腔镜手术的相对禁忌证。

3. 手术操作以及相关手术方法

（1）手术准备：患者取侧卧位，利用骨盆固定架四点固定，防止术中体位变化；如手术需要脊柱曲度变化以期更好地显露责任节段的相关术野，可以用体位垫适当垫高。由于脊柱解剖学特点，一般上胸椎转移性肿瘤建议采用左侧卧位，胸8以下节段的胸椎肿瘤则采用右侧卧位[25]。

（2）手术方法及过程：①透视定位：由于胸椎肿瘤手术在前路胸腔镜下较难根据解

剖学结构进行分辨，故在摆好体位后需要进行透视定位并在对应的手术节段皮肤表面作标记，一般在需要减压的责任节段建立工作通道并对准病变椎体中心。一般在胸椎肿瘤周围建立三角通道以提供最佳入路，硬管胸腔镜能良好显示视野和术野。该三角区域可提供足够的工作区。②分离与显露：通过工作通道置入分离钳子，小心分离前方肺叶结构，用无损伤器械分别将肺组织拉开，并将膈肌压低。可以较好地显露至椎体和椎间盘前缘，如显露过程见到主动脉的走行，则需要通过钝性探子明确并小心分离，必要时亦可以用带钩的电刀小心分离切开胸膜显露解剖结构。③切除与重建：切口从椎体前缘沿肋骨头到近端肋骨，胸膜切口应当位于椎间盘水平，注意避免损伤椎体中间的节段血管。先将椎体下端的壁层胸膜掀起，切开受累节段胸膜后，分离胸膜至邻近节段椎体，一般胸腔镜可以利用电凝钩进行止血，或者利用钛夹对较大的血管进行止血。考虑到转移性肿瘤的病理类型及累及范围，可以通过小切口选用钛网或人工椎体对病变椎体进行置换并填补局部缺损。

4. 手术入路主要关注的问题

（1）行前路手术切除肿瘤时，经过周围重要组织脏器较多，分块切除肿瘤时，或者累及一侧或者双侧椎弓根时可能存在污染周围组织或导致肿瘤种植性转移的情况，要注意对肿瘤周围正常组织进行保护。

（2）由于前入路术中难以明确分辨后纵韧带以及硬膜等解剖结构，需要小心操作，以防损伤硬膜。一旦由于肿瘤累及硬膜或者肿瘤压迫较明显，致术中硬膜破损，则需要较长时间的引流，以防止胸腔积液或者肺部感染。

（3）据文献报道，脊柱肿瘤术后发生内固定器械断裂和松动也有一定的比例。因此选择手术器械时一定要注意产品质量、类型以及生物力学性能；手术操作一次成功，避免多次反复；术中采用透视定位，确保螺钉植入位置正确，避免进入植骨块界面、椎间隙或有病灶的椎体内。

5. 围术期的相关处理

（1）由于手术入路在一定程度上会影响肺部正常功能，所以术后需要监测患者呼吸情况，鼓励患者积极进行咳嗽、排痰及深大呼吸等术后功能锻炼。术后需保持胸腔引流管通畅，持续观察术后伤口引流情况，胸腔渗血停止后即可拔出引流管。

（2）对于术中已经予以坚强的脊柱内固定的患者，术后拔出引流管后 1～2 周，在支具协助保护下逐步进行术后康复运动。

（3）脊柱转移性肿瘤术后伤口以及肺部功能恢复后，建议尽早进行化疗、放疗，及靶向、免疫治疗等全身治疗。

三、骶骨入路

骶骨后入路

虽然恶性肿瘤骶骨转移较脊柱其余位置少见，但由于骶骨转移往往早期无明显症状，患者一旦出现症状，就往往表现为不可耐受的疼痛或者较明显的神经症状；而此时骶骨转移性病灶往往已有较广泛的侵袭，需要及时有效的治疗方案以改善患者生存期内的生活质量。本部分结合骶骨转移性肿瘤特点对骶骨手术入路进行探讨。

1. 骶骨后入路优势　由于有症状的骶骨转移性肿瘤往往呈溶骨性病变，通过后入路手术可以在直视下对脊髓以及神经根进行减压，并通过后路置入内固定，重建稳定性，从而改善患者的术前症状。

2. 主要应用情况 主要用于肿瘤影响脊髓以及双侧骶丛神经根，未累及前方结直肠以及其余盆腔脏器的转移性肿瘤。

3. 手术操作以及相关手术方法

（1）手术准备：骶骨转移性肿瘤患者往往存在外生性肿物，可能压迫或者侵袭盆腔脏器，患者需要做好术前肠道准备。后路骶骨手术患者一般取俯卧位，术中需要对肛门口进行消毒。手术切口设计一般仅需要针对手术范围沿后正中线标注；如肿瘤明确累及一侧骶骨，可根据手术术野情况行弧形切口，如未累及骨盆或肿瘤范围仅位于骶 3 以下，无须进行重建，可考虑设计为弧形切口。

（2）手术方法及过程：显露并充分进行神经减压。沿切口逐层切开皮肤、皮下组织，显露腰背筋膜、棘突末端及棘上韧带。沿腰筋膜表面向两侧作适度的剥离，使创口有充分的活动余地。由于骶骨肌肉组织较丰富，术中可以钝性分离关节突关节外下方的骨性突起，将椎旁肌作骨膜下剥离；干纱布填塞止血，用自动拉钩牵开固定，即可显露横突背面。剥离过程中必须仔细止血，在清晰的术野中暴露尤为重要。暴露肿瘤组织并对神经根进行充分减压。

4. 手术入路主要关注的问题 骶骨的切除范围以及手术切口设计根据骶骨的侵犯程度和软组织肿块的不同而各有不同。骶骨 3 节段以下的肿瘤可以通过单纯后路弧形切口完成。

5. 术后最易出现并发症及处理 骶骨术中、术后大出血：由于肿瘤累及细小动脉，骶骨肿瘤侧支循环丰富，术中分离切除肿瘤时可能会大量出血，建议术前完善增强电脑断层血管摄影术（computed tomography angiography，CTA）并行数字成像血管造影术（digital subtraction angiography，DSA）检查，根据肿瘤滋养血管情况可酌情对肿瘤进行栓塞，或腹主动脉球囊阻断，防止术中出血。由于手术累及范围较广，术后伤口引流可能较大，根据引流情况使用抗促凝药物。

参考文献

1. MESFIN A，BUCHOWSKI J M，GOKASLAN Z L，et al. Management of metastatic cervical spine tumors. The Journal of the American Academy of Orthopaedic Surgeons，2015，23（1）：38-46.

2. LIU J K，APFELBAUM R I，CHILES BW，et al. Cervical spinal metastasis：anterior reconstruction and stabilization techniques after tumor resection. Neurosurgical Focus，2003，15（5）：E2.

3. ABDEL-RAZEQ H，MUSTAFA R，SHARAF B，et al. Patterns and predictors of thromboembolic events among patients with gastric cancer. Scientific Reports，2020，10（1）：18516.

4. FOURNEY D R，YORK J E，COHEN Z R，et al. Management of atlantoaxial metastases with posterior occipitocervical stabilization. J Neurosurg，2003，98（2）：165-170.

5. MENEZES A H，TRAYNELIS V C，GANTZ B J. Surgical approaches to the craniovertebral junction. Clinical Neurosurgery，1994，41：187-203.

6. KANAVEL A. Bullet located between the atlas and the base of the skull：technique of removal through the mouth. Surg Clin Chicago，1917，1：361-366.

7. ROBERT A. ROBINSON，GEORGE W. SMITH. Anterolateral disc removal and interbody fusion for cervical disc syndrome. Sas Journal，1955，96：223-224.

8. SMITH GW，ROBINSON RA. The treatment of certain cervical-spine disorders by anterior removal of the intervertebral disc and interbody fusion. The Journal of Bone and Joint Surgery American Volume，1958，40-a（3）：607-624.

9. ROSE P S，BUCHOWSKI J M. Metastatic disease in the thoracic and lumbar spine：evaluation and management. The Journal of the American Academy of Orthopaedic Surgeons，2011，19（1）：37-48.

10. CONSTANS J P，DE DIVITIIS E，DONZELLI R，et al. Spinal metastases with neurological manifestations. Review of 600 cases. J Neurosurg，1983，59（1）：111-118.

11. BLACK P. Spinal metastasis：current status and recommended guidelines for management. Neurosurgery，1979，5（6）：726-746.

12. SØRENSEN S，BØRGESEN S E，ROHDE K，et al. Metastatic epidural spinal cord compression：Results of treatment and survival. Cancer，1990，65（7）：1502-1508.

13. FOURNEY D R，GOKASLAN Z L. Anterior approaches for thoracolumbar metastatic spine tumors. Neurosurg Clin N Am，2004，15（4）：443-451.

14. HARRINGTON K D. Anterior cord decompression and spinal stabilization for patients with metastatic lesions of the spine. J Neurosurg，1984，61（1）：107-117.

15. SNELL B E，NASR F F，WOLFLA C E. Single-stage thoracolumbar vertebrectomy with circumferential reconstruction and arthrodesis：surgical technique and results in 15 patients. Neurosurgery，2006，58（4 Suppl 2）：ONS-263-8；discussion ONS-9.

16. XU R，GARCÉS-AMBROSSI G L，MCGIRT M J，et al. Thoracic vertebrectomy and spinal reconstruction via anterior，posterior，or combined approaches：clinical outcomes in 91 consecutive patients with metastatic spinal tumors. J Neurosurg Spine，2009，11（3）：272-284.

17. LU D C，LAU D，LEE J G，et al. The transpedicular approach compared with the anterior approach：an analysis of 80 thoracolumbar corpectomies. J Neurosurg Spine，2010，12（6）：583-591.

18. KLIMO P，JR.，THOMPSON C J，KESTLE J R，et al. A meta-analysis of surgery versus conventional radiotherapy for the treatment of metastatic spinal epidural disease. Neuro Oncol，2005，7（1）：64-76.

19. CAPENER N. The evolution of lateral rhachotomy. J Bone Joint Surg Br，1954，36-b（2）：173-179.

20. FINDLAY G F. The role of vertebral body collapse in the management of malignant spinal cord compression. J Neurol Neurosurg Psychiatry，1987，50（2）：151-154.

21. SUNDARESAN N，GALICICH J H，LANE J M，et al. Treatment of neoplastic epidural cord compression by vertebral body resection and stabilization. J Neurosurg，1985，63（5）：676-684.

22. HELLER J G，ZDEBLICK T A，KUNZ D A，et al. Spinal instrumentation for metastatic disease：in vitro biomechanical analysis. J Spinal Disord，1993，6（1）：17-22.

23. NAUNHEIM K S，BARNETT M G，CRANDALL D G，et al. Anterior exposure of the thoracic spine. Ann Thorac Surg，1994，57（6）：1436-1439.

24. REGAN J J，Guyer R D. Endoscopic techniques in spinal surgery. Clin Orthop Relat Res，1997（335）：122-139.

25. MCAFEE P C，REGAN J R，ZDEBLICK T，et al. The incidence of complications in endoscopic anterior thoracolumbar spinal reconstructive surgery. A prospective multicenter study comprising the first 100 consecutive cases. Spine（Phila Pa 1976），1995，20（14）：1624-1632.

第二节　脊柱转移瘤创伤限制型手术与4级 5分手术减压理论

一、脊柱转移瘤创伤限制型手术的定义和介绍

脊柱转移瘤创伤限制型手术（invasion-control surgery for spinal metastasis，ICSSM）是长征脊柱肿瘤中心近些年根据脊柱转移瘤的治疗方式提出的一个新的概念。这是在评估脊柱转移瘤患者预期寿命及生存质量后，以最小的手术创伤，为解除神经压迫，重建脊柱

稳定性而个性化设计的一种手术方式，其主要目的是能在最短时间内提高患者生活质量，以及在最短时间内接受内科全身治疗。这种手术放弃追求脊柱转移瘤患者肿瘤边界完整切除的传统治疗模式，将存活率及生活质量放于中心位置。脊柱转移瘤患者晚期因为严重的低白蛋白血症、贫血、凝血功能差等问题，无法耐受正常手术过程，我们可以个性化地选择微创机器人导航等方式对其进行减压及切除手术，配合后续放疗、化疗、靶向治疗、免疫治疗等全身治疗的多阶段综合治疗模式。

30% ～ 70% 的肿瘤患者晚期都会发生脊柱转移[1]，其中 5% ～ 10% 的患者会出现脊髓压迫症状[2]。脊柱转移瘤患者通常处于恶性肿瘤的中晚期，在选择手术方式时，需要综合考虑其整体的健康情况、营养状况以及内科合并症情况。许多脊柱转移瘤患者都有高龄、营养不良、骨密度低、长期使用糖皮质激素和骨髓抑制等情况。许多患者手术前在接受化疗或者放疗，容易出现血液系统的异常，如白细胞减少、血小板减少或者凝血功能障碍。脊柱转移瘤手术范围越大，对患者的一般情况要求也越高。为了能够让患者耐受手术并长期受益，对合适的脊柱转移瘤患者选择合适的治疗方式，创伤限制型手术相对于常规的脊柱转移瘤手术更加微创、精准，术后患者伤口愈合更快，并发症发生率更低，可以更快地接受内科治疗，生存期得到延长。

二、脊柱转移瘤的 4 级 5 分手术减压理论

对脊柱转移瘤患者进行外科减压手术干预的目标包括脊髓减压、重建脊柱稳定、切除硬膜外肿瘤病变并为后续辅助放疗准备、在放疗不可行或不安全时提供局部控制。外科减压手术的方式旨在对脊髓周围实现环形减压，允许硬膜囊的重新扩张及受影响的神经根减压[3]；对于严重脊髓压迫的患者（ESCC 2 ～ 3 级）及原发病变对放疗不敏感的脊柱转移瘤患者进行手术减压和重建脊柱稳定。2005 年 Patchell 等进行了一项关于脊柱转移瘤继发脊髓压迫的患者的前瞻性随机试验，清楚证明了手术减压对脊柱转移瘤的重要作用[4]。针对脊柱转移瘤患者，Patchell 等在多中心随机对照研究中将单纯放疗与手术减压结合放疗进行比较，发现积极的手术减压和内固定置入与单独放疗的脊柱转移瘤患者相比，死亡率降低了一半。此外，他还发现与放疗组相比，手术组患者的术后运动能力明显优于单纯放疗组，并且不会延长住院时间。尽管存在选择偏倚，但其证实了积极的手术减压治疗对脊柱转移瘤患者的重要性[4]。

此外，对于脊柱存在机械不稳定的脊柱转移瘤患者，即使没有高度的脊髓压迫，也建议

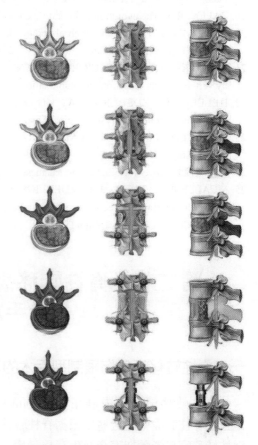

图 3-1 4 级 5 分手术减压示意图（见书末彩图 3-1）

进行脊柱稳定重建手术[5]。然而，目前针对脊柱转移瘤的减压方式存在大量的专业术语，包括椎体切除术、椎板切除术和经椎弓根减压术，分离手术，环形减压、全脊椎切除术等。笔者所在团队对于其中减压的方式进行了区分汇总，提出脊柱转移瘤 4 级 5 分的减压方式（图 3-1，见彩图 3-1），并以此为依据提出针对脊柱转移瘤的外科治疗流程。

表 3-1 介绍了脊柱转移瘤外科减压方式 4 级 5 分法。

（一）0 级减压：经皮椎体成形术及椎体后凸成形术

许多晚期脊柱转移瘤患者全身状况差，对于不能接受手术的患者，也就是美国麻醉医师协会评分（ASA 评分）在 4 ～ 5 分的患者，如果出现病理性疼痛的症状，可以选择对其进行 0 级减压，即在不手术减压的情况下填充骨水泥成形。此方式不能使用于脊髓压迫的相关治疗，可以对其进行经皮椎体成形术（percutaneous vertebroplasty，PVP）和椎体后凸成形术（percutaneous kyphoplasty，PKP），这些治疗方式具有软组织损伤小、出血量少、患者住院时间大大缩短及患者耐受性更好的特点。Deramond 于 1987 年首次报道于椎体血管瘤中使用 PVP 治疗，之后随着该技术的不断成熟，其应用呈指数型上升。PVP 对脊柱转移瘤致塌陷的椎体经皮注射骨水泥可以有效缓解患者相关疼痛并可以填充椎体塌陷。

PKP 则在 C 形臂机透视下经椎弓根外途径向椎体直管插入骨扩张器，扩张器恢复椎体高度，并在椎体内形成空腔，这样在低压下注射，明显降低了骨水泥泄漏的可能。联合放疗就可以显著缓解病理性骨折产生的疼痛并提高患者的生存质量和运动活动度。

（二）1 级减压：椎板切除术

笔者所在团队结合文献报道，将外科减压方式 1 级减压归纳于单纯的椎板切除，此减

表 3-1　脊柱转移瘤外科减压方式 4 级 5 分法

	减压名称	减压范围具体解剖学区域	内固定重建方式
0 级	无	无	经皮椎体成形术及椎体后凸成形术
1 级	椎板切除术	病椎的椎板、棘突和黄韧带	后路椎弓根螺钉内固定术
2 级	分离手术	病椎的上下关节突、椎弓根、横突、椎板、棘突、后纵韧带、黄韧带和下关节突，下位椎体的椎板上半部分、棘突和黄韧带（一种环形减压，重点是解除脊髓的压迫，在肿瘤和脊髓之间形成 2 mm 的边缘，无须切除椎体或椎旁肿瘤）	后路椎弓根螺钉内固定术
3 级	椎体次全切除术	椎体次全切除及邻近椎间盘，病椎的上下关节突、椎弓根、横突、椎板、棘突、后纵韧带、黄韧带和下关节突，下位椎体的椎板上半部分、棘突和黄韧带	后路椎弓根螺钉内固定术 前柱稳定：钛网＋同种异体骨移植，椎体周围用水泥加固
4 级	椎体分块切除术/全脊椎切除术	椎体整块或者分块全切除及邻近椎间盘，病椎的上下关节突、椎弓根、横突、椎板、棘突、后纵韧带、黄韧带和下关节突，下位椎体的椎板上半部分、棘突和黄韧带（胸椎还包括部分肋骨）	后路椎弓根螺钉内固定术 前柱稳定：人工椎体/钛网＋同种异体骨移植

压方式仅对椎板后方结构进行切除，不损伤周围上下关节，对患者影响较小；同时，目前可用许多微创化智能化方式进一步治疗。

许多脊柱转移瘤患者的年龄较大，多数情况下疾病进展较快，术前生存状态较差，并且容易出现心肺功能较差等严重全身症状[6]。在过去几十年的手术进展中，单纯椎板切除术被大多数外科医生认可，可以在转移性脊柱肿瘤压迫患者出现明显功能障碍时快速减压，并获得肿瘤组织样本，用于后续肿瘤的基因检测以明确进一步的治疗。但由于其可能导致的椎体塌陷和神经功能恶化而逐渐被边缘化[7]。单纯行椎板切除术并未使脊柱转移瘤患者出现术后脊柱不稳的并发症，并且可明显改善脊柱转移瘤患者术后神经功能及行走状态。Chong 等报道了 105 例转移性脊髓压迫患者，20% 的患者在单纯后路减压及稳定后Frankel 分级明显改善，其并发症的发生率和翻修率均为 10%[8]。Younsi 等报道 101 例患者在接受单纯后路减压及稳定后，没有任何患者因为手术而失去行走能力，74% 的患者出院时神经功能较入院时明显改善，51% 的患者恢复行走能力，而总体并发症及翻修率、死亡率均低于平均值（4%、2% 和 1%）；25% 的病例（即使是完全瘫痪的患者）在紧急后路椎板减压术后出院时恢复行走能力[9]。

（三）2 级减压：分离手术

笔者所在团队将脊柱转移瘤的分离手术定义为 2 级减压。分离手术是在 2000 年首次提出的减压手术方式，为后续的立体定向放疗的发展提供了基础[10]。分离手术指通过外科减压手术仅将肿瘤边缘与脊髓分离的最小手术切除方式，可以对残留的大部分肿瘤进行放射治疗。分离手术通常在肿瘤和脊髓之间为后续立体定向放疗创造 1 ～ 2 mm 的安全距离，并且尽可能对脊髓进行环形减压和内固定，重建重塑脊柱的稳定性[11]。通常这种减压方式主要通过单纯后路经椎弓根入路进行肿瘤减压。通过这种方法，可以实现硬膜外环形减压，且无须进行非常积极的肿瘤切除术及大体肿瘤完全切除术。还可以通过切除后纵韧带来进一步分离脊髓腹侧肿瘤，并且可以仅仅使用骨水泥对前方椎体进行重建。无须进行放置钛网、人工椎体等更广泛的切除重建方式[12]。此种减压方式相对于仅椎板切除的 1 级减压，可以对脊髓腹侧的肿瘤尽可能环形切除，大大缓解脊髓的压迫，改善患者的神经功能症状。据报道，在对经过 2 级减压的患者进行 1 年的随访中，脊柱转移瘤患者局部控制率保持在 90% 以上[13-14]。然而，分离手术后患者仍存在肿瘤复发进一步压迫脊髓的较大风险，可以在手术中通过超声检查来确保尽可能分离肿瘤[15]。

（四）3 级减压：椎体次全切除术

笔者所在治疗团队对 3 级减压的定义，是指椎管环形减压外，还切除部分肿瘤侵蚀的相关椎体，包括相邻两个椎间盘以及病椎的上下关节面、椎弓根、横突、椎板、棘突、后纵韧带和黄韧带等椎体后方结构。切除部分椎体后的稳定融合还包括钛网和异体骨移植，其中包括病椎周围进行骨水泥加固。

在 Tomita 评分中，每个患者的治疗策略与治疗目标一起确定：长期局部控制采用广泛或边缘切除，中期局部控制采用边缘或病灶内切除，短期姑息治疗采用姑息手术、非手术支持治疗；而这其中广泛及边缘切除以及病灶内切除均有处理病变的椎体，这就是我们所说的 3 级减压。

然而，有部分研究表明，对于脊柱转移瘤患者，3 级减压的方式和 2 级减压相比无明显优势。在神经系统的改善方面，椎弓根及部分椎体切除术虽然可以降低复发率，但其效果并不优于椎板切除术。然而，其重要的限制是：①用于报告结果的量表差异很大；②患者数量较少；③数据重叠；④以回顾性病例系列和队列研究为主，无对照组；⑤更重要的是未考虑到现有的文献中，简化手术分类方法如椎板切除术以及椎体切除术可能掩盖了直接从压迫部分切除压迫的病灶椎体。随着脊柱转移瘤患者预期寿命的延长，患者需要长期缓解疼痛，保持脊柱功能的独立性和稳定性。因此，我们一直强调3级减压中前路外科稳定手术。同时，现有的手术策略已经发展到结合前柱重建技术，这有助于针对脊柱转移瘤可以选择更稳定的减压方式。3级减压的方式包括椎体切除术结合椎体成形术，可以维持脊柱长期的稳定性，尽管这方面的证据仍有待证实。

（五）4级减压：椎体全切术（包括全脊椎 en-bloc 切除术）

针对脊柱转移瘤的4级减压可以采取分段切除或者整体 en-bloc 切除。分段切除这一方式最大的缺点之一就是椎体及周围结构残留肿瘤组织的高风险，导致局部复发率较高[16]。对于脊柱转移瘤的肿瘤灶进行完整切除急需手术医生的经验以及技术，因为脊柱转移瘤转移的肿瘤灶常靠近甚至侵犯脊髓及神经根等许多重要部位，并且因为靠近周边的一些重要血管，在进行肿瘤切除时易发生出血多、神经损伤等并发症。

全脊椎切除术由 Stener 首次报道，主要是指脊柱肿瘤切除手术中整体切除被肿瘤侵蚀的病椎[17]。在20世纪90年代，由 Tomita 等提出全脊椎切除术（total en bloc spondylectomy，TES）的概念，其意义在于完全手术切除脊柱肿瘤，降低肿瘤复发率和手术并发症的发生率[18]（图3-2，见彩图3-2）。近些年来全脊椎切除术在治疗脊柱肿瘤方面越来越受到脊柱外科医生的欢迎，目前已有证据表明，针对孤立性可切除的脊柱转移瘤进行全脊柱切除有

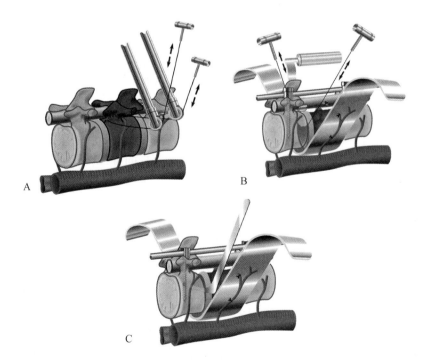

图 3-2　全脊椎切除手术过程（标紫的为肿瘤侵蚀的椎体）。**A**. 使用细钢丝锯进行经椎弓根截骨；**B**. 使用细线锯进行前柱截骨；**C**. L 形骨凿也可用于椎间盘水平的前柱截骨（见书末彩图3-2）

很好的效果，目前的手术技术及术前栓塞技术的改进使得术后并发症发生率及致死率大大降低[19-25]。

Tomita 团队在文献中详细介绍了全脊椎切除术的过程，主要是脊柱外科医生对椎体的后段结构包括后弓及前部椎体在内整块切除来挽救脊髓[18, 25]。根据病椎的节段及肿瘤的恶性程度及发展过程来决定手术方式。对于颈胸交界处和下腰椎病变的全脊椎切除术，可以使用后路结合前路的手术方式来保护这些层面的神经根。对于下腰椎的相关肿瘤病变，大血管非常靠近椎体，单纯从后路进行减压会受到前方髂翼和腰丛阻碍，因此对于这些节段的肿瘤切除我们常采用后路联合前路手术切除的方式；而对于胸 2～腰 1 病椎的全脊椎切除术，可以单纯采用纯后路的方式进行全脊椎切除，包括相应节段病椎的神经根横断钝性分离及椎体的整块切除的操作可以保护相应节段的脊髓。其中部分患者如肿瘤侵犯到前方椎体附近区域，前路分离手术更有助于手术医生更安全地分离肿瘤，完整切除整块病椎。对于腰 2～腰 3 节段病灶的全脊椎切除术，需要保留 L3 神经根以防止双下肢运动功能障碍。对于 L2 神经根的离断，有文献表明不会使术后的神经功能恶化，影响日常生活活动[26]。

（六）4 级减压的适应证及原发肿瘤类型

笔者所在治疗团队在原有的脊柱转移瘤采取相对保守的治疗措施基础上，提出相对激进的 4 级减压方式；而针对其适应证的把握，目前国内外仍在研究中。针对脊柱转移瘤何时采用 4 级减压，有文献表明，包括全脊椎切除术在内的肿瘤切除术，只有满足下列适应证才考虑采用：①对于原发病灶控制良好的患者；②没有播散性或不受控制的脊柱外转移性病变；③患者有足够的心肺功能储备，能够耐受手术。对于如何正确识别合适的脊柱转移瘤患者，未来可能有许多相关研究急需开展[16]。

对于脊柱转移瘤患者能否进行 4 级减压，需要综合考虑脊柱转移瘤患者原发病灶的进展及相关治疗情况，包括患者的年龄、术前合并基础疾病情况、患者偏好和期望及恶性肿瘤的相关因素，仔细评估患者是否适合进行开放手术、ECOG［（美国）东部肿瘤协作组，Eastern Cooperative Oncology Group］PS 评分是否小于 3 分以及患者的心肺情况及术前并发症情况[27]。我们回顾了脊柱转移瘤完整的手术技术及潜在适应证，以及已发表的相关临床结果，并讨论了未来的前景。

有文献表明，相对于转移灶较多的患者，转移灶较少的脊柱转移瘤患者进行包括全脊椎切除术在内的 4 级减压后的中位生存期长，生存率更高[28-29]。因此，对于单发且患者情况相对稳定的脊柱转移瘤患者，可以进行 4 级减压；对于不能使用更好的局部治疗和全身治疗的寡转移癌灶的脊柱转移瘤患者，也可以考虑进行 4 级减压[16]。

原发肿瘤的类型和组织学评估是确定脊柱转移瘤适当外科治疗的重要因素之一。在所有的原发肿瘤中，肾癌和甲状腺癌的脊柱转移病变是脊柱转移瘤 4 级减压最佳适应证。这两种肿瘤具有以下的共同特征：①最常侵犯脊柱；②病灶呈现溶骨性改变；③与其他转移瘤相比，它们对于系统治疗及放疗更加不敏感；④在目前针对脊柱转移瘤病灶指南中，其建议如果在患者基础条件允许下可以进行完整的 4 级减压并切除整个肿瘤[30-32]。对于孤立性病变的肾癌或者甲状腺癌脊柱转移瘤患者没有其他脊柱外骨转移或其他器官转移时，有文献表明这些患者有资格接受积极的手术治疗[33-34]，并且采取 4 级减压手术方式被认为是这些脊柱转移患者重要的预后因素之一[34-35]。

以往，晚期非小细胞肺癌（NSCLC）患者由于预后不佳，常认为不是 4 级减压的适应证。然而越来越多的文献证实，寡转移灶的肺癌脊柱转移瘤患者进行 4 级减压会比其他进展期的患者更有优势，因为其可能更加受益于全身靶向治疗或免疫治疗联合转移性病灶局部根治性治疗[36]。早期的病例报道，针对转移性肺腺癌应用 4 级减压也有良好的效果[21]。其他研究也表明，对于骨与软组织肉瘤脊柱转移瘤的疗效，4 级减压可以显著改善软组织肉瘤脊柱转移瘤患者的愈后[24]。乳腺癌和前列腺癌脊柱转移瘤通常不适用于 4 级减压，因为这些脊柱转移灶通常可以通过全身系统治疗和放射治疗得到有效控制。

（七）4 级减压手术相关可行性分析

对于脊柱转移瘤患者进行 4 级减压的过程不仅需要去除后方的结构包括上下关节突，还需要进行前方肿瘤的完全切除，可以进行分块切除，也可以进行整块切除及全脊椎切除术。如何选择合适的 4 级减压方式，需要考虑病椎的节段以及肿瘤相关的因素。比如颈椎因为其附近有重要结构，包括椎动脉，对颈椎进行 4 级减压通常是困难的和具有挑战性的，在此位置上进行 4 级减压应采用分块全切除术。

4 级减压中全脊椎切除术常用于胸、腰椎单一孤立性病灶的脊柱转移瘤患者，也有外科医生将其用于累及三个连续椎体或更少椎体的脊柱转移瘤患者。Murakami 等报道，即使在全脊椎切除术中对多达三个椎体切除的脊柱转移瘤患者也不会因为中断了 Adamkiewicz 动脉而对神经功能产生不利影响[21]。然而，多节段的椎体切除术对手术医生的要求更高，并且术后相关并发症增加[37]。有研究发现在排名前 10% 的顶级脊柱肿瘤治疗中心开展了 60% 以上脊柱转移瘤的手术，得出顶级脊柱肿瘤治疗后围术期患者的死亡率更低，这可能归功于经验丰富的外科医生以及更加合适的综合治疗方式。先前有研究也表明，脊柱肿瘤手术中出血量与手术时间的长短及外科医生的手术压力有关[38]。目前日渐下降的围术期死亡率表明，现阶段针对脊柱转移瘤患者的 4 级减压越来越安全，这或许有助于扩大 4 级减压的适应证。

三、脊柱转移瘤外科手术策略：LODS 系统

笔者所在团队在脊柱转移瘤外科治疗方面提出了脊柱转移瘤手术策略——LODS 外科策略。LODS 外科策略主要是针对脊柱转移瘤外科治疗提出的手术方式选择，包括是否适合手术、减压方式、内固定重建方式和脊柱转移瘤的预期生存时间 4 个纬度的考量；而 NOMS 流程包括 4 个基本的部分：神经功能、肿瘤性质、机械性脊柱不稳及系统疾病。如果脊髓受压迫程度为低级别，可以用脊柱立体定向放疗（stereotactic radi-osurgery，SRS）对这些肿瘤进行治疗。对于脊髓压迫程度高且对放疗不敏感的肿瘤组织学类型，一般建议手术单纯清除肿瘤致压部分并稳定脊柱结构，术后辅以放疗治疗剩余病灶。在这两个流程的执行过程中，外科医生都必须在每一步行动之前慎重考虑治疗方案的可行性。

LODS 手术策略见图 3-3。

1. "L" 指的是 life expectancy or prognosis　也就是脊柱转移瘤患者的生存预后因素。这是确定脊柱转移瘤患者进行手术减压及相关分级治疗的关键因素之一。文献提示，对于

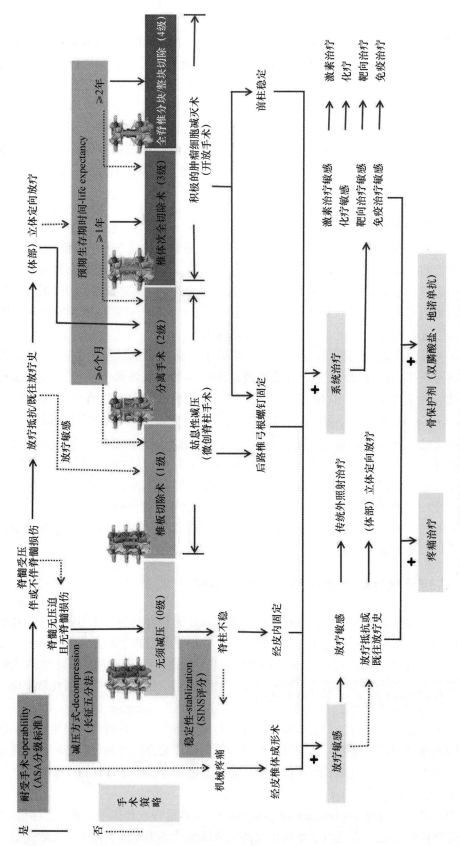

图 3-3 脊柱转移瘤手术规范化流程（LODS 手术策略）

预期寿命大于 3 个月的脊柱转移瘤患者，大多数脊柱外科医生同意应考虑对脊柱转移瘤进行姑息性手术[27, 39-41]，也就是我们所说的 1 级减压方式。Tokuhashi 等在其改良的评分中，将 6 个月以内作为原发肿瘤灶恶性程度高的重要评价因素，1 年以上作为原发肿瘤恶性程度低的重要评价因素。我们结合 NOMS 评分中实体肿瘤放疗敏感性，提出介于 6 ～ 12 个月预期寿命的脊柱转移瘤患者可以考虑分离手术与立体定向放疗结合，也就是我们所说的 2 级减压方式。同时，对于脊柱转移瘤的病灶进行切除和重建，许多以往文献提示预期寿命大于 12 个月可以进行 3 级减压[42-43]。我们认为脊柱转移瘤 4 级减压方式应用于预期寿命大于 2 年或者更长时间的患者[44-45]。对于 Tomita 等在其 Tomita 评分中预期寿命大于 24 个月的患者，可以进行全脊椎肿瘤切除[44]，也就是 4 级减压。此外，Tokuhashi 等在其改良的评分中，建议对预期寿命大于 12 个月的患者进行脊柱转移瘤的完全切除。近些年来，随着系统治疗如靶向治疗、免疫治疗等方式在脊柱转移瘤患者中的应用越发广泛，许多脊柱转移瘤患者寿命大大延长，脊柱转移瘤手术治疗方式需要得到改善。据近期文献报道，有多种评估系统可以帮助评估脊柱转移瘤的预期寿命，并且可以借此帮助选择更加合适的治疗方式及手术减压方式[43-44, 46-50]。在最新发表的脊柱转移瘤患者预后因素的系统评价中，Luksanapruksa 等在 meta 分析中确定了各种肿瘤特异性预后因素，并指出基于原发肿瘤的评估系统可能会提高生存的准确性预测[51]。Kumar 等则提出一个无再入院生存（readmission-free survival）的概念[52]，以评估患者的一般状况及接受脊柱转移瘤手术的潜在风险。为了正确选择合适的脊柱转移瘤患者进行 4 级减压，未来还需要更加准确地预测脊柱转移瘤生存期（包括 2 年或更长的生存期）的脊柱转移瘤特异性的评估系统。

2. "O" 指的是 operability　也就是能否进行外科开放性手术。在此我们使用了麻醉评分（ASA 评分）来确定患者能否适应开放性手术，ASA 评分在 4 分及以上的患者不考虑进行开放性手术；如果其有脊柱机械性不稳，可以考虑经皮椎体成形术进行固定。

3. "D" 指的是 decompression　也就是脊柱转移瘤的外科减压方式。我们前面已经针对外科手术 4 级 5 分减压法进行了讲解，不再赘述。

4. "S" 指的是 stabilization　也就是内固定重建方式。其中包括前方钛网、骨水泥填充以及人工椎体植入同种异体骨方式等。

参考文献

1. CRUE B L，FELSOORY A. Discussion of the indications for decompressive laminectomy in epidural spinal metastases. Bull Los Angeles Neurol Soc，1977，42（2）：71-76.

2. BARRON K D，HIRANO A，ARAKI S，et al. Experiences with metastatic neoplasms involving the spinal cord. Neurology，1959，9（2）：91-106.

3. SPRATT D E，BEELER W H，DE MORAES F Y，et al. An integrated multidisciplinary algorithm for the management of spinal metastases：an International Spine Oncology Consortium report. The Lancet Oncology，2017，18（12）：e720-e730.

4. PATCHELL R A，TIBBS P A，REGINE W F，et al. Direct decompressive surgical resection in the treatment of spinal cord compression caused by metastatic cancer：a randomised trial. The Lancet，2005，366（9486）：643-648.

5. BILSKY M H，LAUFER I，BURCH S. Shifting paradigms in the treatment of metastatic spine disease. Spine（Phila Pa 1976），2009，34（22 Suppl）：S101-S107.

6. JANSSON K A，BAUER H C. Survival，complications and outcome in 282 patients operated for

neurological deficit due to thoracic or lumbar spinal metastases. Eur Spine J, 2006, 15（2）: 196-202.

7. LEE C H, KWON J W, LEE J, et al. Direct decompressive surgery followed by radiotherapy versus radiotherapy alone for metastatic epidural spinal cord compression: a meta-analysis. Spine（Phila Pa 1976）, 2014, 39（9）: E587-E592.

8. CHONG S, SHIN S H, YOO H, et al. Single-stage posterior decompression and stabilization for metastasis of the thoracic spine: prognostic factors for functional outcome and patients' survival. Spine J, 2012, 12（12）: 1083-1092.

9. YOUNSI A, RIEMANN L, SCHERER M, et al. Impact of decompressive laminectomy on the functional outcome of patients with metastatic spinal cord compression and neurological impairment. Clin Exp Metastasis, 2020, 37（2）: 377-390.

10. BILSKY M H, BOLAND P, LIS E, et al. Single-stage posterolateral transpedicle approach for spondylectomy, epidural decompression, and circumferential fusion of spinal metastases. Spine（Phila Pa 1976）, 2000, 25（17）: 2240-9, discussion 250.

11. BARZILAI O, LAUFER I, ROBIN A, et al. Hybrid therapy for metastatic epidural spinal cord compression: technique for separation surgery and spine radiosurgery. Oper Neurosurg（Hagerstown）, 2019, 16（3）: 310-318.

12. ZUCKERMAN S L, RAO G, RHINES L D, et al. Interbody distraction and vertebral body reconstruction with polymethylmethacrylate for the treatment of pathological fractures. J Neurosurg Spine, 2017, 27（6）: 700-708.

13. LAUFER I, IORGULESCU J B, CHAPMAN T, et al. Local disease control for spinal metastases following "separation surgery" and adjuvant hypofractionated or high-dose single-fraction stereotactic radiosurgery: outcome analysis in 186 patients. J Neurosurg Spine, 2013, 18（3）: 207-214.

14. AL-OMAIR A, MASUCCI L, MASSON-COTE L, et al. Surgical resection of epidural disease improves local control following postoperative spine stereotactic body radiotherapy. Neuro Oncol, 2013, 15（10）: 1413-1419.

15. JAKUBOVIC R, RAMJIST J, GUPTA S, et al. High-frequency micro-ultrasound imaging and optical topographic imaging for spinal surgery: initial experiences. Ultrasound Med Biol, 2018, 44（11）: 2379-2387.

16. KATO S, DEMURA S, SHINMURA K, et al. Surgical metastasectomy in the spine: a review article. Oncologist, 2021, 26（10）: e1833-e1843.

17. STENER B. Total spondylectomy in chondrosarcoma arising from the seventh thoracic vertebra. J Bone Joint Surg Br, 1971, 53（2）: 288-295.

18. TOMITA K, TORIBATAKE Y, KAWAHARA N, et al. Total en bloc spondylectomy and circumspinal decompression for solitary spinal metastasis. Paraplegia, 1994, 32（1）: 36-46.

19. KATO S, MURAKAMI H, DEMURA S, et al. More than 10-year follow-up after total en bloc spondylectomy for spinal tumors. Ann Surg Oncol, 2014, 21（4）: 1330-1336.

20. TOMITA K, KAWAHARA N, MURAKAMI H, et al. Total en bloc spondylectomy for spinal tumors: improvement of the technique and its associated basic background. J Orthop Sci, 2006, 11（1）: 3-12.

21. MURAKAMI H, KAWAHARA N, DEMURA S, et al. Total en bloc spondylectomy for lung cancer metastasis to the spine. J Neurosurg Spine, 2010, 13（4）: 414-417.

22. DEMURA S, KAWAHARA N, MURAKAMI H, et al. Total en bloc spondylectomy for spinal metastases in thyroid carcinoma. J Neurosurg Spine, 2011, 14（2）: 172-176.

23. KATO S, DEMURA S, MURAKAMI H, et al. Clinical outcomes and prognostic factors following the surgical resection of renal cell carcinoma spinal metastases. Cancer Science, 2021, 112（6）: 2416-2425.

24. KATO S, DEMURA S, SHINMURA K, et al. Clinical outcomes and survivals after total en bloc spondylectomy for metastatic leiomyosarcoma in the spine. Eur Spine J, 2020, 29（12）: 3237-3244.

25. KAWAHARA N, TOMITA K, MURAKAMI H, et al. Total en bloc spondylectomy for spinal tumors: surgical techniques and related basic background. Orthop Clin North Am, 2009, 40（1）: 47-63.

26. KATO S, MURAKAMI H, DEMURA S, et al. Motor and sensory impairments of the lower extremities after l2 nerve root transection during total en bloc spondylectomy. Spine（Phila Pa 1976）, 2019, 44（16）:

1129-1136.

27. BARTLETT E K, SIMMONS K D, WACHTEL H, et al. The rise in metastasectomy across cancer types over the past decade. Cancer, 2015, 121（5）: 747-757.

28. TOSCO L, VAN POPPEL H, FREA B, et al. Survival and impact of clinical prognostic factors in surgically treated metastatic renal cell carcinoma. Eur Urol, 2013, 63（4）: 646-652.

29. ESSNER R, LEE J H, WANEK L A, et al. Contemporary surgical treatment of advanced-stage melanoma. Arch Surg, 2004, 139（9）: 961-6; discussion 6-7.

30. TOYODA Y, SHINOHARA N, HARABAYASHI T, et al. Survival and prognostic classification of patients with metastatic renal cell carcinoma of bone. Eur Urol, 2007, 52（1）: 163-168.

31. FAROOKI A, LEUNG V, TALA H, et al. Skeletal-related events due to bone metastases from differentiated thyroid cancer. J Clin Endocrinol Metab, 2012, 97（7）: 2433-2439.

32. LJUNGBERG B, BENSALAH K, CANFIELD S, et al. EAU guidelines on renal cell carcinoma: 2014 update. Eur Urol, 2015, 67（5）: 913-924.

33. RUATTA F, DEROSA L, ESCUDIER B, et al. Prognosis of renal cell carcinoma with bone metastases: Experience from a large cancer centre. Eur J Cancer, 2019, 107: 79-85.

34. KUSHCHAYEVA Y S, KUSHCHAYEV S V, CARROLL N M, et al. Spinal metastases due to thyroid carcinoma: an analysis of 202 patients. Thyroid, 2014, 24（10）: 1488-1500.

35. OUZAID I, CAPITANIO U, STAEHLER M, et al. Surgical metastasectomy in renal cell carcinoma: a systematic review. Eur Urol Oncol, 2019, 2（2）: 141-149.

36. COUNAGO F, LUNA J, GUERRERO L L, et al. Management of oligometastatic non-small cell lung cancer patients: Current controversies and future directions. World J Clin Oncol, 2019, 10（10）: 318-339.

37. DEMURA S, KATO S, SHINMURA K, et al. Perioperative complications of total en bloc spondylectomy for spinal tumours. Bone Joint J, 2021, 103-b（5）: 976-983.

38. ISHII T, MURAKAMI H, DEMURA S, et al. Invasiveness reduction of recent total en bloc spondylectomy: assessment of the learning curve. Asian Spine J, 2016, 10（3）: 522-527.

39. SUNDARESAN N, DIGIACINTO GV, HUGHES JE, et al. Treatment of neoplastic spinal cord compression: results of a prospective study. Neurosurgery, 1991, 29（5）: 645-650.

40. COOPER PR, ERRICO TJ, MARTIN R, et al. A systematic approach to spinal reconstruction after anterior decompression for neoplastic disease of the thoracic and lumbar spine. Neurosurgery, 1993, 32（1）: 1-8.

41. HAMMERBERG KW. Surgical treatment of metastatic spine disease. Spine（Phila Pa 1976）, 1992, 17（10）: 1148-1153.

42. TOKUHASHI Y, MATSUZAKI H, TORIYAMA S, et al. Scoring system for the preoperative evaluation of metastatic spine tumor prognosis. Spine（Phila Pa 1976）, 1990, 15（11）: 1110-1113.

43. TOKUHASHI Y, MATSUZAKI H, ODA H, et al. A revised scoring system for preoperative evaluation of metastatic spine tumor prognosis. Spine（Phila Pa 1976）, 2005, 30（19）: 2186-2191.

44. TOMITA K, KAWAHARA N, KOBAYASHI T, et al. Surgical strategy for spinal metastases. Spine（Phila Pa 1976）, 2001, 26（3）: 298-306.

45. KATO S, MURAKAMI H, DEMURA S, et al. Kidney and thyroid cancer-specific treatment algorithm for spinal metastases: a validation study. World Neurosurg, 2019, 122（e1305-e1311.

46. VAN DER LINDEN YM, DIJKSTRA SP, VONK EJ, et al. Prediction of survival in patients with metastases in the spinal column: results based on a randomized trial of radiotherapy. Cancer, 2005, 103（2）: 320-328.

47. LEITHNER A, RADL R, GRUBER G, et al. Predictive value of seven preoperative prognostic scoring systems for spinal metastases. Eur Spine J, 2008, 17（11）: 1488-1495.

48. RADES D, DUNST J, SCHILD SE. The first score predicting overall survival in patients with metastatic spinal cord compression. Cancer, 2008, 112（1）: 157-161.

49. KATAGIRI H, OKADA R, TAKAGI T, et al. New prognostic factors and scoring system for patients with skeletal metastasis. Cancer Med, 2014, 3（5）: 1359-1367.

50. PAULINO PEREIRA NR, JANSSEN SJ, VAN DIJK E, et al. Development of a prognostic survival

algorithm for patients with metastatic spine disease. J Bone Joint Surg Am，2016，98（21）：1767-1776.

51. LUKSANAPRUKSA P，BUCHOWSKI JM，HOTCHKISS W，et al. Prognostic factors in patients with spinal metastasis：a systematic review and meta-analysis. Spine J，2017，17（5）：689-708.

52. KUMAR N，THOMAS AC，RAMOS MRD，et al. Readmission-free survival analysis in metastatic spine tumour surgical patients：a novel concept. Ann Surg Oncol，2021，28（5）：2474-2482.

第三节　机器人辅助脊柱转移瘤手术

一、引言

1. 手术是治疗已有临床症状（如肢体的麻木、疼痛，二便障碍等）的脊髓压迫患者的标准治疗方法[1]。对于脊柱转移瘤患者，通过手术实现肿瘤切除、脊髓减压和脊柱稳定性重建可以迅速降低患者疼痛程度和改善生理功能（如抬腿、二便功能），提高患者生活质量，且长期效果稳定[2-3]。考虑到围术期并发症和有限的预期寿命，根治性手术（如脊柱全切）不适合所有的脊柱转移瘤患者，尤其是多发性转移。所以，通常推荐姑息性手术（如分离手术）。然而，传统分离手术开放程度大，可能会造成大量失血、潜在的伤口感染和长时间的住院，这对于全身状况较差的患者显然是不适用的；而微创手术虽创伤减小，但视野清晰度不及开放手术，手术难度上升、稳定性下降，对术者的水平提出了更高的要求。如何在微创的基础上达到开放手术的效果，是脊柱外科的重要课题之一。

近年来，手术机器人已越来越广泛地应用于耳鼻喉科、心胸外科、普外科、骨科、泌尿科、妇科等多个临床外科专业[4-5]。例如，使用达芬奇（davinci）手术机器人的腹腔镜和胸腔镜手术在 2015 年就已逾 70 万例[6]。机器人技术在外科手术中的前景是提高效率，增加一致性，减少人为错误，从而改善结果。虽然机器人技术对脊柱外科来说是相对较新的技术，但在其他外科领域，机器人的使用正在成为参与手术的标准方法[7]。

2. 近年来，手术机器人技术也在不断发展、更新，例如计算机导航和机器人辅助脊柱手术，旨在提高脊柱器械放置的准确性和一致性[8]。计算机导航辅助机器人设备现在以辅助形式为内固定置入提供帮助，可指导外科医生根据术前计划的轨迹放置脊柱器械[9]。这项新技术在微创的基础上，提高了脊柱内固定的准确性，并减少潜在的并发症[8]。机器人辅助经皮椎弓根螺钉置入最初用于治疗胸腰椎间盘突出症[10]。由于可以在减少损伤的同时提高置钉的准确性[11-14]，机器人辅助手术得到了广泛的应用[15]。机器人辅助经皮椎弓根螺钉置入的临床优势不容忽视，但仍需要进一步的研究，例如如何实现更小的皮肤切口、更小的椎旁肌肉解剖损伤、更少的出血和感染、更少的辐射照射等。所有这些益处目前都不显著，但随着技术的发展，这些优势肯定会很重要。

二、机器人辅助手术的不同类型

（一）分类

2005 年，Nathoo[16] 等提出了机器人辅助手术的 3 型分类系统。

1. 监督控制的机器人系统　涉及外科医生在术前完成手术规划，术中机器人在外科医生的监督下自动执行计划。

2. 机器人远程手术系统　在这个系统中，有一个主侧和一个从侧，并且在操作过程中，从侧机械臂模仿主刀医生的操作，如达芬奇手术系统。

3. 共享控制系统　外科医生和机器人同时控制手术器械。目前，脊柱外科领域的机器人属于上述的共享控制系统，并可进一步细分为椎弓根螺钉固定机器人和椎板切除机器人。

（二）历史

虽然术语"机器人"指的是一种能够自动执行一系列复杂动作的机器，但真正的脊柱手术机器人尚未被创造出来；相反，"cobots"——一种旨在与人类互动和协助人类的机器——已经被开发出来，以帮助外科医生。到目前为止，所有获得 FDA 批准用于脊柱手术的机器人辅助手术系统都是共享控制系统，以确保外科医生保持对手术的主要控制。

1. 椎弓根螺钉固定机器人　Puma 560 是第一个应用于人体的"机器人外科医生"[17]。2001 年，机械臂、远程操作和内镜技术的进步促使 Zeus 系统的出现，随后便是著名的达芬奇系统。达芬奇系统符合人体工程学，有 4 个具有 7 个自由度的机械臂，允许外科医生手腕的无限运动范围。目前，达芬奇系统已在泌尿外科和妇科手术中得到广泛使用，如前列腺切除术和子宫切除术[18-19]。

第一台脊柱手术机器人 SpinceAssist 于 2004 年被推出，是 SmartAssistant（以色列凯撒利亚的 Mazor Surgical Technologies）在脊柱外科的应用，这是一个结构精巧的机器人设备。该设备包括一个工作基站，一个夹持设备，一个 Hover-T 框架及其延伸连接装置。机械臂具有 6 个自由度，可调整定位置钉轨迹。该装置与骨骼的连接是通过安装在棘突夹子上特殊设计的桥或 Hover-T 微创框架完成的，该框架使用克氏针安装到棘突中，并将两个固定针直接放置到每个后上髂棘中。

其继任者 Renaissance Guidance System 于 2011 年被推出[20]，二代脊柱机器人引导系统包括新的人机界面、硬件和软件；在患者安装的平台和机械臂方面与一代类似。Mazor X 于 2016 年推出，是第一个依靠术前 CT 成像进行仪器规划的独立机器人平台。同时增加了实时图像引导和导航，实现了机械臂的串联，增加了系统的运动范围和工作能力。该系统使用 3D 摄像机、基准制导标记和机械臂来跟踪工具和植入物相对于脊柱的位置。

其他的机器人系统包括于 2016 年获得 FDA 批准的 ROSA One Spine、于 2017 年获得 FDA 批准的 ExcelsiusGPS[21]。这两种系统都与 O 形臂透视机兼容，用于术中扫描和计划工作流程[22]。此外还有 TiRobot（TINAVI Medical Technologies，北京，中国）、Cirq 机器人（BrainLab AG，慕尼黑，德国）、SurgiBot 和 ALF-X 外科机器人系统。TiRobot 尚未获得美国 FDA 批准，但于 2016 年获得了中国 FDA 的批准，是中国最受欢迎的手术机器人。TiRobot 的落地机械臂有 6 个自由度，通过交叉参考患者安装的动态参考库（PSIS 或棘突夹具）和透视图像采集后机器人末端执行器的动态参考库来完成配准。末端执行器保持用于椎弓根插管和植入用于椎弓根器械的导丝的导向管。TiRobot 能够通过光学指针跟踪进行实时 3D 导航，但不能执行 k- 无线 3D 图像引导的仪器导航。

2. 椎板切除机器人　2010 年，Wang 等[23]设计了一种紧凑型脊柱铣削机器人。该机器人由一个自由度进给单元和一个包含力传感器的铣削单元组成。2015 年，Dai 等[24]开发了一种机器人系统，该系统由 3-DOF 机器人、非接触式激光位移传感器、水冷管和球面铣刀组成。2010 年，Jin 等[25]推出了一种椎弓根螺钉手术机器人系统，该系统可用于在椎弓根中自动钻孔和放置螺钉，并逐渐发展成为机器人脊柱手术系统。2016 年，Wang 等学者等[23, 26]推出了一种椎骨铣削手术机器人系统，并解释了术前到术中手术的步骤。该系统包括图像导航系统和机器人运动控制系统。然而，在机器人辅助椎板切除术领域，大多数研究都处于实验阶段。椎板切除术是脊柱手术外科的常见手术，它在椎间盘突出症、椎管狭窄和脊柱肿瘤等疾病中具有广泛的适应证，该领域的研究在临床应用方面具有良好的前景。

三、机器人辅助手术

（一）术前规划

机器人辅助脊柱手术的主要优点之一是，使用用于术前计划的软件来改进术前计划[27]。以目前成熟的 MAZOR X 机器人为例，它是以 CT 为基础，要求患者接受 CT 扫描，可以在术前（CT 到透视）或术中（扫描和计划）进行。使用术前计划软件和机器人引导来促进手术计划的预测精度分别在冠状平面和矢状面的 6° 和 9° 以内[28]。术前用光学定位跟踪器对获得的图像进行匹配扫描。

（二）体位及设备摆放

患者取俯卧位，床架下方应有足够空间来进行透视定位。床尾端放置感光装置，与体表感应装置进行匹配定位。机器臂应放置在主刀对侧，并进行无菌套包裹。

（三）置钉

机械臂识别出经皮椎弓根螺钉的入口点。用克氏针定位椎弓根，X 线进行术中定位。之后在确定方向和进入点的前提下放置经皮椎弓根螺钉［部分骨质疏松的椎体可以在定位的前提下直接用聚甲基丙烯酸甲酯（骨水泥）加固］。放置后进行 X 线定位。

（四）肿瘤切除

机器人辅助手术可联合不同方案的减压或微创方法进行病灶的处理。手术方案为分离手术、分块切除、整块切除；微创治疗有射频消融、椎体成型、冷冻消融术等。

1. 小切口减压手术 约 70% 的癌症患者会发生脊柱转移，10% 的患者会出现转移性脊髓压迫，导致神经系统症状、疼痛和生活质量下降。因此，治疗脊柱转移的主要目标是通过保留神经功能和缓解疼痛，尽可能改善生活质量。考虑到围术期并发症和有限的预期寿命，根治性手术（如全整体脊柱切除术）不适合所有的脊柱转移瘤患者，尤其是多发性转移。所以，通常推荐姑息性手术（分离手术）[29]。不同癌症中心的研究越来越多地推荐微创小切口手术作为目前脊柱转移瘤的最佳治疗方法。与传统的开放手术相比，小切口减压手术具有创伤小、失血少、并发症发生率低、住院时间短等优点，而不影响手术时间和功能结局。分离手术采用后侧正中入路进行，在脊髓耐受性限制范围内，可稳定和环向硬膜外减压，为立体定向放疗创造至少 2 ～ 3 mm 的硬膜外切缘。在机器臂的引导下在皮肤表面切开 1.5 ～ 2 cm 切口，经皮置入椎弓根螺钉。两侧椎弓根螺钉置入后，正中切开 5 ～ 7 cm 切口，沿双侧进行脊髓环减压。对于溶骨性和混合性病变，应用 PMMA 通过骨水泥推杆填充椎体病变部位，以进一步支撑脊柱稳定性。椎弓根螺钉至少放置在减压水平上方和下方 2 个节段，以支撑椎体病变。最后，通过上面的切口将连杆皮下插入。有文献报道，在排除由于栓塞的差异后，与传统开放手术组相比，小切口手术组术中失血量明显减少（748.57 ml 对 950.48 ml，$P = 0.039$），术后引流较少（494.02 ml 对 1099.10 ml，

$P = 0.0004$）。小切口手术组引流管平均滞留时间比传统开放组短 2.44 天（$P < 0.0001$），这可能是导致小切口手术组术后感染率较低的因素之一。此外，小切口手术组住院时间（平均 7.35 天）比传统开放组（平均 9.94 天；$P = 0.0007$）的住院时间要短。并发症发生率低的另一个优点是可以缩短住院时间。小切口手术组患者平均住院时间为 7.35 天，明显短于开放手术组（9.94 天，$P = 0.0007$）[30]。这一发现很重要，因为转移瘤患者需要术后的快速恢复来保证后期的生活质量。

2. 射频消融术　由于脊柱转移患者身体一般情况较差，脊柱转移瘤的治疗往往是综合治疗。常规疼痛处理技术包括镇痛药、骨保护剂和放疗，然而研究表明，在采取了这些措施的情况下，脊柱转移瘤患者的疼痛缓解情况并不理想[31]；且虽然外科手术已被证明可以显著改善疼痛并稳定椎体压缩性骨折，但许多肿瘤患者通常不愿意进行广泛的手术。射频消融技术和椎体成型术可以通过机器臂引导进行，在脊柱转移瘤患者的疼痛管理和脊柱稳定性恢复方面可提供较为满意的效果。放疗的临床获益往往会在治疗开始后延迟 10～14 日，最大获益通常发生在治疗完成后 12～20 周。然而，放疗带来的疼痛缓解通常是暂时的，高达 57% 的患者在放疗完成后的中位时间 15 周时疼痛复发[32]。使用射频消融对骨转移的局部疼痛控制具有姑息性益处。消融治疗已被证明对原发性肝癌和原发性骨肿瘤有效。但射频消融术在穿刺时需要进行多次透视，可能会因放射剂量的增加和烧灼位置不佳大大增加脊髓损伤的风险。除此之外，传统射频消融通常配合椎体成型术进行肿瘤治疗，但射频消融在临床上可能导致椎体成型发生骨水泥渗漏，从而导致术后并发症的出现。机器人辅助手术很好地减少了这一问题。在机器人的辅助下，消融技术精确度得以提高且有效减少透视带来的辐射量，通过机器臂提供进针方向来抵达目标并进行肿瘤消融，从而确保手术的安全性，而不会出现继发性神经系统并发症。2018 年法国医生 Aimé Kaoudi 进行了第一例机器人辅助下射频消融手术。患者骶骨肿瘤凸入椎管，定位难度大且不宜单独使用椎体成型术。在术中机器臂的引导下，手术顺利进行，术后骶骨的磁共振成像显示肿瘤体积显著消退，没有侵犯椎管[33]。除了缓解疼痛外，越来越多的人认为射频消融可能有助于局部肿瘤控制。一项回顾性单中心观察性研究纳入了射频消融术联合椎体成形术后 55 例脊柱转移瘤患者，中位随访期为 34 周，Wallace 及其同事报告称，尽管存在全身性转移性疾病进展，但术后 3 个月和 1 年时影像学局部控制率分别为 89%（41/46）和 70%（21/30）[34]。机器人辅助下的射频消融术联合椎体成型术是传统内科和外科手术选择的绝佳替代方案，适用于与脊柱转移相关的椎体压缩性骨折患者。

3. 椎体成型术　与保守治疗相比，椎体成型术可以快速缓解疼痛，减少一系列并发症。因此，它被广泛认为是重建脊柱稳定性的有效治疗方法[35]。然而，椎体成型术仍存在骨水泥分布不均、骨水泥渗漏、透视频率高、辐射剂量大等问题。传统椎体成型的穿刺路径是否准确，通常依靠术者的经验，在反复的透视中调整入针点和穿刺角度，容易损伤椎弓根，增加骨水泥渗漏的风险。精确的穿刺可以避免反复穿刺造成的椎弓根破坏和临床经验不足时造成的穿刺位置不良，可能对减少骨水泥渗漏有一定作用。近年来，机器人辅助脊柱系统已被应用于椎体成型术，可以提高骨水泥注射的准确性，减少术中辐射暴露，为重建脊柱稳定性增加了新的选择。Yang[29] 等评测了 Renaissance 机器人辅助置钉合并经皮穿刺椎体成形术（percutaneous vertebro plasty，PVP）治疗的准确性，机器人辅助置钉仅有 6.2% 穿破椎弓根皮质，而经皮透视置钉有 26.2% 穿破椎弓根皮质。此次研究中机器人辅助组骨水泥渗漏率为 8%，传统透视组骨水泥渗漏率为 23%（ $x^2 = 6.869$ ， $P = 0.009$ ）。有研究表明[36]，机器人辅助组透视频率较开放手术组显著降低。或许是因为传统透视引导中的穿刺针引导需要在操作过程中连续照射以确定穿刺针的位置。然而，机器人组的穿刺针引导依赖于术前扫描，自动准确地导航到目标，其高精度可以避免重复透视。脊柱外科医生的技能和经验也可以提高机器人的性能，从而降低透视频率。

4. 经皮冷冻消融术 除射频消融和椎体成形术外，经皮冷冻消融术也已用于脊柱转移瘤的治疗。与其他方法相比，冷冻消融的一个关键优势是能够仔细监测消融边缘，因为冰球在 CT 上可见为边缘良好、低衰减区域，或在 MRI 上为低信号区域，冰球的外边缘对应于 0℃。冷冻消融术也能够深入骨中，与射频消融或微波能量不同，冷冻消融术可以更全面地治疗疼痛性骨转移，特别是在高阻抗是限制因素的成骨细胞病变中。此外，与 RFA 后短暂性疼痛增加相比，患者术后疼痛不会增加[37]。

四、适应人群

治疗手段分为微创手段和手术治疗。微创手段为椎体成型或锥体后凸成型术、射频消融；手术策略分为姑息性减压切除、肿瘤切除术。传统手术指征有三：其一为预期生存期大于 6 个月；其二为脊柱不稳与畸形，或椎间盘、骨折片压迫脊髓、马尾和（或）神经根引起进行性神经功能损害；其三为顽固性疼痛经非手术治疗无效。在传统的手术指征下，机器人辅助置钉可降低损伤，拓展常规开放手术适应人群中高风险的患者。

（一）椎板切除术

椎板切除术同时需行后路稳定性重建。手术临床获益少，适用于 Tomita 评分以及 Tokuhashi 评分较差的患者减少神经压迫症状。因此需进行此类手术的患者一般营养情况较差，机器人辅助置钉可降低出血量，术后可恢复饮食，利于营养的补充；同时减少卧床时间，降低术后坠积性肺炎以及深静脉血栓等并发症的发病率[38]。姑息性手术＋机器人辅助置钉手术适用范围为一般情况较差不能耐受传统手术，同时可能伴有全身多发转移的患者。

（二）分离手术

分离手术是一种创新且有发展潜力的方法，可以改善肿瘤切除，从而提供进行适当放射治疗的可能性。脊髓 / 神经根的环向减压不仅有助于保持或恢复神经功能，而且最重要的是，还可以配合射频消融或定向放疗进行治疗。该技术在肿瘤和脊髓之间创造了安全距离，允许在目标靶点上提供消融或放射剂量。通过使用机器人辅助经皮置钉技术来实现后路稳定性重建，再经小切口或通道进行椎板与脊髓的分离，从而达到减压的目的。这种联合技术的使用极大减少了手术带来的创伤。小切口或通道下分离手术联合机器人辅助经皮椎弓根螺钉置入术适合生存期大于 3 个月，同时可以采用放射治疗和（或）多发转移的患者。

（三）锥体次全切手术与整块切除

对于无重要脏器转移，出现胸、腰椎单节段转移，肿瘤原发灶控制良好，且预期生存期大于 1 年的患者，在外科技术允许的条件下可考虑行全脊椎切除；全脊椎切除建议行前方椎体重建以及后方固定；对于病灶边界外全椎体切除难以完成的患者，可行肿瘤分块切除。

图 3-4 为患者行机器人手术照片。

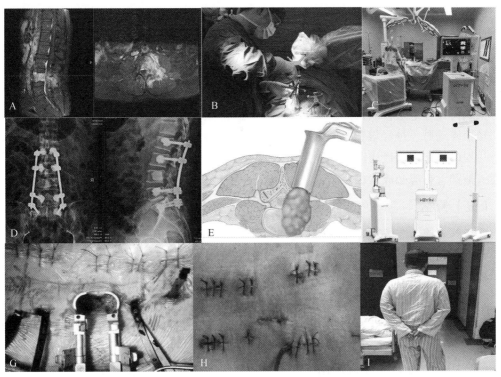

图 3-4 **A.** 男性，52 岁，肺癌腰椎转移，拟行脊柱机器人辅助创伤限制型手术；**B-C.** 术中场景照；**D.** 术后患者 X 线正侧位；**E.** 通道下减压示意图；**F.** 佳奥 Keyinbot 骨科手术机器人；**H.** 术后患者切口情况；**I.** 术后 1 周患者下地行走情况

五、新进展

（一）微小化

随着脊柱手术过渡到门诊环境，机器人技术将不得不在成本和占地面积方面进行调整。较小的机器人包括 REMI 和 Cirq，可能有助于降低成本。Cirq 更符合人体工程学，是一个 11 kg 重的台式机械臂，连接在手术台上，依靠外科医生在计算机辅助导航的帮助下调整轨迹。较小的体型可以满足更多功能上的需求，如 Fusionrobot 操作器械仅有一本精装书大小，重量不超过 2 kg，这可以大大减轻医务工作者组装的体力消耗。未来的机器人辅助工具将朝向微小化发展，在增加便利性的同时降低花费，从而更易普及。

（二）术前规划

术前规划是机器人工作流程中的关键一环，随着技术的进步，基于 CT 和磁共振成像（MRI）的机器人注册方法可以为植入内植物、活组织检查和肿瘤切除设计定制患者的特定轨迹。此外，将肿瘤分类系统结合到诸如 Weinstein、Boriani 和 Biagini 脊椎肿瘤涉及的分类系统，从而指导更准确地肿瘤切除。机器人辅助系统还可以促进患者的复杂解剖结构重建。

（三）扩展现实

扩展现实（extended reality，XR）有望集成到计算机辅助导航平台中。有了 XR，外科医生可以通过佩戴耳机、头盔将图像投射至手术区域，从而查看计划的轨迹和更深层次的解剖要素。XR 可以帮助术者查看导航信息的同时保持对手术视野的专注。

（四）部位的扩展

与腰椎内固定相比，机器人在颈椎手术中较少使用，原因在于颈椎的平均椎弓根直径不到 4 mm，这对颈椎内固定来说是巨大的挑战[39]。解剖变异使应用骨性标志物放置颈椎椎弓根螺钉存在危险，获得高质量的透视图像可能很困难。此外，颈椎靠近重要的组织结构，包括椎动脉、神经根和脊髓。这些解剖学上的挑战，加上颈椎的动态特性，导致了颈椎椎弓根内固定的难度更高，内固定失败的并发症更严重。因此在后续的发展中，颈椎的机器人辅助置钉势必成为难点。

（五）骨钻

在机器人辅助椎板切除术领域，操作端口包含一个多自由度机械臂，用于固定骨切削工具，并根据需要集成不同的传感器。控制端口通过分析传感器采集的信号来调节机械臂的操作。机器人的安全策略是在研磨过程中使用各种信号来识别内部皮质骨，以便在穿透内部皮质骨之前停止，避免对重要组织造成损害。然而，相关研究仅使用体外骨标本或骨模型进行。未来的研究需要进一步分析体内环境的干扰因素，如患者的呼吸、手术出血的影响、可能的椎板弹性形变，甚至由于骨切削工具和椎板之间的过度受力而导致的椎体移位。

（六）超声骨刀的配合使用

文献中几乎所有的机器人骨切削工具都是铣钻，只有一项研究检查了超声骨切割器。事实上，超声波骨刀作为一种骨切割设备具有许多优点：精确度高，操作方便，便于复杂解剖部位的骨切除手术。其原理是利用高频超声微振切割矿化组织，对骨骼的切割效率高，而对血管神经等软组织的切割效率低。因此，它在一定程度上具有"切硬不切软"的效果。而且有文献报道，超声波切骨器在截骨过程中具有止血功能[40]。上述特点使超声骨切割器在脊柱手术椎板切除术的实践中具有良好的性能。我们相信，它在机器人辅助椎板切除领域有很好的应用前景。

（七）自动弯棒

目前，杆的弯曲是手动进行的，这在生物力学研究中已经被证明会引入应力集中（缺口）并降低杆的疲劳强度[41]。在完全集成的机器人平台中，机器人辅助螺钉放置后，每个椎弓根螺丝头的位置都将被记录下来。因此，棒材弯曲所需的轮廓将很容易传输到自主的棒材弯曲设备，有可能产生无缺口曲杆。除此之外，由于更容易地插入棒材和减少椎弓根螺钉上的应力，操作效率也随之提高。

六、要点小结

传统的开放手术一般不适用于晚期肿瘤患者，因为它会给患者带来严重的创伤、大量的出血和较高的并发症发生率。各种微创治疗的快速发展为这些患者带来了希望。机器人辅助经皮椎弓根螺钉置入术联合微创技术如射频消融、椎体成型术或其他外科手术技术，将提高置钉准确性、减少肌肉损伤、减少并发症的发生，因此，脊柱外科机器人在脊柱转移瘤中有很大的发展潜力，不久的将来，势必在脊柱转移瘤的治疗中发挥举足轻重的作用。

参考文献

1. SHEETZ KH，CLAFLIN J，DIMICK JB. Trends in the adoption of robotic surgery for common surgical procedures. JAMA Netw Open，2020. 3（1）：e1918911.

2. FALICOV A，et al. Impact of surgical intervention on quality of life in patients with spinal metastases. Spine，2006，31（24）：2849-2856.

3. QUAN GM，et al. Surgery improves pain，function and quality of life in patients with spinal metastases：a prospective study on 118 patients. European Spine Journal，2011，20（11）：1970-1978.

4. OSMAN NI，et al. Robotic surgery as applied to functional and reconstructive urology. Eur Urol Focus，2019，5（3）：322-328.

5. LIU Z，et al. Superiority of robotic surgery for cervical cancer in comparison with traditional approaches：a systematic review and meta-analysis. Int J Surg，2017，40：145-154.

6. WANG MY，et al. Introduction. robotics in neurosurgery. Neurosurgical Focus，2017，42（5）：E1.

7. LANE T. A short history of robotic surgery. The Annals of The Royal College of Surgeons of England，2018，100（6）：5-7.

8. WANG HC，et al. Computer-assisted pedicle screw placement for thoracolumbar spine fracture with separate spinal reference clamp placement and registration. Surg Neurol，2008，69（6）：597-601.

9. TOGAWA D，et al. Bone-mounted miniature robotic guidance for pedicle screw and translaminar facet screw placement：part 2—evaluation of system accuracy. Neurosurgery，2007，60（2）：129-139；discussion ONS139.

10. ZHANG JN，et al. Comparison of robot-assisted and freehand pedicle screw placement for lumbar revision surgery. Int Orthop，2021，45（6）：1531-1538.

11. LEE NJ，et al. What is the comparison in robot time per screw，radiation exposure，robot abandonment，screw accuracy，and clinical outcomes between percutaneous and open robot-assisted short lumbar fusion？A multicenter，propensity-matched analysis of 310 patients. Spine（Phila Pa 1976），2022，47（1）：42-48.

12. LEE NJ，et al. Is there a difference between navigated and non-navigated robot cohorts in robot-assisted spine surgery？A multicenter，propensity-matched analysis of 2，800 screws and 372 patients. Spine J，2021，21（9）：1504-1512.

13. DE BIASE G，et al. Perioperative comparison of robotic-assisted versus fluoroscopically guided minimally invasive transforaminal lumbar interbody fusion. World Neurosurg，2021，149：e570-e575.

14. KUMAR N，et al. Versatility of percutaneous pedicular screw fixation in metastatic spine tumor surgery：a prospective analysis. Ann Surg Oncol，2015，22（5）：1604-1611.

15. LI WS，et al. Global research trends in robotic applications in spinal medicine：a systematic bibliometric analysis. World Neurosurg，2021，155：e778-e785.

16. NATHOO N，et al. In touch with robotics：neurosurgery for the future. Neurosurgery，2005，56（3）：421-433.

17. KWOH YS，et al. A robot with improved absolute positioning accuracy for CT guided stereotactic brain surgery. IEEE Trans Biomed Eng，1988，35（2）：153-160.

18. BINDER，J KRAMER W. Robotically-assisted laparoscopic radical prostatectomy. BJU international，2001，87（4）：408-410.

19. ROSERO EB，et al. Comparison of robotic and laparoscopic hysterectomy for benign gynecologic disease. Obstetrics and Gynecology，2013，122（4）：778.

20. MALHAM GM，T WELLS-QUINN. What should my hospital buy next？-Guidelines for the acquisition and application of imaging，navigation，and robotics for spine surgery. J Spine Surg，2019，5（1）：155-165.

21. GHASEM A，et al. The arrival of robotics in spine surgery：a review of the literature. Spine（Phila Pa 1976），2018，43（23）：1670-1677.

22. YAGER J. Infective messages：definitions，processes，and implications for trauma，identities，internal conflicts，psychotherapy，and research. J Nerv Ment Dis，2021，209（7）：474-480.

23. WANG S，et al. A bone milling robot for spinal surgery. Journal of Medical Devices，2016，10（3）：030924.

24. DAI Y，XUE Y，ZHANG J. Vibration-based milling condition monitoring in robot-assisted spine surgery. IEEE/ASME Transactions on Mechatronics，2015，20（6）：3028-3039.

25. JIN H，et al. Design and kinematic analysis of a pedicle screws surgical robot. in 2010 IEEE International Conference on Robotics and Biomimetics. 2010. IEEE.

26. LI Z，et al. Robot-assisted laminectomy in spinal surgery：a systematic review. Annals of Translational Medicine，2021，9（8）.

27. LIEBERMAN IH，KISINDE S，HESSELBACHER S. Robotic-assisted pedicle screw placement during spine surgery. JBJS Essent Surg Tech，2020，10（2）：e0020.

28. KISINDE S，et al. The predictive accuracy of surgical planning using pre-op planning software and a robotic guidance system. Eur Spine J，2021，30（12）：3676-3687.

29. YANG JS，HE B，TIAN F，et al. Accuracy of robot-assisted percutaneous pedicle screw placement for treatment of lumbar spondylolisthesis：a comparative cohort study. Med Sci Monit. 2019;25:2479-2487. Published 2019 Apr 4. doi:10.12659/MSM.913124.

30. ZHU X，et al. A comparative study between minimally invasive spine surgery and traditional open surgery for patients with spinal metastasis. Spine，2021，46（1）：62-68.

31. KAM NM，et al. Combined vertebral augmentation and radiofrequency ablation in the management of spinal metastases：an update. Curr Treat Options Oncol，2017，18（12）：74.

32. HUISMAN M，et al. Effectiveness of reirradiation for painful bone metastases：a systematic review and meta-analysis. Int J Radiat Oncol Biol Phys，2012，84（1）：8-14.

33. KAOUDI A，et al. Robot-assisted radiofrequency ablation of a sacral s1 ～ s2 aggressive hemangioma. World Neurosurg，2018，116：226-229.

34. WALLACE AN，et al. Radiographic local control of spinal metastases with percutaneous radiofrequency ablation and vertebral augmentation. AJNR Am J Neuroradiol，2016，37（4）：759-765.

35. SPRATT DE，et al. An integrated multidisciplinary algorithm for the management of spinal metastases：an International Spine Oncology Consortium report. The Lancet Oncology，2017，18（12）：e720-e730.

36. HAN X，et al. Safety and accuracy of robot-assisted versus fluoroscopy-assisted pedicle screw insertion in thoracolumbar spinal surgery：a prospective randomized controlled trial. J Neurosurg Spine，2019：30（5）：615-622.

37. CAZZATO RL，et al. Percutaneous image-guided cryoablation of spinal metastases：over 10-year experience in two academic centers. Eur Radiol，2022，32（6）：4137-4146.

38. ECHT M，et al. Separation surgery for metastatic epidural spinal cord compression：comparison of a minimally invasive versus open approach. Neurosurg Focus，2021，50（5）：E10.

39. KARAIKOVIC EE，et al. Morphologic characteristics of human cervical pedicles. Spine（Phila Pa 1976），1997，22（5）：493-500.

40. WU L，WANG S. Effect of ultrasonic osteotome on therapeutic efficacy and safety of spinal surgery：a system review and meta-analysis. Comput Math Methods Med，2022，2022：9548142.

41. YAMADA K，et al. Mechanical analysis of notch-free pre-bent rods for spinal deformity surgery. Spine（Phila Pa 1976），2020，45（6）：e312-e318.

第四节　脊柱硬膜下转移瘤的处理

　　硬膜下转移瘤（intradural spinal cord metastases，ISCM）是一种罕见的椎管内病变，在所有恶性肿瘤中发病率约为 2%[1]。恶性肿瘤转移到脊柱椎体和硬膜外组织在临床上更为常见，转移到硬膜内较为罕见，从部位来讲包括硬膜内髓外转移和硬膜内髓内转移，并常与颅内转移同时存在。恶性肿瘤硬膜下转移扩散目前有五种理论学说：①丰富的静脉丛（batson plexus）；②神经周围淋巴管；③受累的骨组织、肿瘤组织渗透硬脑膜种植到脑脊液；④通过蛛网膜下腔扩散；⑤通过动脉系统扩散。液滴转移（drop metastasis）是继发脑转移后的一种转移方式，是肿瘤发生脑转移后由于脑脊液循环和重力作用引起的继发性转移[2-3]。转移来自中枢神经系统肿瘤的软脊膜和髓内转移常发生在较年轻的患者，而肺癌和乳腺癌的硬膜下转移常发生在较年长的患者[4]。此外，需要注意的是，髓母细胞瘤和室管膜瘤的转移多见于儿童。当癌细胞生长速度加快，转移至硬膜下时，通常迅速出现神经功能障碍，严重影响患者生活质量和生存期。随着近些年肿瘤治疗领域的进展，尤其是靶向药物和免疫检查点药物研发进展，扩大了肿瘤的适应证并在临床上得到推广使用，恶性肿瘤患者的生存期显著延长，发生硬膜下转移的患者随之增多。硬膜下转移瘤属于脊柱转移瘤中特殊的一种类型，仍需遵循脊柱转移瘤多学科诊疗理念，并且需要综合分析患者的症状体征、临床状态、影像学检查和预期生存期等情况。由于国内外尚无相关书籍系统介绍硬膜下转移瘤，发表文献则多以个案报道或小样本回顾性研究为主，临床医生对ISCM 的认识有待进一步提高。本节将全面回顾硬膜下脊柱转移瘤的诊治策略，并结合上海长征医院脊柱肿瘤中心相关临床诊疗经验，提出治疗策略。

一、硬膜下髓外转移

（一）流行病学

超过 90% 的脊柱转移瘤发生在硬膜外间隙，常累及脊柱骨性结构，硬膜下髓外转移相对少见，占 5% ～ 6%，也称为软脊膜转移。脊柱转移瘤最常见的原发肿瘤部位依次是肺（31%）、乳腺（24%）、其他部位（13%）、胃肠道（9%）、前列腺（8%）、淋巴瘤（6%）、黑色素瘤（4%）和肾（1%）[5-6]。一些研究表明，硬膜下髓外转移的主要肿瘤来源于肺、乳腺、前列腺、肾、淋巴瘤和黑色素瘤来源的转移瘤也有报道[7]。有学者认为，硬膜下髓外转移是脑（脊）膜转移相关脊髓受累的一种特殊临床表现形式[8]。恶性肿瘤细胞可以通过血源性播散、局部播散等多种形式进入蛛网膜下腔，依靠脑脊液循环形成蛛网膜下腔弥漫转移，可表现为弥散性或多灶性肿瘤浸润灶，累及脊髓表面的软脊膜，进而引发相应的临床症状。

（二）临床表现和评估

硬膜下髓外转移瘤临床表现通常会引起继发于脊髓压迫或脊髓血运障碍的神经根或脊髓受损症状。发生椎体附件骨性结构骨转移瘤，疼痛常首先因继发于脊柱不稳而产生，而硬膜下转移瘤的疼痛常因神经根受累出现剧烈的放射性疼痛。运动功能因神经根受累表现为局灶性运动障碍，但随着肿瘤进展，可在短时间内出现运动纤维束受压引起的锥体束功能障碍。硬膜下髓外转移瘤临床表现与受累脊膜病变位置有关，转移至颈部主要表现为颈项部疼痛，可放射至肩部及上肢；转移至胸段主要表现为背部及胸部疼痛；转移至腰骶部位除了腰痛，还可出现臀部、下肢、会阴部疼痛。感觉异常是硬膜下髓外转移瘤的另一常见症状，主要表现为感觉减退和感觉过敏，前者包括痛觉、温觉、触觉减退，后者包括发麻、发冷、酸胀等。需要注意的是，累及颈段和胸段的转移，可出现脊髓半切综合征（Brown-Séquard syndrome）：受压平面以下同侧肢体上运动神经元瘫痪，深感觉消失，精细触觉障碍，血管舒缩功能障碍，对侧肢体痛温觉消失，双侧触觉保留。与硬膜下髓外良性病变不同，该部位的转移瘤通常起病迅速，可在短时间内出现肢体活动障碍、大小便功能障碍，需要与良性病变发生出血或囊变表现出的急性病程相鉴别。

在诊治脊柱转移瘤的过程中，对患者的整体状态评估至关重要，几乎每一位脊柱转移瘤患者都需要"私人定制"诊治方案。尽管常用于评估脊柱转移瘤术前状态的评分系统难以完全适用于硬膜下髓外转移，但其中的部分项目依然可以参考，包括卡氏功能状态评分（Karnofsky's performance status，KPS）、重要脏器转移情况、原发病灶来源、术前神经功能情况；对于预期生存期短、身体状态差（KPS 小于 40）、重要脏器已发生转移的患者，进行积极的外科治疗应当慎重。

（三）影像学特点

在目前临床常用的影像学检查手段中，磁共振（magnetic resonance imaging，MRI）是针对脊柱肿瘤，尤其是脊柱转移瘤的辅助诊断中最为可靠的一种，磁共振对神经组织可以提供立体且可对比的图像信息。X 线片在脊柱肿瘤中的诊断价值相对较小，但因其普遍用于各级医院，在初筛中价值大。在诊断脊柱转移瘤的溶骨性破坏、骨质受累后造成的脊柱不稳或畸形、术中重建内固定的方向和角度等方面，X 线片依然有其价值，但很难在髓内肿瘤的定位和定性诊断方面提供帮助。脊髓造影在临床诊断中现在使用较少，髓内病变显示脊髓的局部增宽，而硬膜下髓外肿瘤的典型表现是染色区域的圆形缺失。计算机断层扫描（computer tomography，CT）可以很好地显示转移瘤溶骨或成骨程度，并在神经孔附件的肿瘤以及伴随的骨性改变方面有诊断价值，但难以辨认髓内病损。

硬膜下播散性转移瘤影像学表现主要依靠增强磁共振影像学检查，但硬膜下髓外和髓内肿瘤有时难以区分。硬膜下髓外转移常表现为脊髓内包膜良好的肿瘤，横断面呈偏心位，可伴有脊髓扩张，表现包括椎管内多发性强化结节状病变、脊髓或根部弥漫状包被（"癌性脑膜炎"）和马尾神经增厚表现[9]。平扫磁共振 T1 加权像和 T2 加权像对诊断硬膜下转移帮助有限，肿瘤异常信号通常和脊髓呈等信号难以区分，因此增强磁共振中的强化抑制 T1 加权像是辅助影像中的必要项目。结合增强磁共振和尸检报告，硬膜下转移瘤真实发生率可能比最初报道的发生率要高。

（四）诊断和鉴别诊断

1. 临床表现和辅助检查　硬膜下髓外转移瘤的临床起病较为突然，常以剧烈的神经根性疼痛为主，感觉分离也很常见，疾病进展迅速时可出现脊髓半切综合征，运动功能和括约肌功能障碍比良性肿瘤出现时间要早。应注意的是，硬膜下髓外转移可继发于脑转移的发生，部分患者表现为脑膜刺激征，可出现头痛、头晕、恶性呕吐等颅内病变表现。病史询问时应注重肿瘤病史和患者一般情况，原发肿瘤的诊疗状况往往具有强烈提示意义，而患者的一般情况如卡氏评分则与治疗方式强度（积极还是保守）相关。辅助检查主要依靠增强磁共振，影像学表现可分为三种类型：①硬膜下髓外可见结节样改变，T1 加权像呈等信号或低信号结节样软组织信号影，T2 加权像可见蛛网膜下腔内大小不一的结节样充盈缺损，增强像呈轻度强化；②软脊膜增厚伴有线样增强，极少数情况可见脊神经增强或增厚；③混合型。脑脊液检测在诊断硬膜下转移瘤中有重要意义，脑脊液的生化检测可表现为葡萄糖降低、蛋白含量增高，如发现脑脊液中存在肿瘤细胞，则具有病理诊断的意义，但很难区分是硬膜下髓外还是髓内转移[8-11]。

2. 鉴别诊断

（1）神经鞘瘤：缓慢起病，临床表现为神经根性疼痛、肢体感觉障碍或活动障碍，

MRI 扫描见髓外硬脊膜下边界清楚、形态规则的类圆形病灶，增强后扫描实体性肿瘤呈均匀强化，囊性肿瘤呈环形强化，出现相应节段脊髓受压移位，部分呈哑铃形。

（2）脊膜瘤：女性多见，多发生于胸段，CT 检查可见病灶钙化，MRI 增强扫描见基底位于硬脊膜，可见脊膜尾征，通常没有椎间孔扩大。

（3）先天性肿瘤：如表皮样囊肿、皮样囊肿、畸胎瘤等。儿童及青少年多见，病程长，逐渐发生神经根及脊髓受压症状，可伴有脑膜炎病史、腰骶部藏毛窦感染、脊柱裂等，MRI 检查表皮样囊肿及皮样囊肿不强化。

（4）髓内转移瘤：详见本节髓内转移部分。

二、髓内转移

（一）流行病学

脊髓髓内肿瘤多数为恶性，以原发肿瘤为主，起源于胶质细胞、神经元细胞或者其他结缔组织细胞。恶性肿瘤发生脊髓髓内转移（intramedullary metastasis，IM）仅占全部髓内肿瘤的 1% ~ 3%，多以个案或小样本文献报道为主。临床上原发恶性肿瘤以肺癌、乳腺癌、黑色素瘤、淋巴瘤和肾细胞癌为主[12-14]。有研究认为，动脉栓塞是 IM 转移的发病机制，肿瘤细胞通过脊髓供血动脉播散转移至髓内[15]。需要注意的是，IM 转移常常合并脑转移。髓内转移多见于血管丰富的颈髓节段，而相对血供较少的圆锥部位受累更为少见。

（二）临床表现

疼痛和肌力下降是成人髓内肿瘤最常见的症状。与脊柱转移瘤因骨质破坏造成的不稳定性疼痛不同，髓内肿瘤引起的疼痛多为隐痛，并与肿瘤所在节段相关，极少出现神经根受累而产生的放射性疼痛。完全瘫痪临床上较少见，多以肌力减退和肌张力增高为主。疾病早期可出现感觉分离，即痛温觉减退，触觉和深感觉正常。感觉异常多由下自上纵行进展，脊髓半切综合征发生较少，这点与髓外肿瘤相反，后者多为横向生长。感觉异常平面通过患者主诉和查体有时难以判断。累及脊髓圆锥的髓内转移，括约肌功能障碍明显，可以作为首发症状出现，患者在就诊时可伴有排尿、排便困难及膀胱残余尿量等，部分男性患者可出现勃起异常等性功能障碍。转移至上颈髓的肿瘤罕见，典型表现是自主呼吸困难，病情危重。原发髓内肿瘤的起病隐匿，发病过程缓慢。髓内转移瘤的临床特征常为起病迅速，脊髓前角受累所致肌力下降常见，可短时间内出现神经支配区域肌力下降。应注意与硬膜外转移的区别，后者多以疼痛、感觉障碍为首发表现，随后出现肌力下降。

（三）影像学特点

X 线片因不能很好地反映软组织的情况，在髓内肿瘤的诊断方面发挥的作用有限。CT 平扫可观察到髓内病变的密度改变情况，椎管内低密度区域代表肿瘤坏死、囊变或脂肪成分。原发髓内肿瘤多为星形细胞瘤或室管膜瘤，好发于颈胸段，该节段也是髓内转移瘤好发区域，但 CT 影像的密度改变很难将两者区分。髓内肿瘤一般情况下在 T1 加权像上呈等信号或低信号，在 T2 加权像上更为敏感，和脊髓相比为高信号。但髓内肿瘤在 MRI 上的特异性较差，不能有效区分囊性和实性肿瘤，几乎所有的髓内肿瘤都可以被一定程度强化。星形细胞瘤和室管膜瘤是最为常见的原发髓内肿瘤。星形细胞瘤通常呈浸润性生长，脊髓表现为梭形增粗，与正常脊髓组织之间无明显分界。T1WI 多呈中等或低等混杂信号，T2WI 为高信号，增强扫描肿瘤呈条片状中等信号强化。室管膜瘤范围局限，呈膨胀性生长，长圆形或腊肠状，与正常脊髓边界清楚。继发瘤体上极或下极广泛性空洞是室管膜瘤典型的 MRI 影像学表现，而星形细胞瘤此类继发空洞则相对少见[16]。空洞内液化坏死蛋白质含量较高，故 T1WI 信号介于肿瘤实体和脑脊液之间，分界欠清晰，增强后肿瘤实体明显强化，使空洞清楚显示。室管膜瘤边缘内有铁血黄素沉着，可见低信号线，具有特征性。因此，如髓内肿瘤边缘清晰，在 T1WI 和 T2WI 加权上出现低信号影，肿瘤上下极出现空洞，大多数可提示室管膜瘤。

髓内转移瘤在 X 线和 CT 上常无特异性表现，磁共振是诊断该疾病的首选影像学检查手段[17]。但髓内转移瘤的磁共振影像多为非特异性，可伴有脊髓肿胀、水肿和强化等异常信号。当原发病灶尚未明确时，通过影像学诊断髓内转移瘤是一件非常具有挑战性的工作，通常需要根据术后病理结果才可以明确诊断。近期发表文献中描述的"边缘征"和"火焰征"有助于鉴别髓内转移瘤和原发性肿瘤[18]。边缘征是指完整或部分强化的边缘，而火焰征是指病变上缘或下缘模糊的、呈火焰形状的强化区域。

（四）诊断和鉴别诊断

1. 诊断　肿瘤发生髓内转移常是预后较差的表现，通过临床症状和体格检查发现髓内转移往往比较困难。突发性肌力下降和隐痛是髓内转移常见的临床表现，可作为首发症状出现。早期可出现感觉分离，且感觉异常纵行进展。增强磁共振在临床上广泛使用，大大提高了髓内转移瘤的诊断率，但有时仅通过影像学检查难以做出诊断，需要结合患者的肿瘤病史。强化后的"边缘征"和"火焰征"被认为是髓内转移的特征性表现，但由于大宗临床样本少，有待于进一步后续验证。髓内转移可合并脑转移发生，尽管目前脑脊液检查灵敏性和特异性有待提高，但脑脊液中发现肿瘤细胞再结合增强磁共振表现，可确诊髓内转移瘤。

2. 鉴别诊断

（1）星形细胞瘤：星形胶质细胞瘤病程进展缓慢，起病隐匿，逐步加重，尽管多数患者 3 ~ 4 年前即出现症状，但很多在症状明显数月后方来就诊。磁共振上均表现为长 T1、长 T2 信号的髓内占位影，脊髓局部弥漫性增粗，通常无显著强化。

（2）炎症性病变（如多发性硬化、视神经脊髓炎等脱髓鞘疾病）：脱髓鞘病变通常进展迅速，在数天内快速出现躯体肌力下降、括约肌功能障碍，晚期常可出现呼吸麻痹，需要建立人工气道呼吸机辅助通气；治疗以激素、对症等内科治疗为主；急性期度过后预后通常较好，可以完全康复。

（3）髓内室管膜瘤：两者在磁共振影像学上较为类似，T1 通常为等低信号，T2 通常为等高信号，增强显著强化，边界相对清楚。髓内室管膜瘤发病率显著高于转移瘤，病程更长，通常无其他系统肿瘤史，可加以鉴别。

（4）血管母细胞瘤：血管母细胞瘤在磁共振 T2 信号上常可看到粗大的引流静脉，T1增强较室管膜瘤更为明显，这些特点可加以鉴别。

三、治疗方式

硬膜下转移瘤的治疗需要多学科参与，外科治疗在这种特殊类型的转移瘤中有重要意义，从既往的全椎板切除内固定重建＋肿瘤切除术，到如今椎板回植术联合 3D 鹰眼显微镜精准切除，取得了长足的进展[19]。外科治疗的目的在于解除肿瘤神经压迫，改善患者的生存质量。放射治疗是治疗硬膜下转移的手段之一，但效果欠佳。硬膜下转移患者总体生存期的延长，仍需要全身系统科学的治疗，包括化疗、靶向治疗、免疫检查点抑制剂治疗等，常见给药途径包括静脉、口服和鞘内注射。

（一）手术治疗

1. 传统手术　由于硬膜下转移瘤的低发生率，有关其手术治疗的报道多以病案报道或者小宗回顾病例为主。Hoover 等汇总了 15 例硬膜下转移瘤的临床治疗效果，其中有手术治疗的 13 例，单纯活检 2 例，结果显示 73% 的患者术后的 McCormick 分级（脊髓肿瘤患者神经功能分级，Ⅰ～Ⅳ级，依次加重）升高 1～2 级[16]。Wostrack 等报道了 9 例硬膜下转移手术治疗患者，其中 5 例髓外、4 例髓内，6 例患者术后疼痛缓解，神经功能改善[17]。国内王东来等研究了 10 例硬膜下转移患者的综合治疗情况，患者以外科手术治疗为主，结果显示术后疼痛缓解明显，手术 3 个月后 McCormick 分级和 KPS 评分提升显著[4]。既往手术切除重建的方式主要有单纯后路全椎板切除术、后路全椎板切除钉棒系统内固定术、后路椎板切除回植术等。结合既往文献报道和本中心的经验，首选全椎板切除椎弓根螺钉重建内固定术。目的有以下几点：①硬膜下转移多沿脊髓硬膜囊纵行进展，可涉及多个节段，结合术前磁共振辅助检查，术中应行扩大范围全椎板切除，探查邻近节段是否受累，以便于术中彻底切除肿瘤和止血；②钉棒系统内固定可以获得即刻稳定，有利于患者术后的快速康复，减少卧床相关的并发症，有助于缩短全身系统用药抗肿瘤的时间窗；③转移瘤患者不推荐采用椎板回植术。尽管椎板切开回植技术有利于患者术后长期脊柱的稳定，但转移瘤患者采用该技术可能增加手术肿瘤二次污染的可能；由于转移部位和椎板相近，椎板骨质中有潜伏转移瘤细胞的可能，回植后有发生种植播散的风险。

2. 3D 显微镜辅助手术　硬膜下转移瘤无论是髓外还是髓内，因为解剖空间有限，并且肿瘤体积相对较小，肉眼直视下切除较为困难，难以做到彻底切除。2.5 倍放大镜是目前临床上切除椎管内肿瘤包括原发和转移肿瘤的主要视觉辅助工具，但对于部分转移瘤，尤其是髓内转移瘤，即使使用放大镜仍然很难准确区分正常脊髓和肿瘤组织，完整切除肿瘤依然存在困难。此外，术者术中需要长时间低头俯视切除肿瘤，颈椎承重负荷大，难以长时间维持，这对于术者的体力和长时间作业是一种挑战。

3D 显微镜（规格型号：Kestrel View II；仪器编码：17018；生产厂家：三鹰光器株式会社）可产生 3D 高清实时真实图像，可视化，已应用在多个外科领域。该设备配备两面 32 英寸 3D 医用级显示器，视角为 178°，工作距离为 300～1000 mm，拥有电子自动对焦系统、激光对焦引导、LED 冷光源，放大倍数为 1.9～39.3 倍，配备的脚踏开关在外科医生双手进行操作时调整工作距离和微调焦距。3D 显微镜配套的人体工学操作手柄可以自由旋转，适应不同外科医生的操作习惯。镜头可以自由旋转，左右 330°、前后 120°、水平 540° 范围内调整视野。此外，设备延伸臂减震平衡性能佳，可以将头端的物镜精准锁定在恰当位置。手术医生分别站在患者左右两侧，彼此稍微错开位置以避免视野障碍。手术具体过程中，3D 显微镜一般置于患者头侧，摄像机镜头捕捉生成图像被传输到两个 3D 高清显示器，显示器分别位于手术台两侧，与术者眼睛平齐，理想距离约 3 英尺

（1 英尺＝ 0.3048 米），可为手术团队全体成员提供出色的可视化效果，手术团队成员均可佩戴 3D 眼镜，以获得很好的术野深度感知[19-20]。3D 显微镜设备在脊柱外科手术中的应用已有报道，王鹏涛等回顾性报道 103 例 3D 显微镜辅助下颈椎前路间盘切除椎体间植骨融合术，认为该技术在颈前路退变性疾病手术中安全有效，可为术者提供立体术野效果，与传统开放手术相比，具有手术时间短、术中出血少的优势[18]。Yao 等对比两种放大技术在颈椎前路间盘切除椎体间植骨融合术的应用情况，通过回顾分析 48 例颈椎病患者的临床诊疗相关信息，发现 3D 显微镜与传统放大镜两组对比具有相同的临床效果，但 3D 显微镜组的手术时间短、并发症少[19]。尽管 3D 显微镜技术在颈椎病外科治疗中体现出优势，但在脊柱转移瘤中的应用目前尚无报道，尤其是在硬膜下转移瘤中的应用更为少见。上海长征医院脊柱肿瘤中心开展 3D 显微镜在椎管内肿瘤中的应用，现推广至硬膜下转移瘤的外科治疗。通过前期的临床经验，笔者认为该技术具有以下优势：①在手术过程中提供立体、广阔的术野；②放大效果明显，理论上可以放大 30 余倍，可保持合适景深、对比度和亮度，为术者提供更清晰的肿瘤边界，便于精准切除肿瘤。尤其是处理髓内转移瘤，肿瘤组织常与正常脊髓神经组织难以辨认，但 3D 显微镜可以提供。与颈椎病中的应用不同，笔者认为该技术对术者而言需要一定的学习时间和较长的学习曲线，在手术时间方面并不能体现出明显的优势，需要更大量的临床数据以及设计精良的前瞻性试验进一步探索该技术的临床效果。

（二）全身系统治疗

化疗药物难以穿透血脑屏障，传统化疗方案治疗硬膜下转移瘤效果不佳。近些年来，靶向药物和免疫检查点抑制剂在肿瘤治疗领域应用广泛，效果显著，其中部分小分子靶向抑制剂可以有较好的血脑屏障透过率，在中枢神经系统转移瘤中发挥特殊作用。

1. 肺癌　晚期非小细胞肺癌（nonsmall-cell lung cancer，NSCLC）约有 10% 发生中枢神经系统转移，肺癌全身药物治疗进展主要集中在靶向驱动基因突变或对免疫检查点抑制剂敏感的患者。NSCLC 主要驱动基因包括 EGFR 突变、ALK 易位、ROS1 融合和 BRAF 突变。约有 20% 的 EGFR 突变型转移性 NSCLC 患者表现为中枢神经系统转移，包括脑转移、软脑膜转移和髓内转移。奥西替尼（osimertinib）是第三代 EGFR 酪氨酸激酶抑制剂（tyrosine kinase inhibitor，TKI），目前是 EGFR 突变转移性非小细胞肺癌的标准一线治疗药物。一项关于奥西替尼与第一代 EGFR TKI 的大型随机Ⅲ期临床试验（FLAURA）用于无肿瘤治疗史的 NSCLC 患者，纳入患者包括无症状或神经系统稳定的中枢神经系统（central nervous system，CNS）转移者。在基线检查时，无论是否有已知的或治疗过的中枢神经系统转移，奥西替尼均能提高患者的无进展生存率（progression-free survival，PFS），并且奥西替尼组的 CNS 肿瘤进展发生率较低。在 AURA 试验中，对 EGFRT790 阳性进展期 NSCLC 患者进行每日 80 mg 奥西替尼治疗，结果表明 22 名无症状但影像学软脑膜转移的患者的客观缓解率（objective response rate，ORR）为 55%。中位 PFS 和中位总生存期（overall survival，OS）分别为 11.1 个月和 18.8 个月。其他类型的 EGFR-TKI，包括厄洛替尼和吉非替尼，尽管有一定程度的中枢神经体统活性，但血脑屏障透过率较低。ALK 易位见于 5% ～ 6% 的非小细胞肺癌。ALK 易位非小细胞肺癌患者中约有 20% 出现中枢神经系统转移。克唑替尼是第一个批准的 ALK 抑制剂，但由于较低的中枢神经系统渗透率，中枢神经系统进展仍然是一个主要挑战。新一代 ALK 抑制剂，包括色瑞替尼、阿来替尼、劳拉替尼和布瑞格替尼，与克唑替尼相比，具有更好的中枢神经系统渗透性。此外，色瑞替尼、劳拉替尼和布瑞格替尼在伴有 ROS1 易位的 NSCLC 中也显示出良好的抗肿瘤活性，然而，鉴于该驱动基因突变的罕见性，关于中枢神经系统转移抗肿瘤的疗效需进一步验证。免疫检查点抑制剂已被证实可显著改善转移性 NSCLC 的预后，在发生脑转移的 NSCLC 中，帕博丽珠单抗的治疗效果显著[21-23]。

2. 乳腺癌　乳腺癌的分子特征，即雌激素受体（ER）、孕激素受体（PR）和 HER2 状态，在晚期乳腺癌的治疗中至关重要。中枢神经系统转移最常见于三阴性（ER、PR 和 HER2 阴性）乳腺癌，50% 的患者在整个病程中发生中枢神经系统的转移。HER2 阳性乳腺癌患者的中枢神经系统转移发生率约为 40%，而激素受体阳性的患者中，中枢神经系统转移通常发生得较晚，因为选择性雌激素受体调节剂，如三苯氧胺的脂溶性特点使其能够穿过血脑屏障。近些年来，乳腺癌脑转移系统治疗的最新进展大多发生在 HER2 阳性的患者亚群。曲妥珠单抗是一种针对 HER2 受体的单克隆抗体，其对中枢神经系统的渗透性较差，与血浆相比浓度约为 1∶420。因此，接受曲妥珠单抗治疗的患者发生中枢神经系统疾病进展的风险较高。HER2 受体 TKI，如拉帕替尼、尼拉替尼和图卡替尼，已显示出更好的中枢神经系统活性。此外，一种拓扑异构酶 -1 抑制剂伊立替康聚乙二醇在脑转移的乳腺癌中显示出更好的 OS 特点。免疫检查点抑制剂帕博丽珠单抗对软脑膜转移患者有潜在益处。目前中枢神经系统转移乳腺癌缺乏良好的全身系统治疗方案，特别是在三阴性乳腺癌中，伊立替康聚乙二醇和免疫检查点抑制剂需要进一步大规模前瞻性临床试验数据验证[21-23]。

3. 黑色素瘤　在过去十年，由于免疫检查点抑制剂和靶向 BRAF/MEK 通路的 TKI 的出现，转移性黑色素瘤的总体预后显著变化。高达 50% 的转移性黑色素瘤患者在其病程中发展为中枢神经系统转移。目前有三组 BRAF/MEK 抑制剂被批准用于治疗 BRAF 突变型晚期黑色素瘤：维罗非尼 / 佐博伏，达布雷尼布和曲美替尼，以及安可替尼和比尼替尼。免疫检查点抑制剂是晚期黑色素瘤患者的一线治疗选择，纳武单抗和帕博利珠单抗，以及抗细胞毒性 T 淋巴细胞相关蛋白 4（CTLA-4）抗体伊匹单抗被批准用于治疗转移性黑色素瘤。值得注意的是，上述免疫检查点抑制剂治疗黑色素瘤，中枢神经系统反应和全身反应之间有很强的一致性。此外，鞘内注射免疫检查点抑制剂治疗黑色素瘤中枢神经系统转移的多项临床试验正在进行中，等待试验结果对其疗效进行评估。读者应注意，上述应用于中枢神经系统的靶向药物和免疫检查点抑制剂多应用于脑转移和软脑膜转移；硬膜下转移研究较少，据笔者了解尚无仅针对该亚型的临床药物试验。尽管如此，将更多中枢神经系统转移患者尽早纳入新药研发临床试验，特别是能穿透血脑屏障且无明显中枢神经系统毒性的药物，是硬膜下转移瘤患者治疗的临床和科研的重要方向[21-23]。

（三）放射治疗

全脑放疗、立体定向放疗和质子照射治疗在脑转移和软脑膜转移瘤中应用广泛，但在硬膜下转移瘤中的应用并不多见。不同于脑组织，一般认为脊髓组织照射累积放射剂量低于 55 Gy 相对安全，较大剂量有发生放射性脊髓炎的风险。恶性肿瘤发生脊柱转移、疼痛及压迫脊髓，做分离手术行脊髓环形减压，释放脊髓间隙至少 2 ～ 3 mm 后行立体定向放疗是近些年脊柱转移瘤里程碑式的治疗方式革新，但该治疗模式在硬膜下转移瘤中尚无报道。YuxiangWeng 和 Venur 发表文献称，肾癌髓内转移可以采用手术治疗和放射治疗联合模式以延长生存期，控制肿瘤局部进展[22-23]。然而，在髓内转移更为常见的肺癌和乳腺癌等肿瘤中则几乎看不到类似的报道。放射治疗，包括立体定向治疗，在硬膜下转移尤其是髓内转移瘤中的疗效有待于进一步的临床验证。

参考文献

1. PERRIN R G，LIVINGSTON K E，AARABI B. Intradural extramedullary spinal metastasis：A report of 10 cases. Journal of Neurosurgery，1982，56（6）：835-837.

2. LEE C H，KIM K J，HYUN S J，et al. Intradural extramedullary metastasis of small cell lung cancer：a case report. Korean Journal of Spine，2012，9（3）：293-296.

3. SCHICK U，MARQUARDT G，LORENZ R. Intradural and extradural spinal metastases. Neurosurgical Review，2001，24（1）：1-5；discussion 6-7.

4. 王东来. 后路显微镜辅助硬膜内病变切除联合脊柱内固定术治疗硬膜内转移癌疗效分析. 中国脊柱脊髓杂志，2019，29（3）：261-267.

5. CONSTANS JP，DE DIVITIIS E，DONZELLI R，et al. Spinal metastases with neurological manifestations. Review of 600 cases. Journal of neurosurgery，1983，59（1）：111-118.

6. COSTIGAN D A，WINKELMAN M D. Intramedullary spinal cord metastasis. A clinicopathological study of 13 cases. Journal of Neurosurgery，1985，62（2）：227-233.

7. HERNANDEZ R K，ADHIA A，WADE S W，et al. Prevalence of bone metastases and bone-targeting agent use among solid tumor patients in the United States. Clinical Epidemiology，2015，7（335-345.

8. CONNOLLY E S，JR.，WINFREE C J，MCCORMICK P C，et al. Intramedullary spinal cord metastasis：report of three cases and review of the literature. Surgical Neurology，1996，46（4）：329-337；discussion 37-38.

9. 徐燕. 肺癌硬膜下脊髓外转移患者临床特征分析. 中国肺癌杂志，2016，19（8）：539-544.

10. KIZAWA M，MORI N，HASHIZUME Y，et al. Pathological examination of spinal lesions in meningeal carcinomatosis. Neuropathology：official journal of the Japanese Society of Neuropathology，2008，28（3）：295-302.

11. MERHEMIC Z，STOSIC-OPINCAL T，THURNHER MM. Neuroimaging of spinal tumors. Magnetic Resonance Imaging Clinics of North America，2016，24（3）：563-579.

12. LE RHUN E，WELLER M，BRANDSMA D，et al. EANO-ESMO Clinical Practice Guidelines for diagnosis，treatment and follow-up of patients with leptomeningeal metastasis from solid tumours. Annals of Oncology：Official Journal of the European Society for Medical Oncology，2017，28（4）：iv84-iv99.

13. MILOJKOVIC KERKLAAN B，PLUIM D，BOL M，et al. EpCAM-based flow cytometry in cerebrospinal fluid greatly improves diagnostic accuracy of leptomeningeal metastases from epithelial tumors. Neurooncology，2016，18（6）：855-862.

14. VAN BUSSEL M T J，PLUIM D，MILOJKOVIC KERKLAAN B，et al. Circulating epithelial tumor cell analysis in CSF in patients with leptomeningeal metastases. Neurology，2020，94（5）：e521-e528.

15. RYKKEN J B，DIEHN F E，HUNT C H，et al. Rim and flame signs：postgadolinium MRI findings specific for non-CNS intramedullary spinal cord metastases. AJNR，2013，34（4）：908-915.

16. HOOVER J M，KRAUSS W E，LANZINO G. Intradural spinal metastases：a surgical series of 15 patients. Acta Neurochirurgica，2012，154（5）：871-877；discussion 7.

17. WOSTRACK M，PAPE H，KREUTZER J，et al. Surgical treatment of spinal intradural carcinoma metastases. Acta Neurochirurgica，2012，154（2）：349-357.

18. 王鹏涛，等. 3D 显微镜辅助下颈椎前路间盘切除椎体间植骨融合术的临床疗效. 骨科，2021，12（3）：232-235.

19. YAO Y，XIONG C，WEI T，et al. Three-dimensional high-definition exoscope（Kestrel View Ⅱ）in anterior cervical discectomy and fusion：a valid alternative to operative microscope-assisted surgery. Acta

Neurochirurgica，2021，163（12）：3287-3296.

20. LIN H，CHEN F，MO J，et al. Cervical spine microsurgery with the high-definition 3d exoscope：advantages and disadvantages. World Neurosurgery，2022，161：e1-e7.

21. BARRIE U，ELGUINDY M，PERNIK M，et al. Intramedullary spinal metastatic renal cell carcinoma：systematic review of disease presentation，treatment，and prognosis with case illustration. World Neurosurgery，2020，134：584-593.

22. WENG Y，ZHAN R，SHEN J，et al. Intramedullary spinal cord metastasis from renal cell carcinoma：a systematic review of the literature. BioMed Research International，2018：7485020.

23. VENUR VA，CHUKWUEKE UN，LEE EQ. Advances in management of brain and leptomeningeal metastases. Current Neurology and Neuroscience Reports，2020，20（7）：26.

第五节　围术期管理与护理

一、术前调节与护理

（一）呼吸功能训练

1. 戒烟时间　戒烟时间长于 2 周，并进行正确的咳嗽呼吸训练；及时清除呼吸道分泌物，保持呼吸道通畅。

2. 深呼吸训练　嘱患者取舒适体位，放松全身肌肉；将双手放于腹部，先快速呼出肺内空气，然后闭嘴缓慢地用鼻深吸气，使放于腹部的手因吸气而抬起，吸至不能再吸时稍屏气 2～3 秒，然后将口唇缩起似吹口哨状，缓慢呼气，使放于腹部的手因呼气而凹下，收缩腹肌，使气呼尽；吸气与呼气之比为 1∶2 以上，训练频率为 8～10 次 / 分钟，3 次 / 天，每次持续 10～15 分钟。可采用吸管末端连接气球，进行吹气球训练，或者吸管吹水泡等娱乐方法。

3. 咳嗽、咳痰训练　可采取 2 种方式：①爆发性咳嗽：嘱患者取坐位或半坐位，先深吸一口气，然后屏气 1～2 秒，随着胸腹肌的突然有力收缩，爆发咳嗽；②分阶段咳嗽：一连串的小声咳嗽，使痰液松动，再用力咳出。咳嗽、咳痰训练从手术前 3 天开始，3 次 / 天，咳嗽训练时间不可过长，以 10 分钟 / 次为宜，在早晨起床后、睡前及餐前 30 分钟进行。

有肺部感染、肺功能差及慢阻肺（COPD）等肺部疾病患者，术前 3～7 天遵医嘱给予抗感染、祛痰、平喘等治疗。根据患者病情遵医嘱给予雾化吸入，一般每日 2～4 次。建议雾化吸入糖皮质激素联合支气管舒张剂，如布地奈德剂量为 2～3 毫克 / 次，硫酸特布他林雾化吸入 5 毫克 / 次。

（二）术前营养支持治疗

1. 术前应进行全面的营养风险评估　对术前患者进行营养风险筛查，对有营养风险患者进行营养评定，并为存在营养风险或营养不良的患者制订营养支持计划。

2. 采用 NRS2022 作为营养风险筛查工具（见本节末附录）。

3. 术前营养干预

（1）脊柱转移瘤手术患者术前均应进行营养风险筛查和评估[1]。至少具备下列情况之一者，应该推迟手术而进行手术前肠内营养：① 6 个月内体重下降 10%～15% 或更多；②患者进食量低于推荐摄入量的 60%，持续 > 10 天；③体重指数（BMI）< 18.5 kg/m²；

④血清白蛋白＜ 30 g/L（无肝、肾功能不全）；⑤疼痛数字评分法（NRS）评分＞ 5 分。可指导患者高蛋白、高维生素、高热量饮食，遵医嘱添加口服肠内营养辅助制剂。

（2）对术前严重营养不良的患者（体重丢失≥ 20%，且能从手术获益的患者）和中度营养不良患者（体重丢失 10% ～ 19%）推荐实施术前营养支持措施。

（3）术前患者给予肠内营养 / 口服营养补充剂，最好在入院前开始给予，以避免不必要的住院治疗，并降低医院感染的风险[2]。

4. 术前营养禁食　大多数患者不需要从午夜开始术前禁食；接受手术的患者，被认为没有特殊的误吸风险，应在麻醉前 2 小时饮清饮料，在麻醉前 6 小时应允许摄入固体食物[3]，推荐术前 10 小时饮用 12.5% 的碳水化合物饮品 800 ml，术前 2 小时饮用≤ 400 ml，以改善胰岛素敏感性（除外 1 型糖尿病患者），减少胰岛素抵抗。建议在可用时使用复合碳水化合物（例如麦芽糊精）。

（三）球囊与栓塞的作用及风险

1. 术前血管栓塞技术　经股动脉穿刺栓塞供瘤动脉，可明显减少骨盆及骶骨肿瘤手术中出血，提高手术安全性[4]。护理时观察患者穿刺部位有无出血、渗血情况，栓塞穿刺部位加压包扎 24 小时，并嘱患者术侧肢体制动 24 小时，不能弯曲抬举肢体，可在床上水平移动，以防穿刺部位出血及栓子脱落。观察术侧下肢的温度、颜色、痛触觉及足背动脉搏动情况，并注意与对侧肢体相比较，如有术侧肢体疼痛、麻木等异常及时报告医生。术后平卧 24 小时，24 小时后去除压迫物，保留一块无菌纱布，保持局部干燥无菌，观察穿刺处有无出血及感染征兆，发现异常及时处理。如患者出现血管痉挛时，表现为局部疼痛，并可导致动脉血栓形成，造成该动脉供血器官的缺血改变，如肢体坏死等。如患者术侧肢体有疼痛、麻木，应当怀疑血栓形成；可在怀疑血栓形成的血管内注入稀释的尿激酶 1000 U，绝大多数患者能自愈或经治疗后完全恢复。

2. 腹主动脉球囊阻断术的护理要点　腹主动脉内球囊阻断术（intra-aortic balloon occlusion, IABO）是一种有效控制骶骨肿瘤术中出血的方法[5]。经股动脉穿刺临时置入球囊，球囊位于股动脉的肾动脉分支以下，股动脉分叉以上，约第 3、4 腰椎间隙水平，此水平阻断没有对缺血较为敏感的器官，止血效果显著而不良反应小[6-9]。

（1）体位护理：保持下肢水平位并用枕头垫高，可以向患侧适当侧身，鼓励足踝泵运动，促进下肢血液回流。

（2）导管固定：检查贴膜是否完整，有无松脱，查看导管刻度，有无导管移位，不要牵拉导管。

（3）末梢循环观察重点：部位、色泽、温度、运动、感觉、肿胀程度、动脉搏动强度、毛细血管充盈程度与术前相比有无异常。

（四）其他术前准备

1. 体位护理　脊柱前路术前练习去枕平卧位；脊柱后路术前 3 ～ 5 天指导患者练习俯卧位。方法：患者趴在床上，胸前垫一软枕，双臂自然屈曲放于两侧；2 ～ 3 次 / 日，10 ～ 20 分钟 / 次，可逐渐增加到 30 ～ 40 分钟 / 次。

2. 心理护理　脊柱肿瘤手术难度大、风险高，所以在手术之前，患者往往会产生一系列恐惧的心理反应。作为医护人员，应正确引导和对待这些反应。医生在手术之前对患者病情进行认真考虑，对可能出现的情况仔细分析，采用恰当的告知方式让患者愉快地接受手术，为患者提供积极的手术治疗信息，使其配合治疗与护理。

3. 皮肤准备　男性术晨剃胡须，剪短头发；检查术野皮肤有无疖、肿，皮肤划伤；督促患者洗澡更衣，剪指（趾）甲、理发。术前建议淋浴。

（五）辅助检查

1. 影像学检查　包括 X 线、CT、MRI、PET 检查。X 线往往是首选检查，用于判断大体的骨质情况及关节活动度。CT，尤其是 CT 重建对骨性结构分辨率较高，可鉴别骨质破坏性质。MRI 是诊断椎管内肿瘤最有价值的影像学检查方法，能够显示肿瘤大小、位置，及与脊髓神经的关系[10]。

2. 超声检查　包括肝、胆、胰、脾、肾、膀胱、甲状腺等。

3. 心脏功能检查　包括心电图、动态心电图、心脏彩超等。

4. 呼吸功能检查　包括肺功能、动脉血气分析。

5. 实验室检查　包括血、尿、便三大常规，肝、肾功能，肝炎免疫指标，凝血功能，血型鉴定，血栓弹力图等。

二、术中护理

手术治疗是脊柱转移瘤外科治疗的关键环节，而术中管理无疑是围术期至关重要的一环。

（一）术中体位

为了能使手术视野暴露清晰，便于手术顺利开展，尽可能减小对患者循环、呼吸等系统的影响，保证患者的生命安全，手术前要将患者安置于特定的体位。这是每次外科手术前均要仔细考虑的必备步骤。脊柱转移瘤患者手术体位的选择是依据患者转移瘤的发生部位及手术方式而定的。

1. 颈椎转移瘤手术体位　一般来说，对颈椎转移瘤患者手术时的体位要求与颈椎病大致相同。前路手术采用仰卧位，只是相比较而言，颈椎转移瘤手术一般暴露范围大，非必要情况下不采取前路手术。后路手术则采用俯卧位，俯卧位时一般在头架或石膏床上进行，特殊情况下选择"前-后"或"后-前"联合入路手术方式。

2. 胸椎转移瘤手术体位　椎管内转移瘤和胸椎附件转移瘤多采取后路手术，胸部垫置"八"字垫，常规采用俯卧位；上胸椎转移瘤或颈胸段多发转移瘤患者与颈椎转移瘤后路类似，采用石膏床，对于椎体转移瘤，则根据术者习惯及椎体水平而采取不同的体位。因考虑手术风险及手术收益问题，一般转移瘤术中采用俯卧位。随着手术技术的不断进步，椎体前方的转移瘤采用单一后入路基本可以做到转移瘤的分块切除。

3. 腰椎转移瘤手术体位　腰椎椎体、附件及椎管内转移瘤一般采取后路手术。常规采用俯卧位，下方不宜使用弓形架，而以"八"字垫为好，以避免增加腹部压力而使术中出血过多。腰椎前方转移瘤如体积巨大或与周围组织有粘连时，可考虑选用前路手术，此时需要采用仰卧位。少部分需侧前方入路手术的患者应采用侧卧位。

4. 骶椎转移瘤手术体位　骶骨转移瘤手术一般难度较大，因为其位置深，视野不佳，而且出血量较大。少部分体积较小、位于椎体前方的转移瘤，可考虑采取仰卧位，前路手术可以完成切除；而对于体积较大的骶骨转移瘤，通常使用后入路的手术方式。由于DSA等新技术的应用，单一后路完全可以切除转移瘤，仅采用俯卧位即可。

（二）术中重要指标的监测和处理

1. 心率和心律　患者术中心脏功能及循环状态良好对手术顺利开展至关重要，而心率和心律是评估二者的重要指标。

由于术中麻醉药物等的使用、血容量的改变，及手术刺激等因素影响，患者的心率在术中可在一定范围内波动。一般而言，心率应小于120次/分，如大于120次/分甚至超过160次/分将会对正常血液循环产生较大影响。

心律的异常改变可见于一些中老年人和既往心功能异常的患者，尤其是肝癌、肾癌、肺癌转移的患者，继发性心功能差，身体基本条件、代谢功能、循环功能容易出现较大波动；特别是在术中输液过多、过快或药物使用量较大的情况下。对于既往有心脏病史的患者，手术前一定要特别关注心脏功能，尽量避免术中过快、过多的液体进入。术中一旦出现心律失常等异常情况，应及时纠正。

2. 血压　血压的波动是血容量、血管弹性及心脏功能等多方面的综合表现。术中血压监测包括无创和有创两种方式。有创血压监测相对无创往往直接而精确。目前在脊柱转移瘤手术过程中一般同时采用这两种监测方式，互相补充。转移瘤手术过程中，血容量的过高、过低和由此引起的血压变化通常是可预知的，一般通过输血、补液和应用药物，维持血压在一定范围。血压过低和过高均需要避免，过低的血压有导致脑梗死的风险，过高的血压可能增加出血风险。

需特别注意的是，术中一旦出现原因不明的血压急速下降，而输血、输液纠正不明显时，应考虑到发生过敏性休克的可能性。在过敏状态下，患者全身的毛细血管处于扩张状态，皮肤可出现片状斑丘疹，组织液渗出量较大，患者可以很快出现休克、死亡。对过敏性休克要及时给予肾上腺素、糖皮质激素等抗过敏治疗。

3. 氧饱和度　氧饱和度代表血液中氧合血红蛋白的含量，能很好地反映呼吸系统的通气和换气功能状况。术中需要注意保持足够的氧饱和度，这是满足身体重要脏器代谢的基本条件。术中需特别注意氧饱和度的持续或快速下降，一旦出现要及时处理。其发生机制多为肺间质水肿，肺部弥散功能异常，顺应性下降，呼吸道的阻力增加。手术过程中输血、输液过多，或出现过敏性休克等，是引起术中氧饱和度下降的主要因素。其中过敏性休克尤为危险，要特别重视。输血、输液过多时可以采取限制入量、增加出量等措施快速纠正。

4. 尿量　尿量是反映肾排泄功能和血容量变化的重要指标，术中观察到尿量的减少通常意味着血容量不足，需要及时适当补充。术中要持续监测患者尿量的动态变化。

（三）术中出血的处理

脊柱转移瘤手术中出血一般较常规手术多，分析其原因大致为：①大多数瘤体组织血供丰富，血管盘根错节，损伤较多；②手术暴露的范围大、操作时间较长；③转移瘤患者一般存在不同程度的凝血功能障碍等因素。术中出血的有效控制是转移瘤手术是否顺利的一个关键因素。

根据临床工作经验，在转移瘤的切除手术过程中需要注意：①脊柱转移瘤手术应采取从正常向病变的顺序进行，即从周围正常组织及正常节段向转移瘤分步骤分阶段分离，不能在周围条件未准备充分的情况下贸然开始切除转移瘤；②在转移瘤的切除过程中要及时止血，最常用的是双极电凝同时配合止血纱布的使用；③控制性降压，术中将血压适当降低，通常将收缩压降低到 80 ～ 90 mmHg，可明显减少术中出血及渗血，但应注意不能将血压降得太低，否则会影响重要脏器的血液供应。也有相关研究表明，应用抗纤维蛋白溶解药氨甲环酸（tranexamic acid，TXA）可以减少创伤及外科手术的出血量，降低输血率及出血导致的死亡率。

1. 术中输血的管理　术中输血通常由麻醉师负责管理。但一旦术中出血量较大，手术医生应当协同麻醉师共同进行输血管理，快速决断，正确掌握输血时机和输血成分及输血量。一般而言，脊柱转移瘤手术主要的术中出血出现在脊柱转移瘤的切除过程中，通常可达 1000 ml 以上，部分大型手术及难治性转移瘤出血量甚至可以达到 3000 ml 以上，此时必须通过输血来补充血容量。

手术医生应在切除转移瘤之前与麻醉师做好充分沟通，预先通知麻醉师做好一切必要的准备工作。由于新鲜血浆能够提供多种凝血因子，促进凝血，所以转移瘤手术中血浆的使用量可能相对较大。另外，输血应做到红细胞悬液和血浆搭配使用，使用红细胞悬液只要保持患者的血细胞比容不低于 30% 即可。同时，输血过程中应适当补充葡萄糖碳酸钙注射液，以预防低钙血症的发生。

2. 溶血反应　溶血反应是输入血型不一致的血液所导致的严重并发症。如果输血过程中出现无诱因的血压下降、手术区渗血严重，或出现血红蛋白尿，此时需考虑发生了溶血反应。其处理步骤为：立即停止输血，重新核对血型，将剩余的血液送至血库重新作血型鉴定和交叉配血试验。

一旦证实为溶血反应，应立即停止手术，加速游离血红蛋白排出，避免肾功能受损严重。血压偏低时，可输注小量多巴胺升高血压；为避免血红蛋白在尿液中结晶，可输注 5% 碳酸氢钠溶液以碱化尿液，维持尿液 pH 在 8.0 左右；在充分补液的基础上，静脉输注甘露醇或呋塞米，以达到大量利尿的目的。对有严重溶血反应的患者，可采取换血疗法。对发生休克的患者，要采取果断措施，纠正休克。

（四）激素的使用

激素在脊柱转移瘤手术中使用广泛，其目的是减轻手术操作对脊髓、神经根的干扰或刺激，防止继发性脊髓损害。一般在脊髓减压开始时使用激素。目前最常使用的是甲泼尼龙，该药不良反应小、代谢周期短，易于术中及术后控制。但在该药使用之前要用奥美拉唑等质子泵抑制剂保护胃黏膜，以防止应激性溃疡的发生，尤其是对于既往有消化道溃疡病史的患者。

（五）术中化疗药物的应用

为了减少术中癌细胞脱落对术野的污染、减少手术区域癌细胞的残存，对于一些恶性程度较高的脊柱原发性肿瘤或转移瘤手术，通常在手术切口关闭前用蒸馏水或化疗药浸泡术野，利用蒸馏水的低张力或化疗药物达到破坏癌细胞的目的。

有文献报道，使用蒸馏水浸泡 5 分钟左右可以杀灭大部分转移瘤细胞；而在病变局部使用化疗药，可使药物与转移瘤细胞直接接触，发挥更好的疗效。常用的药物为顺铂、甲氨蝶呤、环磷酰胺及多柔比星等，其中在脊柱转移瘤中以顺铂较为常用。

三、术后护理

（一）术后管理

1. 准备床单位　铺麻醉床，备氧气、心电监护仪，根据术中情况备气管切开包；根据麻醉方式，备负压吸引器、急救物品及药品；各种仪器调试至正常运转后备用。

2. 密切观察生命体征

（1）测量记录血压、脉搏、呼吸，每小时 1 次，连续 6 次，必要时行心电监护并监测血氧饱和度。

（2）重点观察呼吸的频率、节律、深浅和有无缺氧的表现，如呼吸频率增快、口唇发绀、鼻翼煽动等，并关注患者有无胸闷、憋气等不适主诉。

3. 观察伤口渗血、渗液、肿胀等情况，注意颈部有无增粗，发音是否改变。保持颈部伤口引流管在位，引流通畅；观察引流液的颜色、性质、量，并准确记录。

4. 观察吞咽与进食情况，尤其在术后 24 ～ 72 小时内，进食困难者应及时向医生汇报。

5. 观察四肢感觉及运动功能，并与术前进行对比。

6. 颈部颈托制动　搬动患者之前，先戴好颈托。搬动患者或帮助患者翻身时，保持颈部中立位，由专人保护头颈部，避免颈部扭曲或过伸，防止颈部损伤。

7. 根据患者病情，遵医嘱雾化吸入 2 ～ 4 次 / 日，注意事项同术前。协助患者翻身叩背，鼓励患者深呼吸和咳嗽，以利于痰液排出。倾听患者主诉，评估患者痰液黏稠度，遵医嘱可联合选择吸入用黏液溶解剂，以降低痰液黏滞性，利于咳出。

8. 体位护理　术后清醒返回病房即可垫薄枕，并嘱患者在床上适度活动四肢，嘱患者行踝泵功能锻炼，无须去枕平卧 6 小时；然后每 2 小时轴线翻身一次，翻身角度在 30°～ 60°，翻身时保持头、颈、躯干三点成一水平线，防止颈部旋转、屈曲过伸。平卧位和侧卧位交替，预防压疮，侧卧时枕高应与肩同宽，防止颈部侧屈。在无脑脊液漏的情况下，经医生同意后给予患者佩戴颈托后取半卧位，逐步过渡到端坐位。

9. 饮食护理　术后返回病房即可咀嚼口香糖以促进肠功能恢复，评估患者有无明显吞咽困难的情况后，在病情允许的情况下尽快恢复经口进食，在没有出现恶心、呕吐的情况下术后 4 小时即可开始饮水，无不良反应即可给予流食。术后第一天进流食，恢复通气后评估吞咽情况，无吞咽困难、无咽喉部肿痛者遵医嘱可由流质饮食转为半流质饮食，摄入量根据胃肠耐受量逐渐增加。当经口能量摄入少于正常量的 60% 时，应遵医嘱添加口服肠内营养辅助制剂，出院后可继续口服辅助营养物。以后视病情逐渐过渡到软普食、普食。指导患者摄入高蛋白、高热量、富含维生素和纤维素、易消化食物，以促进康复。

10. 加强切口管理，预防感染

（1）切口渗液：①每班检查伤口纱布包扎情况，保持清洁干燥，观察有无渗血、渗液情况，如有异常及时汇报给医生，嘱其消毒更换敷料；②对早期切口少量渗液可以采用合适的敷料包扎；③注意观察并记录切口渗液的色、质、量，警惕脑脊液漏的发生；④遵医嘱改善术后营养和纠正贫血，增强机体抗感染能力；⑤遵医嘱正确应用抗菌药物预防感染，密切监测体温。

（2）切口出血、周围瘀斑：①颈椎前路术后形成的出血外渗通常需要 24 小时内加压包扎，并检查引流管是否在位、引流是否通畅，并加大负压引流，以防止血肿产生；②遵医嘱监测出凝血时间、凝血酶原和国际标准化比率；③遵医嘱合理使用抗凝剂，用药期间观察患者有无皮下 / 黏膜出血、伤口渗血加重等情况，并及时汇报给医生，以方便根据具体情况进行调整。

（3）切口周围水泡：①应当注意观察伤口包扎周围皮肤的状况，是否存在脆弱、受损情况，对有胶布过敏史的患者应该改用其他固定敷料的方式；②预防切口周围水泡，切口敷料可选择高顺应性和拉伸性、易贴易揭的敷料，并且有良好的渗液吸收能力和防护能力，这样可减少更换敷料频率，不损害切口周围皮肤。

（二）术后并发症的预防及处理

1. 颈深部血肿　是颈椎手术常见并发症。前路手术的颈深部血肿危险性大，严重者可因压迫气管窒息而死亡[11]，因此，前路手术后必须加强对病情的观察与护理。

（1）原因：①术中骨质创面难以止血、手术伤及血管丰富的颈长肌等；②术后出血：结扎血管的线头脱落或小血管破裂；③伤口引流管引流不畅。

（2）临床表现：多见于手术后当日，尤以 12 ~ 24 小时多见；表现为颈部增粗、发音改变，重者可出现进行性呼吸困难、口唇发绀、鼻翼煽动等呼吸困难症状；同时可伴有四肢肌力下降。

（3）护理措施及处理：①密切监测患者呼吸、氧饱和度，关注患者有无呼吸困难的主诉；②检查患者颈部伤口及周围有无肿胀，保持颈部伤口引流管通畅；③准确评估患者四肢肌力并与术前对比，有无肌力进行性下降；④急救处理：通知医生并立即加大吸氧流量，去枕，开放气道。医生未到场前可先将患者输液组里的激素类如甲强龙、脱水类如甘露醇等静脉输入，以减轻脊髓的损伤；并准备切开缝合包和负压吸引装置，配合医生进行床旁伤口拆线，去除颈深部血肿；同时给予心电监护，必要时给予简易呼吸器辅助呼吸，待呼吸情况改善后完善术前准备，送手术室进一步探查。

2. 脊髓神经功能障碍　颈椎肿瘤常累及周围重要的解剖结构，部分患者术后可能会出现脊髓神经功能障碍。Yang 等[13]报道颈椎肿瘤手术的神经功能损害发生率为 14.5%。2013 年，Liang 等[14]报道脊柱转移瘤手术的神经系统并发症发生率为 4.3%。2014 年，De 等[15]报道脊柱转移瘤椎体次全切术的神经系统并发症发生率为 10%。2015 年，Imajo 等[16]报道脊柱肿瘤手术的脊髓损害率为 1.1%。

（1）原因：①术中对脊髓的牵拉刺激使脊髓水肿平面上升，波及延髓呼吸中枢，引起呼吸抑制、呼吸肌麻痹、四肢肌力下降；②伤口血肿压迫导致脊髓神经功能障碍；③内固定置入导致的神经功能损害。

（2）临床表现：患者出现呼吸困难、氧饱和度下降，但无鼻翼煽动、吸气三凹症等梗阻性呼吸困难的体征；同时伴有四肢感觉、运动障碍或进行性加重。

（3）护理措施及处理：①密切监测患者呼吸、氧饱和度，关注患者有无呼吸困难的主诉；②准确评估患者四肢肌力并与术前对比，有无肌力进行性下降；③急救处理：通知医生抢救并立即加大吸氧流量，加大伤口负压引流，在医生未到场前可先将患者输液组里的激素类如甲强龙、脱水类如甘露醇等静脉输入，以减轻脊髓的损伤；同时进行心电监护，必要时给予简易呼吸器辅助呼吸，待医生到场后进一步配合抢救。待呼吸情况改善后，完善术前准备，送手术室进一步探查处理。

3. 分泌物堵塞呼吸道

（1）原因：①长时间的麻醉及随后的肺膨胀不全；②术后疼痛使患者难以主动咳痰或深呼吸，导致呼吸道分泌物增多，排痰不畅，是呼吸道梗阻的主要原因。

（2）临床表现：患者突然呼吸困难，口唇发绀、鼻翼煽动、氧饱和度下降，喉头痰鸣音明显，听诊主支气管湿啰音，提示痰液阻塞。严重时意识丧失。检查颈部伤口有无肿胀、伤口引流管情况，评估肌力，有无四肢感觉、运动功能障碍。

（3）护理措施及处理：①密切监测患者呼吸、氧饱和度，关注患者有无呼吸困难的主诉；②观察、倾听患者有无喉头部痰鸣音并及时向医生汇报，遵医嘱执行雾化吸入（激素＋黏液溶解剂）、静脉或口服化痰药；③遵医嘱合理使用止痛药，鼓励患者咳嗽、咳痰，并给予翻身、叩背；④急救处理：通知医生抢救，给予高氧流量，协助患者翻身侧卧，拍背鼓励咳痰，清理口腔、鼻腔分泌物，无效即经口/鼻吸痰。做雾化吸入（激素＋黏液溶解剂），在医生未到场前可将患者输液组里的化痰药如沐舒坦静脉输入。进行心电监护，必要时给予简易呼吸器辅助呼吸。配合医生采用紧急气管插管或切开等抢救措施。

4. 喉头水肿

（1）原因：多见于颈椎前路手术患者。①术中长时间气管插管造成的损伤；②术中长时间、过度牵拉气管食管。

（2）临床表现：①伴有短暂的声音嘶哑与发音困难，严重的喉头水肿与痉挛虽不多见，但一旦发生可引起窒息甚至死亡；②表现为突发严重吸气性呼吸困难、三凹征、嘴唇发绀等；③检查颈部伤口无肿胀、伤口引流管正常，无四肢感觉、运动功能障碍；④吸痰时无痰液吸出，医生气管插管时可发现口腔、咽部、喉头水肿，气管插管困难。

（3）护理措施及处理：①密切监测患者呼吸、氧饱和度，关注患者有无呼吸困难的主诉。②询问患者吞咽情况，了解其有无咽喉肿胀并及时向医生汇报；多食冰冷食物，如冰砖、雪糕等，可减轻咽喉部的水肿与充血。③遵医嘱给予激素类雾化吸入，建议雾化吸入糖皮质激素联合支气管舒张剂，如布地奈德，2～3毫克/次，硫酸特布他林雾化吸入，5毫克/次；遵医嘱静脉给予激素、脱水等药物。④急救处理：通知医生抢救并立即开放气道，加大氧流量吸氧，给予激素类雾化吸入，在医生未到场前可先将患者输液组里的激素类如甲强龙、脱水类如甘露醇等静脉输入，待医生到场后遵医嘱给予其他抢救药物；同时进行心电监护，必要时给予简易呼吸器辅助呼吸。准备好负压吸引装置、气管切开包等物品，经以上措施无缓解者，立即配合医生进行气管切开。

5. 脑脊液漏

（1）术中脑脊液漏是脊柱手术常见并发症，可造成患者住院时间延长，增加感染风险[17-18]，原因包括：①误伤硬脊膜；②硬脊膜切开后缝合或修补不严密。

（2）临床表现：表现为切除肿瘤伤口处引流液由血性变为淡红色或淡黄色清亮的液体，引流量增多，应警惕脑脊液漏。一般于术后3～4天发生。

（3）护理措施及处理：①伤口引流管可给予常压引流或拔管处理，伤口处用厚敷料换药，局部加压包扎；②保持伤口敷料清洁干燥，有渗出随时换药，加大抗生素的用量，防止感染；③避免剧烈咳嗽、用力排便等增高腹压的动作；④体位护理：脑脊液漏患者多有头痛主诉，需绝对卧床，可采取去枕平卧或头高足低位；⑤遵医嘱补液，如应用可通过血脑屏障的广谱抗菌药物，及白蛋白、氨基酸、血浆等；⑥必要时医生根据患者病情放置腰大池引流管进行引流，引流量 200 ～ 300 ml/d，引流至伤口愈合、无脑脊液渗漏，护理人员做好相关导管的观察与护理；⑦经口前路脑脊液渗漏患者，术后常规维持鼻饲饮食 7 天，如脑脊液渗漏仍未愈合，需延长至确定渗漏愈合后方可拔除鼻饲管。

6. 喉返神经、喉上神经损伤

（1）多见于颈前路手术，原因包括：①术中钳夹；②牵拉过度；③牵开器长时间压迫喉部神经。

（2）临床表现：①喉上神经内支损伤引起术后进食，尤其是食用流质食物或饮水时，出现呛咳；外支损伤致环甲肌麻痹，声带松弛，声调变低。②喉返神经损伤可引起声带麻痹，表现为声音嘶哑、憋气；多为暂时性的，伤后 1 ～ 3 个月内可以恢复[19]。

（3）护理措施及处理：术后立即引导患者大声讲话，以了解声音有无异常。声音嘶哑者鼓励患者进行发音训练，饮水呛咳者在恢复前可给予固体类饮食。大多数患者可在 2 ～ 4 周自行修复。对于完全损伤无法自行修复的患者，3 个月左右会通过对侧神经进行代偿。

7. 食管、气管损伤

（1）原因：①颈椎肿瘤侵犯食管、气管；②手术误伤。

（2）临床表现：进食时出现呛咳，吸痰时有食物残渣，换药时伤口处有食物残渣渗出。此种并发症不多见，但易引起纵隔感染导致死亡，术后发现应及时向医生汇报，以尽快行手术修补和伤口灌洗术。

（3）护理措施及处理：密切观察伤口引流管中引流液的颜色、性质、引流量，发现异常及时向医生汇报。一旦怀疑损伤，应禁食、禁水，留置胃管，做好胃管护理与鼻饲护理。

8. 切口感染

（1）原因：后路较前路手术易发生。术后长时间仰卧、局部潮湿不透气、切口渗血多或水肿等因素，为细菌繁殖提供了条件。

（2）临床表现：术后一周体温升高，超过 38℃，切口周围红肿。

（3）护理措施及处理：术后应加强伤口周围的护理，渗液多时协助医生及时更换敷料，保持局部清洁干燥。注意观察患者的体温变化、局部疼痛的性质（有跳痛者可疑），必须重视颈部活动严重受限者。如发生感染，应加大抗生素用量。

9. 血栓形成　既往研究认为恶性肿瘤及骨科手术是 VTE 的高风险因素，二者同时出现会增加患者 VTE 的风险[20-21]。

（1）骨肿瘤大手术患者术后发生 VTE 主要与患者相关因素、肿瘤相关因素以及治疗相关因素有关[22]。常见原因：①手术创伤；②恶性肿瘤；③瘫痪；④长时间卧床等。

（2）临床表现：①患肢肿胀：患肢组织张力增高，呈非凹陷性水肿，皮色泛红、皮温增高；②患肢疼痛和压痛；③股青肿：较少见，需紧急手术取栓以挽救肢体。

（3）护理措施及处理：①术后 24 小时内进行血栓危险因素评估。总评分≥ 5 分为超高危人群，应进行血栓高危预报，并严密监控。②抬高术侧肢体，观察记录术侧肢体末梢循环并记录，必要时测量肢体周径并记录。一旦发现术侧肢体肿胀，应及时报告医生。③指导患者做肢体主动活动，如下肢踝泵运动，以促进血液回流。家属也可以为患者作下肢向心性的按摩，以促进血液回流。④鼓励患者术后多饮水。⑤遵医嘱给予物理预防措施：使用梯度压力弹力袜、间歇充气加压装置等，利用压力使下肢静脉血流加速，减少血液瘀滞，降低术后下肢 DVT 形成的风险，且不增加肺栓塞事件的发生率。⑥遵医嘱执行药物预防措施：对 VTE 风险分度中、高危患者，推荐与物理预防联合应用，并密切观察患者有无皮下出血等倾向。⑦急救处理：一旦确诊，绝对卧床休息，抬高患肢并制动，禁止按摩挤压。遵医嘱给予高流量吸氧，遵医嘱行抗凝（低分子肝素）、溶栓（尿激酶）、止痛等治疗。

10. 神经根粘连

（1）原因：①手术中松解神经根时可能损伤到神经根鞘膜；②术后神经根肿胀、渗出。

（2）临床表现：多发生于术后 1 ~ 2 周，表现为平卧时直腿抬高小于 30°，且有牵拉痛。

（3）护理措施及处理：主要为术后 24 小时即行直腿抬高练习，应遵循循序渐进的原则，开始抬腿次数不能太多，以免因神经根水肿而加重疼痛。

11. 腹胀 多见于腰椎前路手术。

（1）原因：①手术操作刺激腹膜引起肠蠕动减慢；②由于术前清洁灌肠效果不佳，肠道内残存的大便产气引起腹胀。

（2）临床表现：多见于术后 12 ~ 24 小时；患者自觉腹部胀痛，叩诊全腹呈鼓音，听诊腹部肠鸣音减弱或消失。

（3）护理措施及处理：遵医嘱给予肛管排气，甘油灌肠剂灌肠；如效果欠佳，禁食水，行胃肠减压。

12. 急性腹膜炎 多见于腰椎前路手术

（1）原因：由于术中无菌操作不严格或手术操作刺激腹膜所致。

（2）临床表现：全腹或左下、右下腹疼痛，疼痛性质为钝痛，查体有压痛或反跳痛；伴体温升高，一般为中度发热，体温 38℃ ~ 39℃。

（3）护理措施及处理：立即报告医生；禁用止痛剂，以防掩盖病情；高热可物理降温；遵医嘱抗炎、补液，对症处理。

13. 血气胸

（1）原因：①术中切除胸椎肿瘤时会造成胸膜缺损，以至于有部分血液、气体进入胸腔，挤压肺部；②术后伤口内有活动性出血无法及时引出时，漏至胸腔内，从而挤压肺部。

（2）临床表现：①胸后路普通伤口引流管引流液如果大于 100 ml/h 连续 4 小时，且为鲜红色血性液体，提示胸后路伤口内有活动性出血；②观察患者是否有憋气及胸口压迫感、呼吸急促，同时伴有心跳加快并血氧饱和度下降，应警惕患者是否发生血气胸。

（3）护理措施及处理：①胸椎肿瘤术后患者全身麻醉清醒后，抬高床头 15° ~ 30°，以改善通气；保持呼吸道通畅，及时清理呼吸道分泌物。②密切监测患者血压、呼吸频率、节律、血氧饱和度，每小时监测 1 次。③急救处理：一旦怀疑发生血气胸，立即给予有效的高浓度吸氧，加大负压引流以减轻胸腔压迫，并通知医生。遵医嘱给予止血药（邦亭、苏灵针等）；联系床旁 B 超，协助医生行胸腔穿刺置管术，密切观察患者生命体征变化。

14. 失血性休克

（1）原因：①手术创面大，术中失血多；②术后伤口内出现活动性出血。

（2）临床表现：脉搏急速、血压下降、舒张压低于 60 mmHg，收缩压低于 90 mmHg，尿量＜ 30 ml/h，伴有口干、面色苍白、出冷汗；多发生于术后 24 小时以内。

（3）护理措施及处理：①严密观察生命体征、氧饱和度、意识状态、皮肤色泽温度等变化；②注意观察伤口引流液的颜色、性质、引流量，及时发现有无活动性出血；③严密观察每小时尿量，是否＜ 30 ml/h；④急救处理：当患者发生休克时，取中凹卧位，吸氧，保暖，保持呼吸道通畅。立即建立至少两条静脉通路，加快输液速度。遵医嘱扩容、升压，纠正酸碱平衡。

四、术后康复期的功能训练与指导

1. 肢体被动功能锻炼　脊柱肿瘤术后康复功能训练应在良好的疼痛控制下尽早开始，以提高患者生活质量，缩短住院时间，使患者更快、更好地回归家庭[23]。术后当日开始按摩双下肢腓肠肌，由下至上，2 ～ 3 次 / 日，30 分钟 / 次。手术当日即可做床上四肢及关节活动，指导家属给予双下肢向心性按摩，使用梯度压力弹力袜，预防深静脉血栓。

2. 肢体主动功能锻炼

（1）踝泵运动：模拟踩汽车油门动作，踝关节尽量向上或向下屈曲或伸展，10 次 / 小时，主要锻炼小腿肌肉及踝关节。

（2）等长股四头肌收缩锻炼：双腿伸直，脚趾朝向天花板，收缩大腿肌肉，使膝向下压，维持 2 ～ 3 秒后放松，10 次 / 小时，主要锻炼大腿肌肉。

（3）直腿抬高运动：患者取仰卧位，膝关节伸直，足背背伸直腿上举，抬腿幅度适当，并保持 1 ～ 5 秒后将腿缓慢放下，先单腿后双腿交替。可从 40°开始，逐渐增大直到抬高＞ 70°为止，5 ～ 10 组 / 次，5 ～ 6 次 / 日。开始时抬腿次数不能太多，以免因神经根水肿而加重疼痛。

（4）收臀运动：向内收紧臀部肌肉，维持 2 ～ 3 秒后放松，10 次 / 小时，主要锻炼臀部肌肉。

（5）膝关节伸屈运动：膝关节伸、屈缓慢交替进行，10 次 / 小时，主要锻炼膝关节活动。

（6）上肢扩胸、化弧训练：患者进行肩关节的屈曲和外展运动。

3. 排便功能训练

（1）提肛肌收缩训练：从手术后第一天开始，指导患者呼气时下腹部、会阴及肛门同时收缩，吸气时放松；且每次持续收缩 30 秒以上为有效，训练 3 次 / 天，15 分钟 / 次。

（2）排便反射训练：每日早餐后半小时开始训练排便，无论有无便意均定时练习 15 分钟，以促进大脑皮质建立排便反射。在晨起和睡前进行腹部按摩，以脐为中心顺时针按摩腹部，每次 10 ～ 15 分钟，促进肠蠕动。鼓励患者摄入富含纤维素的食物，每天饮水＞ 2500 ml，以保持大便通畅。

（3）个体化放尿：按照留置尿管常规护理，在患者积极参与配合下，当其有尿意或膀胱充盈至平脐时放尿，并嘱患者有意识地参与排尿，以促进相关神经肌肉的参与，从而产生排尿感和排空感。

（4）Crede 手压法：手掌放在充盈膀胱的底部，向膀胱体部环形轻柔按摩 3 ～ 5 分钟，并逐渐加压向耻骨下方推移，挤压膀胱促使尿排出，直至无尿液流出时放手。在按摩过程中，不可压迫膀胱中部，也不可用力过大，尤其是在膀胱过度充盈时，以防逆行感染及膀胱破裂。

4. 腹部按摩运动　患者取仰卧位，双膝弯曲，腹部放松，患者双手重叠（左手在下，右手在上）置于右下腹部，以大鱼际肌和掌根着力，沿着升结肠、横结肠、降结肠、乙状结肠方向反复推展按摩，使腹部下陷 1 cm，幅度由小到大，直至产生肠蠕动。每天 2 次，早餐后和晚餐后 30 分钟进行，每次 10 ～ 15 分钟。主要帮助缓解便秘。

5. 呼吸功能训练

（1）缩唇呼吸运动：嘱患者用鼻深吸气直到无法吸入为止，屏息 1 ～ 2 秒，缩唇如吹口哨般由口缓慢呼出，直至气体完全呼出。每天 6 ～ 8 次，每次 10 分钟，每做 5 次深呼吸后休息一下。

（2）腹式呼吸：患者取仰卧位，两膝轻轻弯曲，以使腹肌松弛。患者一手放在胸骨柄部，以控制胸部起伏，另一手放在腹部，以感觉腹部隆起程度，在呼气时用力向上向内推压，帮助腹肌收缩。用鼻深吸气时腹部徐徐凸起至不能再吸入气体，憋气约 2 秒，收紧腹部肌肉，然后缩唇慢呼气至腹部凹陷，呼气时间是吸气时间的 2 倍。

（3）吹气球练习：深吸一口气，再均匀吐出，2 次 / 日，10 ～ 20 下 / 次。

附录　营养风险筛查 2002（nutrition risk screening 2002，NRS2002）

包括以下三方面内容：

1. 营养状况评分（0 ～ 3 分），以下三项评分选最大值。

① BMI＿＿＿＿＿＿ kg/m^2

0 分：BMI ≥ 20.5 kg/m^2；

2 分：18.5 kg/m^2 ＜ BMI ＜ 20.5 kg/m^2 伴一般情况差；

3 分：BMI ≤ 18.5 kg/m^2 伴一般情况差。

②近期（1 ～ 3 个月）体重是否下降

1 分：3 个月内体重下降＞ 5% 或 6 个月内体重下降 10%；

2 分：2 个月内体重下降＞ 5%；

3 分：1 个月内体重下降＞ 5%。

③一周内进食量较正常情况减少

1 分：25% ～ 50%；

2 分：50% ～ 75%；

3 分：75% ～ 100%。

2. 疾病严重程度评分（0 ～ 3 分）

0 分：正常营养需要量；

1 分：营养需要量轻度提高：慢性疾病患者因出现并发症而住院，虚弱但不需卧床，蛋白质需要量略有增加，但可以通过口服补充；

2 分：营养需要量中度增加：需要卧床，蛋白质需要量相应增加，但大多数人仍可以通过人工营养得到恢复；

3 分：营养需要量明显增加：蛋白质需要量增加而且不能被人工营养支持所弥补，但是通过人工营养可以使蛋白质分解和氨丢失明显减少。

3. 年龄评分（0～1分）

0分：＜70岁；

1分：＞70岁。

三个评分相加得到最后评分。分值≥3分：患者具有营养风险，应开始制订营养治疗计划；分值＜3分：住院期间每周进行营养风险筛查。

参考文献

1. 张闻力，毕文志，董扬，等.中国骨肿瘤大手术加速康复围手术期管理专家共识.中华骨与关节外科杂志，2019，12（5）：321-327.

2. 邵燕，丁琰俊，李冬梅.预防性营养评估及干预对食管癌病人营养状态和预后的影响.循证护理，2018，4（02）：165-168.

3. 高鹏，曹松梅，朱丽群，米元元，范树领，封蔓，吕书红.胃癌患者术前营养干预的证据总结.护士进修杂志，2021，36（04）：363-368.

4. LUKSANAPRUKSA P，BUCHOWSKI J M，TONGSAI S，et al. Systematic review and meta-analysis of effectiveness of preoperative embolization in surgery for metastatic spine disease. J Neurointerv Surg，2018，10（6）：596-601.

5. 李琪，赵红，燕太强.腹主动脉内球囊阻断术用于骨盆和骶骨肿瘤切除术的研究进展.临床麻醉学杂志，2022，38（5）：549-552.

6. ZHANG Y，GUO W，TANG X，et al. Can aortic balloon occlu sion reduce blood loss during resection of sacral tumors that extend into the lower lumber spine？ Clin Orthop Relat Res，2018，476（3）：490-498.

7. TANG X，GUO W，YANG R，et al. Use of aortic balloon occlusion to decrease blood loss during sacral tumor resection. J Bone Joint Surg Am，2010，92（8）：1747-1753.

8. LUO Y，DUAN H，LIU W，et al. Clinical evaluation for lower abdominal aorta balloon occluding in the pelvic and sacral tumor resection. J Surg Oncol，2013，108（3）：148-151.

9. YANG L，CHONG-QI T，HAI-BO S，et al. Appling the abdominal aortic-balloon occluding combine with blood pressure sensor of dorsal artery of foot to control bleeding during the pelvic and sacrum tumors surgery. J Surg Oncol，2008，97（7）：626-628.

10. 裴兵兵，曲扬，康明阳，等.影像学在颈椎椎管内肿瘤中的诊断价值，中国实验诊断学杂志，2018，22（3）：476-477.

11. 廖冬梅，李亮，李靖婧.5例颈椎前路手术患者术后颈部血肿合并呼吸道梗阻的早期观察和救护.当代护士（下旬刊），2021，28（04）：96-98.

12. 李晓林，万昌丽，贾齐，等.上颈椎肿瘤切除联合椎动脉搭桥患者高灌注综合征的风险护理1例.护理实践与研究，2023，20（6）：943-946.

13. YANG W，JIANG L，LIU X，et al. Surgical complications of extraspinal tumors in the cervical spine：a report of 110 cases and literature review. Eur Spine J. 2018，27（4）：882-890. doi：10.1007/s00586-017-5259-4.

14. LIANG TANGZHAO，WAN YOU，ZOU XUENONG，et al. Is surgery for spine metastasis reasonable in patients older than 60 years. Clin Orthop Relat Res，2013，471：628-639.

15. DE RUITER G C W，LOBATTO D J，WOLFS J F，et al. Reconstruction with expandable cages after Sinde- and multilevel corpec-tomies for spinal metastases：a prospective case series of 60 patients. Spine J，2014，14（9）：2085-2093.

16. IMAJO Y，TAGUCHI T，YONE K，et al. Japanese 2011 nation-wide survey on complication form spine surgery. J Orthop Sci，2015，20（1）：38-54.

17. BHOI S K，NAIK S，GUPTA D，et al. Recurrent spontaneous cerebrospinal fluid leaks at multiple levels. Neurology India，2021，69（6）：1828-1830.

18. ALSHAMEERI Z A F，JASANI V. Risk factors for accidental dural tears in spinal surgery. Int J Spine Surg，2021，15（3）：536-548.
19. 侯莹，汪晓攀，李志钢 .1 例下颈椎肿瘤及第 7 颈椎全切患者的围术期护理 . 护理学杂志，2017,32（4）：32-34.
20. OSBORNE N H，WAKEFIELD T W，HENKE P K. Venous thromboem-bolism in cancer patients undergoing major surgery. Ann Surg Oncol，2008，15（12）：3567-3578.
21. BEHRANWALA K A，WILLIAMSON R C. Cancer-associated venous thrombosis in the surgical setting. Ann Surg，2009，249（3）：366-375.
22. 韩秀鑫，初同伟，董扬，等 . 中国骨肿瘤大手术静脉血栓栓塞症防治专家共识 . 中华骨与关节外科杂志，2020，13（5）：353-360.
23. 杨文华，姜亮，刘忠军 . 颈椎肿瘤手术的常见并发症 . 中国脊柱脊髓杂志，2017，27（5）：456-459.

第六节　脊柱转移瘤的麻醉学

在过去的 20 年里，随着肿瘤系统治疗的进步，癌症患者 5 年存活率得到了提高，癌症患者生存周期较过去更长。然而，更长的生存周期也增加了肿瘤转移的概率，脊柱是各类肿瘤转移最常见的部位之一。据统计,10% 的癌症患者会出现症状性脊柱转移。乳腺癌、肺癌、前列腺癌转移为脊柱转移瘤的情况较为多见。一旦发生转移，剧烈的疼痛和脊髓神经压迫严重影响癌症患者的生存质量，其中约 50% 的癌症患者将因疼痛或神经功能缺损而需要治疗[1]。

早期和完全的脊髓减压和脊柱内固定已被证明可以保持或恢复患者行走活动，减轻疼痛，并最大限度提高患者的生活质量。有多项研究发现脊柱转移瘤患者的术后存活率有显著提高，尤其是肾、乳腺、肺和结肠癌转移到脊柱的患者。生存质量的改善也证明了脊柱转移瘤患者积极外科治疗的必要性；而脊柱转移瘤手术通常具有风险大、创伤大、时间长、出血多等特点，相应的手术麻醉技术难度也相对更高。如何提高脊柱转移瘤患者围术期安全、降低手术相关并发症和死亡率是亟待解决的问题。严谨的术前麻醉评估、严密的术中麻醉管理和监测、严防术后麻醉并发症的发生是围术期脊柱转移瘤麻醉管理的基本要求。

一、麻醉术前评估

麻醉术前评估的首要目标是确保患者能够安全耐受计划手术的麻醉、降低围术期各类并发症。麻醉术前评估一般在手术当天之前进行。当麻醉术前评估认为患者的手术麻醉风险偏高时，应选择更改手术方式，甚至放弃手术，采取保守治疗。麻醉术前评估通常包括患者的基本身体状况、既往史、其他并发症的术前评估，旨在针对患者潜在的风险选择合适的干预措施，并安排适当级别的术后护理。

（一）基本身体状况：病史采集，辅助检查，实验室检验

1.病史采集　病史是围术期重要的组成部分，麻醉师应该重点关注患者基础病情况，了解当前疾病的发展过程或既往病史、手术史以及麻醉类型和麻醉相关的并发症；了解患者既往是否有吸烟史、饮酒史以及药物成瘾史；了解患者是否有乙肝、丙肝、梅毒、艾滋

病等传染病史；当合并心脏病、高血压等慢性病时，要评估慢性病的严重性、稳定性和病程的进展，记录曾接受的治疗或干预措施；了解既往的手术史以及手术疗效，目前正在服用的药物剂量、频次，有没有食品、药物过敏史，尤其是患者或家属是否曾出现过恶性高热史或者可疑恶心高热史，以及所采取的处理措施。麻醉的术前体格检查项目应依据患者的手术类型，一般重点包含气道的评估以及心肺系统的听诊，然后对所有器官系统进行标准化的一般检查。

2. 辅助检查 对于脊柱转移瘤患者来说，需要进行多学科的检查以评估疾病负担，以确保患者能够耐受手术，有足够长的生存期来享受预期手术的收益。通过术前、术后的影像学资料也可以评估疾病的发展，这对于分析病因、调整治疗方案具有重大意义。脊柱转移瘤患者脊柱不稳引起的疼痛或神经压迫导致的瘫痪等需要长期卧床，易伴随坠积性肺炎等并发症，因此术前的检查评估治疗对康复治疗必不可少。通常的术前辅助检查有以下几种：

（1）心电图（electrocardiogram，ECG）：心电图是通过放置在患者身体表面的电极片收集心脏活动电信号转化成的图形。根据不同变化的心脏电信号来评估心脏活动节律和速率，了解心脏的健康状况，以及心脏存在的疾病类型，如心肌梗死、心率失常、心脏结构的变化。心电图检查简单、安全、无创，在临床中发挥着重要的作用，是术前的一项重要检查，可以了解患者心脏的健康情况，评估手术风险，确保手术顺利完成。

（2）超声心动图（echocardiography）：超声心动图是一种通过利用声波在心脏不同组织结构中传导的差异性来了解心脏结构和功能的无创检查。根据图像和数据可以了解心脏房室结构、瓣膜形态功能、收缩舒张功能、心血管大小形态、血流动力学的改变，判断心脏病变的程度和类型。超声心动图的总体作用是解决常规临床术前评估中发现的重点诊断问题，而不是提供与围术期风险有关的重要预后信息。超声心动图作为常规术前检查对于60岁以上的老年人有重要意义。

（3）冠状动脉造影（coronary arteriography，CAG）：冠状动脉造影是一种检查心脏冠状动脉血管病变程度和病变位置的有创检查。冠状动脉造影检查通过显影剂对心脏血管进行成像，可以发现潜在心脏血管疾病，对心脏血管疾病诊断有重要的意义，有助于降低围术期心血管疾病风险的发生率。对于术前可能存在心血管系统疾病的患者，完善冠状动脉造影检查可以排除手术禁忌证，对减少患者术中发生心脑血管意外意义重大。

（4）胸部 X 线（chest X-rays）：胸部 X 线是术前最常规的检查之一，通过胸部 X 线检查可以帮助医生初步了解心肺系统的基本情况，包括患者是否存在肺炎、肺结核、胸腔积液、肺气肿等肺部系统疾病，还可以了解患者心脏大小、位置、形态以及是否存在心包积液。

（5）B 超：超声是一种简单、方便、可重复的无创检查项目，脊柱转移瘤患者常合并全身多处转移灶，术前常规的腹部超声检查可以发现一些原发和转移病灶；对肿瘤转移至脊柱压迫脊髓神经导致瘫痪卧床的患者，常规应该加做双下肢深静脉超声，评估患者双下肢是否有血栓形成，避免围术期血栓栓塞事件的发生。

3. 实验室检查 脊柱转移瘤患者常有抗肿瘤治疗，还合并肾病和肝病病史，基础身体状况复杂，常规应进行血、尿、便检查，肝、肾功能检查；应注意这些患者是否存在电解质紊乱，肿瘤溶解、转移灶器官（如肝、肾、肺）受累，以免导致机体代谢紊乱。骨破坏引起的骨溶解或骨吸收都会使血钠、钙、磷代谢紊乱和肝肾功能、凝血功能异常。对于有放疗、化疗史的患者，通过血常规、血沉、C反应蛋白、白蛋白来评估其营养状态和免疫状态。癌症患者通常血液呈现高凝状态，发生血栓栓塞的风险是常人的6倍，但在一些体能消耗比较明显的患者却呈现出低凝状态。术前了解患者有无凝血功能异常，并根据检查结果适当调整治疗，可有效防止围术期发生出血并发症。对于年龄＞60岁、活动能力受限、原发肿瘤来源于肺的患者，应常规进行术前的血气分析检查和肺功能检查。

（二）既往史

脊柱转移瘤患者常常合并不同的疾病，麻醉师应该详细询问患者的用药史，包含药物的种类、剂量、摄取方式以及当前的治疗效果，评估可能对围术期的影响。一般而言，不建议术前改变用药方案。对影响手术的药物是否停药、更改摄取方式、减少药物的剂量或替换同类药物，需要向相关专家咨询，以避免围术期并发症的发生。

（三）其他并发症的术前评估

在了解患者的基本身体情况及既往史之后，麻醉师通常还需要对其他容易引起并发症的危险因素进行相应的术前评估，尤其是心肺功能情况，高血压、糖尿病的日常控制，肝、肾功能状况，气道通畅情况和颈椎活动度的风险度评估。

1. 心脏风险的术前评估 大多数脊柱外科手术都是中高风险手术，识别与手术相关的心脏风险可为患者和外科医生提供信息，有助于他们了解手术的收益与风险。在某些高危病例中，手术前就采取干预措施可以降低围术期的发病率和死亡率。手术团队一般从病史、体格检查、心电图和超声心动图、冠脉造影以及相关手术类型中获得的信息来评估心脏风险。除根据经验分析及评估心脏风险外，还可以通过相关工具来评估心脏风险，常用的工具有非心脏手术心脏风险指数工具［revised cardiac risk index（Lees）tool］。非心脏手术心脏风险指数工具最初于1999年发布，已被用于评估风险超过15年。非心脏手术心脏风险指数工具根据高危手术、IHD病史、充血性心力衰竭（congestive heart failure CHF）、脑血管疾病、糖尿病、高肌酐六个预测因素来估计心脏风险，计算出择期手术后发生心源性死亡、非致死性心脏骤停和非致死性心肌梗死（myocardial infarction MI）的风险[2]。

2. 肺部风险评估 既往存在肺部基础疾病的患者围术期肺部并发症（perioperative pulmonary complications，POPC）的发生率很高，更容易出现呼吸衰竭，还会引发其他器官功能障碍。脊柱转移瘤患者术后因为需要长期卧床，更容易出现肺部并发症，导致吸入性肺炎或坠积性肺炎，尤其是颈椎或胸椎高位转移瘤的患者易发生脊髓受压，导致呼吸功能受限。常见的肺部并发症如肺不张、肺部感染（包括支气管炎和肺炎）、机械通气时间延长（＞48小时）、呼吸衰竭、潜在慢性肺病的恶化、支气管痉挛等，对围术期并发症发生率和死亡率有显著影响。

合并肺部疾病常见检查：①胸部CT（chest CT）：对于明确存在肺部疾病计划手术的患者，需要行胸部CT检查明确诊断，评估疾病的进展。②肺功能检查（pulmonary function test，PFT）：对COPD和哮喘患者（临床评估无法确定气流阻塞的减轻）以及不明原因的呼吸困难或运动耐量差的患者完善检查，如果肺活量＜40%的预测值，则应预料到严重的功能障碍并可能延长术后通气支持。如果肺活量低于 35%，则禁止手术，因为术后肺活量可能会进一步下降。③动脉血气分析（arterial blood gas，ABG）：在重度 COPD 患者中，$PaCO_2 > 45$ mmHg 是 POPC 的可能危险因素之一。

对于术前存在 POPC 风险的患者，可采用相应的处理措施：①术前戒烟 8 周以上已被证明可降低围术期发病率和死亡率；② COPD 和哮喘患者术前使用吸入性支气管扩张剂和糖皮质激素（例如泼尼松 40 mg/d，连续 5 天）；③请呼吸内科会诊，治疗哮喘和 COPD，提前用抗生素治疗下呼吸道感染，必要时推迟择期手术；④加强肺扩张锻炼和胸部物理治疗的术前教育，如有氧运动、呼吸运动、通过吹气球加强呼吸肌训练。

3. 高血压风险评估　在静息状态下连续两天两次以上测量血压均 ≥ 140/90 mmHg 即可诊断为高血压。高血压可导致心脏、大脑、肾病以及其他疾病的风险显著增加，术前评估可以明确高血压的发病原因，有无其他心血管疾病的危险因素，减少围术期并发症。对于血压控制不良或者未进行系统治疗的严重高血压患者（舒张压 > 115 mmHg，收缩压 > 200 mmHg）应该择期安排手术，术中血压过高易导致出血量大，过快或过低的降压会引起大脑和冠状动脉的相对性缺血。有效的降压需要 6 ～ 8 周的系统性治疗，直至血压降至 180/110 mmHg 以下。

4. 糖尿病风险评估　糖尿病可引起多种并发症，包括心血管疾病、慢性肾衰竭、视网膜病变、神经及微血管病变。围术期血糖控制不佳会增加心力衰竭、肾衰竭和术后伤口愈合不良，增加感染风险。术前评估应该注意已存在的器官损伤和血糖控制水平。围术期糖尿病治疗目标重点在于保证血糖的平稳，避免术前剧烈波动。一般推荐住院患者围术期静脉空腹血糖（fasting plasma glucose，FPG）控制在 7.8 ～ 10 mmol/L。

5. 肝的风险评估　急性病毒性、酒精性或严重慢性肝炎患者不建议进行择期手术；暴发性肝衰竭、Child-Pugh C 级肝硬化、严重凝血障碍或存在肝外并发症、合并急性肝衰竭的患者可能会出现严重凝血障碍、肝性脑病、呼吸窘迫综合征、急性肾衰竭和败血症等围术期并发症，因此手术应在身体状况改善后择期进行。

6. 肾的风险评估　既往有肾病病史的患者有术后肾功能不全和心脏不良事件的风险；面对血管内容量不足，还可能伴有高血压、糖尿病、代谢性酸中毒、电解质失衡（高钾血症、低钠血症和低钙血症）、贫血和体液潴留（充血性心力衰竭、胸腔积液、腹水）。在这些患者中，应完善检查：血细胞比容、血清电解质、凝血功能、血尿素氮和肌酐水平；应行心电图检查判断是否有高钾血症或低钙血症、缺血和传导阻滞的迹象；此外，正在接受透析的患者或患有晚期肾病的患者应邀请肾内科医生会诊，进一步评估手术风险。

7. 造血系统风险评估　贫血在脊柱转移瘤患者中很常见，并且与术后肺炎、住院时间和死亡率增加有关。因此，术前要及时纠正可能存在的贫血。常用的方法是静脉补铁、使用促红细胞生成素（ESA）和输血；静脉补铁是最安全的，铁储备 7 ～ 14 天即可补充。但有研究发现促红细胞生成素的使用可能会增加深静脉血栓形成的风险[3]。对贫血患者，凝血功能也是常规检查，以识别存在凝血问题的患者。

8. 气道和颈椎活动度风险评估　由于困难气道对手术麻醉的开展影响较大，应对颈部的活动情况进行评估，尤其是颈椎转移瘤的患者常合并颈椎活动范围受限、颈部局部疼痛。气道检查是体格检查最重要的组成部分，常见困难气道的影响因素包括牙齿状态、颈部活动度（尤其是伸展度）、颈围（尺寸增大预示喉镜检查困难）、甲颏距离、体型和相关畸形。对于颈椎不稳定的患者，颈部过度屈曲活动时存在脊髓压迫的风险，并可能导致神经系统受损，术前及插管前应注意固定颈部。

二、术中麻醉的管理与监测

临床麻醉学是最具风险的医学领域之一。研究显示，麻醉期间未及时全面地监测患者是围术期麻醉并发症的主要原因（10%）之一。我们无法完全防止麻醉或手术的不良后果，但是麻醉师可以通过加强监测，针对监测结果及时采取措施来减少不良反应或意外事件的发生。围术期不良事件的发生无可避免，但是麻醉师可以通过有效的监测，对麻醉的错误进行早期预警，将麻醉风险降至最低水平。

（一）基本监测

在手术麻醉时，麻醉师要全程在岗，要持续地对手术患者进行氧合、通气、循环状态的监测评估，始终保证患者呼吸和循环系统的功能正常。

1. 氧合功能 氧合功能是保证患者组织器官氧供正常的关键，通过氧合功能的监测，尽早纠正和预防可能存在的低氧状况对于机体来说至关重要。

（1）供氧监测：在每次进行全麻之前，应测量麻醉机呼吸系统中氧气的浓度是否达标，并设定最低氧气浓度限制报警；根据患者氧合能力的不同，调整氧气流量，麻醉期间必须保证患者供氧正常。

（2）脉搏和血氧饱和度监测：在术中麻醉时，要持续评估患者氧合水平，在充足的照明条件下观察患者皮肤甲床和黏膜的色泽；目前临床上一般使用指夹式脉搏血氧监测仪对患者进行血氧监测，麻醉师设定可变音调脉搏音和低阈值警报，及时提示患者氧合功能变化。如果没有合适的部位放置指夹式脉搏血氧监测探头，可以选用膜贴式脉搏血氧饱和度传感器；在不具备膜贴式脉搏血氧饱和度传感器监测的条件时，必须加强临床观察，并间断进行动脉血气分析。

2. 通气功能

（1）所有麻醉师必须观察患者胸廓运动和呼吸频率，对全麻患者还需观察呼吸囊运动、听诊呼吸音，评估气道是否通畅，通气是否正常。

（2）机械通气时，必须连续监测气道压、潮气量、呼吸频率，并使报警（包括气道高压、低压报警）功能正常。建议采用声光联合报警。正压通气时，气道过低要考虑通气不足或通气管路漏气；气道压过高要防止压力性肺损伤。

3. 循环

（1）所有麻醉患者从麻醉前到离开手术室或检查室时必须连续监测心电图，观察心率、心律，判断心肌是否缺血。

（2）所有麻醉患者可触诊脉搏、听诊心脏，通过监测脉搏血氧饱和度、观察脉搏波形来协助判定循环容量。

（3）所有麻醉患者可以进行无创血压监测，测量间隔时间不超过 5 分钟。低血压（通常收缩压＜ 80 mmHg）反映麻醉过深、有效血容量不足或心功能受损等；高血压（通常收缩压＞ 180 mmHg）反映麻醉过浅、容量超负荷或高血压病等。

（二）扩展监测

脊柱转移瘤手术复杂、创伤大、时间长，且患者年龄大和身体状况差等，术中提供全方位的麻醉监测对保证手术患者围术期的器官功能正常和内环境稳定有重要意义。

1. 体温 保持恒定的体温是维持机体新陈代谢稳定的重要条件，围术期容易受各种因素的影响，导致机体核心体温降低。常见因素包括以下几个方面。

（1）患者因素：包括年龄、体重、基础体温、合并症；年龄大于 60 岁的老人和婴幼儿更容易出现低体温；体重大的患者脂肪占比较高，可以减少热量的丢失，发生低体温的概率相对较小。

（2）手术因素：手术时长＞2 小时，时间越长，患者发生低体温的概率越高；手术过程中使用大量未加温的盐水冲洗伤口，手术过程中大量输血、补液也会增加围术期低体温不良事件的发生。

（3）环境因素：手术室环境温度较低也是引起患者出现低体温的重要因素。

2. 尿量 尿量是反映肾及体循环组织灌注情况的重要指标。术中通过留置尿管收集尿液，可以简单判断体内有效循环血量的情况；也可以通过检测尿常规，了解肾功能，调整体内液体及相关电解质的补充。对手术时间长、手术创伤大、高危、高龄、可能合并心功能不全的患者进行尿量检测有着重要的意义。

3. 有创动脉压 有创动脉血压（invasive artery blood pressure）监测是一种直接测量血压的方法，通过将动脉导管置入动脉内的方式实时准确、动态地了解动脉血压变化。一般穿刺置管的位置是桡动脉，也可以选择足背动脉，可方便进行多次抽取血样行动脉血气分析，也可以了解外周血管阻力，判定血容量。

4. 呼气末二氧化碳分压 呼气末二氧化碳分压监测是通过测定体内二氧化碳产量和肺通气量计算出的一个指数，它是评估患者通气状态的重要指标，可用来评价整个气道及呼吸回路的通畅情况、通气功能、重复吸入情况及循环功能。必要时测定动脉血二氧化碳分压，帮助判定通气功能。

5. 中心静脉压 中心静脉压（central venous pressure，CVP）是上、下腔静脉进入右心房时的压力，主要用来评估循环血容量及右心功能，可以作为外科临床补液量和补液速度的参考指标。对于危重患者、各类脊柱转移瘤手术及心功能受损的患者，当术中血流动力学变化显著或失血量较大，需大量快速输血、输液时，必须行 CVP 监测。

6. 失血量 术中监测失血量对于补充机体有效循环血量、维持生命体征平稳至关重要。脊柱转移瘤外科手术时常出血较多，因此，围术期机体失血量的评估极为重要，是围术期临床监测中不可缺少的一项内容。目前常用的方法主要包括估算法、测定法[4]。

（1）失血量的评估：具体见表 3-2。

（2）失血量的测定

①引流量、敷料重量测定法：失血量（ml）＝术中吸引瓶内引流量＋纱布含血量＋手术冲水量＋其他引流液体量（如尿液、腹水、囊液）。

引流瓶中的引流量经量杯测定，纱布或敷料含血量通过计算湿纱布或湿敷料重量与干纱布或干敷料重量差值得出（含血量 1 g 重量相当于 1 ml）。

②红细胞压积测定法：术中失血，由于机体自身的代偿机制或输液治疗，使血液稀释，红细胞压积（Hct）常降低。根据 Hct 推算失血量可按下列公式计算：

表 3-2 失血量的评估

	小量出血	中度出血	大量出血	严重出血
评估失血量（ml）	400	400～800	800～1200	＞1600
失血占血容量的 %	＜20	20～40	40～80	＞80
休克指数	0.5	1	＞1	＞1
脉搏（次/分）	正常或稍快	100～200	＞120，细弱	触不到
脉压（mmHg）	正常	＜30	更小	小
收缩压（mmHg）	正常	＜90	＜60	0
中心静脉压	正常	降低	明显降低	0
尿量	正常或少	少尿	无尿	无尿
末梢循环	尚正常	差	衰弱	不可逆

$$失血量（ml）= \frac{失血前 Hct - 失血后 Hct}{失血前 Hct} \times EVB$$

EBV 代表估计血容量，$EBV = K_1 \times$ 身高（米）$+ K_2 \times$ 体重（kg）$+ K_3$；其中男性 $K_1 = 0.03669$，$K_2 = 0.03219$，$K_3 = 0.6041$；女性 $K_1 = 0.3561$，$K_2 = 0.03308$，$K_3 = 0.1833$。

总之，麻醉师监测失血量应根据患者术前的整体状况（包括年龄、性别、肤色、口唇颜色）、术中生命体征的变化及血红蛋白、红细胞压积、血糖、凝血功能、电解质及其他特殊监测的结果等多方面进行综合评估。

三、术后麻醉常见并发症

（一）术后视力丧失

术后视力丧失（postoperative visual loss，POVL）是一种罕见但极具破坏性的手术并发症之一，视力障碍加上脊柱疾病造成的活动能力障碍会对患者生活质量产生深远的影响。POVL 在心脏手术后最常见，其次是俯卧脊柱和头颈部手术。在这些高风险手术中，POVL 发病率从 0.03% 到 0.28% 不等。POVL 相关的最常见的诊断是视网膜中央动脉阻塞、缺血性视神经病变（ischemic optico-neuropathy，ION）和皮质盲（也称为大脑视力丧失）。常表现为患者从麻醉中醒来时单侧或双侧视力丧失；患眼周围也可能有外伤迹象，包括眶周水肿、上睑下垂、眼球突出、角膜擦伤。眼底镜检查显示黄斑区有樱桃红色斑点和弥漫性视网膜缺血。目前认为 POVL 的高危因素很多，包括眼球压迫、栓子、贫血、低血压、长时间静脉充血/俯卧位、患者先前存在的疾病或异常的生理和解剖[5]。POVL 往往预后不良，预防 POVL 的发生是关键。因此在术前体位摆放过程中要做每一次尝试，确保头部处于合适的位置，并且对双眼没有压力。手术中可能出现头部移动时，应经常检查双眼，以确认双眼在整个手术过程中保持无压力。

（二）与脊柱手术相关的栓塞并发症

脊柱转移瘤手术中的常见栓子包括空气、脂肪、骨水泥等，通常由手术部位的器械、骨水泥注入和空气夹带引起，较少见于静脉输液管。空气、脂肪和骨髓造成的致命肺栓塞已有多次报道，并且椎体成形术的脂肪/骨髓和水泥栓塞率特别高。骨水泥泄漏与注射时水泥的黏度和注射液的加压量有关。放置椎弓根螺钉和骨水泥期间也可能发生空气夹带，在置入椎弓根螺钉和注射骨水泥时，栓塞的预防主要由外科医生掌握；当手术部分发生栓塞高风险时，麻醉师要与外科医生进行清晰沟通并关注手术区域，确保患者在整个手术过程中血容量正常。所有肺栓塞都会引起不同程度的肺动脉高压，如果疑似肺栓塞后出现明显的血流动力学损害，正性肌力药物和右心室减负荷药物可能有用。

（三）失血过多和液体复苏不足

严重的失血、液体复苏不足导致的低血容量是脊柱转移瘤手术的主要并发症。未经纠正的低血容量容易引发心血管和肾的并发症，可导致脊髓缺血等严重而致命的并发症。脊柱转移瘤术中出血的主要原因是凝血功能障碍、未控制的高血压、骨剥离和硬膜外静脉出血，其中最大的风险发生在椎体切除、多节段脊柱内固定和融合手术中。围术期凝血功能障碍有许多病因，包括体温过低、血浆凝血因子水平低、血小板减少、确保正常凝血和血小板功能的酶系统失衡或纤溶亢进。凝血障碍的其他原因可能包括灌注不足、大量失血、稀释性血小板减少症、体温过低和酸中毒。常用的测试有血小板计数、凝血酶原时间/国际标准化比值、活化部分凝血酶原时间和输血。血栓弹力图可以正确评估潜在大出血患者围术期的凝血功能，有效预测术中失血量，指导治疗。

（四）术后恶心和呕吐

术后恶心和呕吐（postoperative nausea and vomiting，PONV）：恶心是一种有非自愿呕吐冲动的主观感觉。呕吐是胃内容物由口腔动态排出的过程。干呕的定义为呼吸肌（胸肌和腹壁的膈肌和肌肉）剧烈、痉挛和周期性收缩，但胃内容物没有排出。PONV是手术和麻醉后的常见并发症，全球发病率为 20%～30%，女性高于男性。恶心和呕吐的病因较为复杂，主要影响因素包括局部胃肠道刺激物、吸收的毒素和药物以及前庭运动。咽部刺激和其他因素，如疼痛、导致直接皮质刺激的情绪也会引起恶心和呕吐。PONV最可能的原因是挥发性麻醉剂、一氧化二氮和术后阿片类药物的使用。挥发性麻醉剂对PONV的影响是剂量依赖性的，在最初的 2～6 小时内和手术后对比尤为显著。一氧化二氮的使用增强了吸入剂的致吐作用，从而增加了PONV的发病率。术后PONV的发生率和阿片类药物使用的剂量呈正相关，这种影响持续存在，只要阿片类药物用于止痛。有偏头痛、晕动病或PONV病史的患者PONV的发病率也会增加。

临床上常用的止吐药物主要有 5- 羟色胺拮抗剂、NK1 受体拮抗剂、激素、抗组胺类药[6]。

（五）术后谵妄

术后谵妄（postoperative delirium，POD）是患者意识、取向、记忆、感知和行为改变的一种状态。POD是常见但有时不易识别的术后并发症之一。它在老年术后患者中的发生率为 25%～60%。POD是一种意识障碍，表现为集中、维持或转移注意力的能力降低、认知改变，或发展为知觉障碍，不能用已存在的、已确诊或正在发展的阿尔茨海默病（Alzheimer's disease，AD）更好地解释。POD可在手术后不久发生，可持续长达 7 天。

POD 发生的危险因素分为三类：术前、术中和术后。术前危险因素包括高龄、颅脑疾患、多种药物的使用和药物相互作用、突然戒断乙醇或镇静催眠药、内分泌和代谢紊乱（例如，甲状腺功能亢进或甲状腺功能减退、低钠血症、低血糖）、抑郁以及痴呆或焦虑障碍。术中危险因素包括手术类型：心脏手术患者发生术后谵妄的风险似乎更大，可能是由于低灌注或微代谢（空气或血栓）；骨科手术也可能使患者易患术后谵妄，可能是由于脂肪栓塞；某些麻醉药物，包括抗胆碱能药物、用于术前的巴比妥类药物和苯二氮䓬类药物，与术后谵妄发生率增加有关。谵妄的术后危险因素包括缺氧、低碳酸血症和脓毒症。

尽管 POD 与手术密切相关，但没有研究能够证明与麻醉的因果关系。对 POD 的确切病理生理学尚未完全了解，主要基于动物研究，目前已经提出了几种机制：①神经递质失衡，乙酰胆碱缺乏和多巴胺过量；②脑血流量和新陈代谢降低；③压力反应和睡眠-觉醒周期失调；④炎症。

POD 可能有多种病因，应由麻醉师根据病史，回顾用药清单以及麻醉和手术过程，及时评估患者的呼吸和循环状态，这对排除危及生命的问题（如缺氧、高碳酸血症和气道阻塞）非常重要。POD 患者有对自己或医护人员造成身体伤害的风险，患者可能会撕开绷带或伤口，或拔出输液管或气管管道。术后谵妄患者也有跌倒和骨折的风险。

POD 可导致并发症，如住院时间延长、功能恢复延迟和发病率增加。尽管 POD 是一种相当常见的术后并发症，但由于其原因复杂，理想的预防方法仍然未知。多种方法相结合可能是减少 POD 发生的最佳途径。

一旦患者被诊断 POD，重要的是评估和消除任何可能导致该病的临床因素，例如贫血、感染、败血症、疼痛、缺氧、代谢异常和主要神经系统问题（例如脑卒中）；然后回顾患者病史并应用几种非药物和药物治疗方法；维持治疗环境、保证足够的睡眠、加强医患沟通，非必要不使用约束带，减少术后置管等措施可以预防和治疗 POD。治疗谵妄的首选药物是典型抗精神病药氟哌啶醇，氟哌啶醇是一种多巴胺受体拮抗剂，可以减少幻觉和谵妄症状；非典型抗精神病药对治疗有一定的帮助，例如利培酮、喹硫平、齐拉西酮和奥氮平。这类药物的锥体外系不良反应较少，并且与抗胆碱能活性无关，但在老年患者中使用有增加死亡率的风险。

（六）术后疼痛

目前术后疼痛（postoperative pain）的病理生理学认为，当组织损伤后神经感受器被激活，会引发广泛的病理生理反应，最终导致局部炎症、行为和生理反应。脊柱转移瘤手术后的急性疼痛是由脊柱、肌肉、肌腱、韧带、筋膜、硬脑膜、神经根袖、关节囊或这些结构组合的炎症引起。这些结构产生的疼痛通过后支传递到交感神经和副交感神经系统。微创外科技术的引入也减轻了术后疼痛的发生。与术后疼痛相比，已有慢性疼痛的患者大多抱怨牵涉痛，而不是局部或弥漫性疼痛。

脊柱转移瘤术后镇痛的治疗方法如下。

1. 非甾体类抗炎药（NSAID） NSAID 通过作用于 COX 酶和减少前列腺素的产生来抑制炎症介质，可以口服（双氯芬酸钠、布洛芬、甲芬那酸）或静脉注射（双氯芬酸或酮咯酸）。然而，NSAID 可引起血小板功能障碍、胃溃疡和肾毒性，并影响骨代谢和成骨细胞增殖。已发现较高剂量（120～240 mg/d）的酮咯酸以及吸烟史会增加脊柱融合术后的骨不连[7]。相比之下，塞来昔布、罗非昔布或低剂量酮咯酸（≤110 mg/d）对骨骼不愈合没有显著的有害影响。围术期 NSAID 对脊柱融合的影响可能是剂量依赖性的，脊柱融合术后短时间（<14天）暴露于正常剂量的 NSAID（酮咯酸、双氯芬酸钠、塞来昔布或罗非昔布）是安全的。然而，即使是短时间（<14天），高剂量酮咯酸也会导致骨不连的增加。

2. 对乙酰氨基酚　对乙酰氨基酚是治疗急性疼痛最常用的镇痛剂，可以口服、经直肠给药或静脉注射。它具有有效的镇痛和解热特性，但外周抗炎作用较弱；其优点是对血小板功能和血浆止血影响最小。对乙酰氨基酚的镇痛功效是作用于中枢神经，可迅速产生强烈的镇痛作用。

3. 激素　脊柱转移瘤患者的疼痛一般是神经压迫导致，但也有部分患者在手术成功后出现数日的神经根痛，可能是神经根炎症所致。在单节段腰椎间盘突出症手术患者中，静脉注射 40 mg 地塞米松可减轻术后神经根性腿痛和减少止痛药的使用[8]。2014 年发表的一项系统评价表明，有强有力的证据证明术中硬膜外类固醇可有效减轻早期疼痛并减少术后镇痛药的消耗；还有相对有力的证据表明，它们在减轻晚期疼痛和缩短住院时间方面无效[9]。

4. 加巴喷丁　加巴喷丁是 γ - 氨基丁酸的结构类似物，是一种抗惊厥药。临床研究发现加巴喷丁可以抑制突触后膜的钙离子通道，阻断病变神经异常放电，有效治疗神经性疼痛。

5. 患者自控镇痛（patient controlled analgesia，PCA）　麻醉师根据处方将麻醉镇痛药物配置后装入提前设置好推注剂量、锁定间隔、剂量限制等参数的 PCA 机器中，允许患者按需按下按钮给予额定剂量的药物，个体化地根据患者术后疼痛症状的轻重，注射事先配好的药物进行镇痛。常用药物为吗啡、芬太尼、曲马多或合用非甾体类抗炎药等。PCA 的优点是止痛效果可靠，持续时间久，个体差异化用药，作用范围局限，对全身影响相对较小，可减少医护人员的工作量，但操作相对复杂，无菌要求高。

脊柱转移瘤手术后的剧烈疼痛仍然是一个主要问题，发生在 20%～40% 的患者中。脊柱手术后适当的疼痛控制有利于患者早期下床活动，减少住院时间，减少呼吸系统并发症和降低静脉血栓形成的发生率。

参考文献

1. ROTHROCK R J，BARZILAI O，REINER A S，et al. Survival trends after surgery for spinal metastatic tumors：20-year cancer center experience. Neurosurgery，2021，88（2）：402-412.
2. LEE T H，MARCANTONIO E R，MANGIONE C M，et al. Derivation and prospective validation of a simple index for prediction of cardiac risk of major noncardiac surgery. Circulation，1999，100（10）：1043-1049.
3. LAUPACIS A，FERGUSSON D. Erythropoietin to minimize perioperative blood transfusion：a systematic review of randomized trials. The International Study of Peri-operative Transfusion（ISPOT）investigators. Transfusion Medicine（Oxford，England），1998，8（4）：309-317.
4. 佘守章，吴新民，于布为，等 . 临床麻醉监测指南 . 临床麻醉学杂志，2021，28（07）：698-699.
5. RUBIN D S，PARAKATI I，LEE L A，et al. Perioperative visual loss in spine fusion surgery：ischemic optic neuropathy in the united states from 1998 to 2012 in the nationwide inpatient sample. Anesthesiology，2016，125（3）：457-464.

6. GAN T J，DIEMUNSCH P，HABIB A S，et al. Consensus guidelines for the management of postoperative nausea and vomiting. Anesthesia and Analgesia，2014，118（1）：85-113.

7. REUBEN S S，ABLETT D，KAYE R. High dose nonsteroidal anti-inflammatory drugs compromise spinal fusion. Canadian Journal of Anaesthesia，2005，52（5）：506-512.

8. AMINMANSOUR B，KHALILI H A，AHMADI J，et al. Effect of high-dose intravenous dexamethasone on postlumbar discectomy pain. Spine，2006，31（21）：2415-2417.

9. JAMJOOM B A，JAMJOOM A B. Efficacy of intraoperative epidural steroids in lumbar discectomy：a systematic review. BMC Musculoskeletal Disorders，2014，5（15）：146.

第七节　脊柱转移瘤手术并发症的处理

对于脊柱转移瘤患者，外科手术能改善其预后，延长存活时间，并提高生活质量。然而，手术有时不可避免地会导致并发症的产生。这些并发症轻则影响疗效，使患者生活质量降低，重者会造成患者终身残疾，乃至死亡。因此，脊柱外科医生应当了解脊柱转移瘤的手术并发症，并学会预防和处理。脊柱转移瘤的并发症主要包括手术相关并发症和卧床相关并发症。

一、手术相关并发症

（一）伤口感染

伤口感染是脊柱转移瘤术后的常见并发症之一。据研究报道，脊柱转移瘤患者伤口感染或者裂开的发生率为3.51%～20.00%，平均为10.22%[1]。虽然近年来随着抗菌药物、手术技术和设备的进步，发生脊柱术后感染的概率不断降低，但由于其手术部位周边环境较为复杂，若伤口感染处理不当往往会导致住院时间延长，再次手术率升高，甚至会造成永久功能障碍、败血症乃至死亡等极为严重的后果。

1. 伤口感染的方式　脊柱转移瘤继发伤口感染的致病菌主要为革兰氏阳性菌，然后是革兰氏阴性菌和厌氧菌，它们的主要感染方式有：①有细菌残留于伤口处；②由近邻炎症组织蔓延至感染处；③伤口或引流管处发生逆向感染；④术野区发生了人为污染；⑤手术期间空气中的细菌感染；⑥血源性感染[2]。

2. 伤口感染的治疗

（1）对患者进行药敏检查，根据结果按患者具体情况用药。术后给予患者适量的广谱抗生素进行治疗，以防止感染的发生。若患者感染症状较轻，应进行保守治疗；若患者感染症状较重，则行手术治疗。早发现、早治疗对伤口感染极为重要。在急性感染中，感染确诊越早，抗生素治疗效果越显著。

（2）切开病灶治疗：为了彻底清除脓液及炎症肉芽组织，在治疗期间应对患者进行病灶切开治疗，并使用抗生素对切开部位进行冲洗，巩固治疗效果。

（3）对于椎管内感染，包括硬膜外间隙及蛛网膜下腔感染，可以选择糖皮质激素进行治疗，以减轻、缓解患者的症状。

3. 伤口感染的预防

（1）术前严格检查与控制全身的潜在感染病灶和局部感染病灶，防止致病菌的转移。

（2）术前控制好患者的糖尿病、慢性肾病、贫血、低蛋白血症、营养不良和高血压这些高危因素。

（3）术中严格无菌操作，仔细止血，关闭切口前反复用无菌盐水冲洗。

（4）术前、术中和术后合理使用抗生素，术后常规引流 24 ～ 48 小时，保持引流通畅。

（5）术后应嘱咐患者尽可能卧床休息，为患者提供充分的营养支持，确保电解质、酸碱平衡，同时严密监测患者身体指标，如有异常，及早发现，及时处理。

4. 放、化疗对伤口的影响 脊柱转移瘤经常会采用放、化疗的方法来对肿瘤进行控制，减轻肿瘤带来的痛苦。若化疗后患者出现了感染，首先停止原来的化疗方案，并根据感染原因给予积极的抗感染治疗。

（二）脊髓损伤

脊髓损伤为脊柱转移瘤手术最严重的并发症，往往会直接造成患者的功能障碍和瘫痪。脊柱损伤多由术中操作不当比如在手术时操作过于粗暴，或者误伤脊髓周围血管造成。因此，对于脊柱损伤，医生在外科手术过程中应极为慎重，做好对脊柱损伤的预防，防止对患者造成不可挽回的影响。

1. 手术过程中的预防

（1）根据脊髓转移瘤的特点预测可能出现的意外和风险，在术中即采取相应的保护措施，防止意外的发生。

（2）维持术中、术后脊柱的稳定性，采用合适的脊柱内固定和矫正器材。

（3）对手术过程做到熟练精细，避免误伤脊髓。

（4）小心谨慎，避免损伤脊髓的供血血管，造成脊髓缺血坏死[3]。

2. 临床表现与处理方法

（1）脊髓从轻度损伤到重度损伤，主要表现为从四肢无力、感觉减退、大小便困难、不完全四肢瘫或截瘫到四肢肌力和感觉消失、大小便失禁、完全性四肢瘫或截瘫。术中估计对脊髓干扰较大时，建议采用体感诱发电位监测，如果出现由脊髓损伤导致的异常电位改变，则必须停止手术，待异常波形恢复正常后再手术。即便如此，如非脊髓震荡伤，许多时候亦难改变脊髓损伤的事实。术中适当使用甲泼尼龙或地塞米松减轻脊髓水肿反应。

（2）若术后患者出现脊髓损伤的表现，如感觉、运动障碍及大小便功能障碍或原有脊髓损伤加重，有时属于不可逆性损伤，对患者的影响较大。如为脊髓震荡伤，一般可以自行恢复或部分恢复。对于严重脊髓损伤，一旦发现，立即应用甲泼尼龙大剂量冲击治疗。

（3）术后可能会发生血肿压迫，脊髓损伤症状此时会有逐渐加重的趋向。复查 MRI，如证实为血肿压迫者，立即手术清除血肿，密切观察神经体征，同时使用消除水肿和营养神经的药物。

（4）估计手术对脊髓有干扰者，术后常规予以地塞米松、甘露醇以及营养神经的药物。

（三）硬脊膜破裂及脑脊液漏

硬脊膜破裂及脑脊液漏也是脊柱转移瘤相对常见的并发症。据文献报道，脊柱手术中硬脊膜破裂发生率为 0.6% ～ 17.4%，术后脑脊液漏的发生率为 2.31% ～ 9.37%[4]。由于部位邻近中枢神经，处理时必须要谨慎小心。若早期处理不当，极易造成伤口愈合缓慢、感染、压迫神经，甚至引起椎管内感染、化脓性脑膜炎等严重后果。因此，对硬脊膜破裂及脑脊液漏应当做到早发现、早治疗，尽量减少患者痛苦，防止病情进一步恶化。

1. 硬脊膜破裂及脑脊液漏的原因　硬脊膜破裂往往会直接导致脑脊液漏的产生，导致硬脊膜破裂的常见因素如下。

（1）脊柱肿瘤。如椎管内、外肿瘤压迫或侵犯硬膜，手术中需部分切除与肿瘤壁粘连或受累的硬脊膜，在这个过程中硬膜很容易受到损伤。

（2）脊柱有可能会因为病理性骨折而变得畸形甚至造成脊柱畸形，致硬膜破损，这时医生有可能因脊柱解剖结构的改变而对硬脊膜造成损伤。

（3）有时瘢痕组织的粘连也会成为硬脊膜破裂的原因，在手术过程中易于在瘢痕与硬脊膜粘连的边界部分造成硬膜的撕脱。

（4）如果术者缺乏手术经验，手术期间粗心大意，也易导致硬脊膜的医源性损伤。

（5）腹压的突然增高（如咳嗽、用力排便等）也容易造成术后硬脊膜的薄弱部位破裂。

2. 硬脊膜破裂及脑脊液漏的诊断　有些原因并不明确，如脊柱术中并未出现硬脊膜撕裂，术后却出现了脑脊液漏。一般情况下，具备以下 6 条中的任意 1 条即可诊断为脑脊液漏。

（1）术后体位性头痛（直立时头痛加剧），伴畏光、复视、恶心等症状，切口有淡红色血性液体或清亮液体渗出。

（2）术中损伤硬脊膜，但未发生脑脊液漏，术后切口有淡红色血性液体或清亮液体渗出。

（3）术后引流管引流出大量淡红色血性液体或清亮液体。

（4）CT 检查或 β2 转铁蛋白分析确诊脑脊液漏。

（5）皮下积液穿刺抽出淡红色血性液体或清亮液体。

（6）脊髓造影诊断为脑脊液漏[5]。

3. 硬脊膜破裂及脑脊液漏的治疗

（1）术中处理

①一期缝合：术中对硬脊膜破裂进行及时修补为预防术后脑脊液漏的主要方法，目前治疗的首选为一期缝合治疗[6]。

②自体组织修补法：与其他材料相比，自体组织作为修复材料有着取材方便、免疫排斥反应小的优点；而应用最多的自体组织材料为自体脂肪。自体脂肪移植被认为是一种快速、有效治疗脊柱手术脑脊液漏的方法，有广阔的应用前景[5]。

③人工材料修补法：生物蛋白胶、聚乙醇酸和明胶海绵是常用于硬脊膜修补的人工材料，它们具有良好的水密性且能耐受脑脊液的压力，克服了自体组织难以达到严密的水密性和易形成瘢痕组织的缺点[4]。

（2）术后治疗

①体位调节：对于颈部脑脊液漏者可取 30° 头高足低位，嘱患者使用小沙袋局部加压伤口；对于症状较轻的胸腰部脑脊液漏者可取去枕平卧位，症状严重时可取 30° 头低足高位，临床上常采用仰卧位和俯卧位交替进行。

②延长切口引流时间并间断夹闭引流管：术后延长切口引流时间并间断夹闭引流管是治疗脑脊液漏的有效方法。童剑萍[7]研究发现，术后延长切口引流时间并间断夹闭引流管可以有效治疗脑脊液漏，对减少并发症、促进切口愈合效果明显。

③经皮蛛网膜下腔闭式引流：若患者引流量大、治疗困难，可使用经皮蛛网膜下腔闭式引流。通常取 L3～4 椎间隙为进针点，硅胶管置入蛛网膜下腔 5～8 cm，引流速度以 10～15 ml/h 为宜[4]。此方法通过分流可使脑脊液漏快速停止，引流量和速度也可调节，当确定切口无脑脊液渗出即可拔除引流管。

④二次手术：一般情况下，硬脊膜撕裂经术中一期缝合及自体组织或人工材料修复，以及术后置管引流、卧床休息等基本治愈；但如果术后仍持续出现脑脊液漏，且患者有明显的颅内低压症状，需要考虑二次手术。已存在感染的脑脊液漏应急诊彻底清创，必要时取出内植入物行创口引流。优先选择易透过血脑屏障的抗生素。

4.硬脊膜破裂及脑脊液漏的预防

（1）术前需要对患者的影像学报告进行精确的分析，对致压物与硬膜的粘连程度进行充分评估。术中若要对骨化的后纵韧带和硬化肿瘤骨进行切除，应当选择超薄型冲击式钳或者高速磨钻，使用时应小心谨慎，避免伤害脊髓和硬膜。术中需时刻留意对硬膜的保护，可在其上轻轻覆盖薄棉片对其进行保护，但切勿对脊髓造成压迫。

（2）保持术野良好照明，必要时可以选择头灯，及时清除术野中的血液，保持术野清晰。

（3）在术中操作时必须注意：如果要切除结构，必须在直视下进行，手术前必须确认所要切除的结构与硬膜之间没有粘连，防止摘除时撕脱硬膜。

（4）对椎管内外肿瘤切开硬膜后应严密缝合，切除部分硬膜后应妥善修补缺损；必要时可以准备生物材料或取自体筋膜行硬膜修补准备。

（5）若发现局部硬膜缺损时，应留心对暴露的蛛网膜进行保护，防止因撕裂蛛网膜而产生脑脊液漏。

（6）对于二次手术者，由于更易发生粘连，手术难度更高，故术者必须做好更加充分的准备。可以先分离没有粘连及粘连较轻的部位，将这些部分分离后再逐步分离粘连较重的组织。动作要轻柔准确，防止二次伤害[8]。

（四）神经根及周围神经损伤

有时由于脊柱转移瘤恶性程度较高，肿瘤较大，甚至对周边神经根已经有了包绕或者侵蚀现象，这时为了防止肿瘤对患者的身体健康造成更大的威胁而需彻底切除肿瘤，就会不可避免地造成对神经根及周围神经的损伤。此时，医生必须充分了解各个节段的神经功能，对功能影响不大的神经根，可以将其与肿瘤一起切除；而对功能影响较大的神经，则需权衡利弊，做出最佳选择。

1.神经根及周围神经损伤的原因

（1）直接损伤：是由于手术时医生操作不当引发，如肿瘤切除时误切伤、内固定钉进入椎间孔的刺伤、全脊椎切除术剥离神经根时的撕裂伤等。因此，术者要选择好入路，熟悉神经根的位置，保持术野清晰，避免误伤神经根。

（2）间接损伤：是由于术中误伤血管，间接造成了神经功能的损伤。故在硬膜囊切开行齿状韧带切断或粘连松解时，要着重保护神经与血管，手法切勿粗暴、用力过猛，以免导致血管神经的撕脱伤。

（3）喉上神经及喉返神经损伤：喉上神经位于颈血管鞘深面，C2～C3 水平斜行穿过术野，支配咽、喉及会厌部的黏膜，杓状软骨肌、环甲肌及下缩肌。左侧较长，不易伤及；一般右侧易损伤，损伤后声门感觉迟钝、疲劳，声音嘶哑，容易发生误吸。

在颈椎前路手术分离暴露下颈椎（C6、C7 及 T1）椎体的过程中，较易损伤喉返神经，右侧入路更易损伤。单侧喉返神经损伤会造成患者术后声音嘶哑；而如果双侧喉返神经损伤，术后患者会双侧声带麻痹，造成失声及严重的呼吸困难，甚至窒息身亡。避免方法是术前熟悉解剖结构，手术过程中在此部位操作时注意识别避让。

2. 神经根及周围神经损伤的处理

（1）有临床症状，经 CT 或 MRI 证实为螺钉致伤时则需手术更换致压螺钉，无明显致压物者可对症处理，必要时手术减压。

（2）预测术中会对神经根产生较大干扰的患者可于术中适当使用地塞米松或甲泼尼龙这些激素，从而减轻神经根的水肿；发现症状后立即应用甲泼尼龙冲击治疗。术后用脱水药物和高压氧治疗。

（3）手术治疗：可以选择神经松解术、神经移位术、神经端端缝合法和神经端侧缝合法等对损伤的神经根或周围神经进行治疗。既往研究表明，端端吻合术为周围神经修复的金标准[9]。

（五）内固定失败

脊柱转移瘤往往会对患者脊柱的三柱结构造成破坏，从而影响患者脊柱的稳定性；同时，肿瘤切除术也会不可避免地对肿瘤周围组织造成损害，进一步减弱脊柱的稳定性。因此，术中医生经常需要用各种内固定器材和内置物来维持脊柱的稳定性，故内固定失败也是患者术后可能会出现的并发症。据研究报道，脊柱转移瘤患者术后内固定失败率为 $0 \sim 2.83\%$，平均 1.52%[1]。其中一部分原因与内固定材料有关，但多数为医源性因素。

1. 内固定失败的原因　①后路钉棒使用不当；②前路钉板操作不当；③疲劳折断；④钛网或人工锥体移位；⑤肿瘤复发。

2. 内固定失败的处理　对内置物松动移位的处理是限制活动。植骨未融合者，应当延长外固定时间，如果还不融合，可考虑取出内固定，重新进行内固定植骨；植骨已经融合者，根据肿瘤具体情况决定是否取出内固定。内固定松动或断裂后，其作用即丧失，一般宜及时取出。如证实有假关节形成而症状明显者，特别是良性与中间性肿瘤复发，如果发生内固定松动、移位，应重新行肿瘤切除、植骨、内固定手术。

二、卧床相关并发症

（一）褥疮

由于脊柱转移瘤患者往往需要长期卧床治疗，如果护理不当，常会受褥疮（压疮）的困扰。由于褥疮发病率高，而且褥疮的存在对患者的生活质量造成严重影响，故对褥疮的预防与治疗，是值得医生重视的事。

1. 褥疮的病因　能够导致褥疮的因素有很多，现在普遍认同的观点为，褥疮是以压力为主、多种条件共同导致的结果。可以根据该危险因素的性质将其分为两大类：外在因素和自身因素。外在因素主要是患者所处环境对患者产生的不利。首先是皮肤局部受压，包括压力和受压时间。若患者的被褥较为粗糙，而患者又长时间处于这种环境，则患者角质皮肤极易受到损害，从而导致褥疮的形成；如果患者的床铺不经常整理，产生过多褶皱，也会产生不必要的摩擦力，危害患者健康；另外，局部潮湿也会大大增加患褥疮的概率。自身因素主要指患者的身体素质对发生褥疮概率的影响，包括长期保持同一姿势、全身营养障碍、腹泻、呕吐、利尿剂等导致的脱水和皮肤干燥，各种因素引起的皮肤弹性减弱等。最后，患者的年龄、性别也会对是否患褥疮产生影响[10]。

2. 褥疮的危险因素评级 Braden Scale 评分表[11]用于对长期卧床患者的各种危险因素进行评级，通过此表的评分，可以提示护理人员可能患有褥疮的概率，从而及早做好干预措施，使患褥疮的概率大大降低。Braden Scale 评分表从感觉、潮湿、活动、移动、营养、摩擦力和剪切力6个方面进行评估。每个因素按严重程度评为 1 ~ 4 分不等，评分相加，数值越小，患褥疮的概率就越大。研究[12]认为，15 ~ 18 分提示轻度危险，13 ~ 14 分提示中度危险，10 ~ 12 分提示高度危险，9 分以下提示极度危险。

3. 褥疮的预防与护理

（1）病情较轻者可以选择药物治疗，可以外用水胶体敷料、水凝胶辅料，保护伤口，预防感染，减轻水肿，为伤口愈合提供良好环境。如果出现疼痛，可服用非甾体抗炎药，例如布洛芬、萘普生钠等。

（2）若患者症状较重，已严重影响其正常生活，则需要进行清创手术清除坏死组织；如果患者无法自行愈合，还需要行皮肤修复术。

（3）褥疮的护理需要医务人员辅助患者增加翻身次数，这是最佳的有效预防褥疮的措施，能显著降低褥疮的发生率[13]。

（4）若患者翻身比较困难，不能配合，还可以使用气垫床、翻身枕、水垫等辅助器械，帮助患者避免身体接触床面，减轻局部压力。

（5）此外，患者往往会有心理上的一些变化，容易产生自卑、自暴自弃的心理状态，医生和护士应当密切关注，多鼓励患者，增强其战胜疾病的信心。

（二）急性呼吸窘迫综合征

急性呼吸窘迫综合征（acute respiratory distress syndrome，ARDS）是由多种因素诱发的、发病率和死亡率极高的急性肺损伤综合征，具体因素列举如下：创伤、手术后并发症（如感染、中毒性休克、身体免疫能力低下等）往往会使术后 ARDS 的发生率上升；脊柱肿瘤患者常因为剧烈疼痛或神经功能缺陷而活动受限、卧床时间长，导致肺部感染率高；肿瘤手术创伤大、胸椎前路手术开胸激惹肺组织、术后胸腔积气、积血、肺复张不全，及高龄、肿瘤晚期肺转移、肺功能较差等因素，都是引发急性呼吸窘迫综合征的重要因素。同时脊柱肿瘤常引起脊髓损伤，使呼吸功能受损，C4 以上水平损伤者，膈肌功能丧失；C4 和 C5 损伤者，膈肌功能受损；在 C5 以下颈椎及胸椎水平损伤者，辅助呼吸肌肉和肋间肌的神经功能丧失，造成呼吸功能损害，因此易引起 ARDS。

1. 急性呼吸窘迫综合征的病因

（1）肿瘤患者的免疫功能紊乱导致机体防御机制对创伤刺激所产生的应激反应降低，出现异常应激反应，更容易诱发感染。

（2）脊柱肿瘤术后交感神经和副交感神经系统失衡，支气管平滑肌收缩，气道分泌物增加，使痰液易于在肺部坠积，从而并发肺炎和肺实变。

（3）高位脊柱肿瘤患者可能由于肿瘤对椎管内的侵犯，或术后脊柱失稳，导致脊髓高位损伤，致使膈肌、呼吸辅助肌功能丧失，加重了呼吸衰竭的发生。

（4）脊柱转移瘤患者因手术造成呼吸肌麻痹，导致吸气不足，氧分压下降，从而致使低氧血症的发生。

2.急性呼吸窘迫综合征的治疗

（1）治疗原发病：尽早控制脊柱转移瘤的进展。

（2）氧疗：缓解低氧和呼吸困难，可用较高浓度氧疗，在患者能够耐受、没有生命危险的情况下，可用储氧袋、高流量吸氧、无创辅助通气；出现危及生命的低氧血症甚至酸中毒时，必须及时进行气管插管、呼吸机治疗。

（3）全身支持管理：对患者进行全身生命体征监测，完善相关检查。如果某些指标如氧分压、血压异常，及时处理，防止患者因休克对自身造成二次伤害。

（4）限制性液体管理，严格控制液体的摄入。

（5）糖皮质激素治疗：若患者合并肾上腺皮质功能相对不全的症状，可考虑使用糖皮质激素治疗，降低患者的休克发生率[14]。

（三）深静脉血栓

深静脉血栓（deepvenousthrombosis，DVT）形成是脊柱转移瘤术后严重并发症之一。其发生概率最高部位为下肢，如果下肢深静脉血栓脱落，沿静脉回流至右心，再行至肺血管并堵塞血管，可继发肺栓塞（pulmonary embolism，PE），引起血流动力学不稳定及右心功能障碍。该病致死、致残率较高[15]，对患者的预后及日常生活有着极大的威胁。因此，预防和治疗深静脉栓塞值得所有医生重点关注。

1. 深静脉血栓的病因　深静脉血栓的患病原因主要是先天遗传和后天获得。先天遗传在 DVT 的发生中可能起一定作用，但在临床上，对于患者后天获得疾病因素的分析和了解更有价值。静脉血流缓慢、静脉内膜损伤和血液高凝状态是 DVT 形成的被广泛承认的三大因素。此外，全麻、感染、高龄、高脂血症、高血压、骨转移伴病理性骨折、卧床时间长、纤维蛋白原水平增高、有 DVT 病史及心血管病史也是脊柱转移瘤术后 DVT 发生的高危因素；而肥胖、输血、凝血功能异常、有内科并发症、术后卧床时间长等因素也可使脊柱术后 DVT 的发生率增高。

以下因素也可以对脊柱术后 DVT 造成影响：①患者术前就存在下肢运动障碍；②术中长时间保持俯卧位，导致髂静脉或股静脉受到压迫；③内置物包括椎弓根螺钉和椎间融合器对血管的刺激；④合并神经损伤或术中刺激自主神经导致下肢静脉失去肌肉泵作用和血管舒缩反射，从而血流流速缓慢，易形成血栓；⑤L5、S1 椎体前方手术中髂血管的过度牵开可能导致深静脉血栓的形成；⑥围术期卧床时间过长，患者下床运动量少[16]。

2. 深静脉血栓的治疗　对静脉血栓的预防已经引起广泛的重视，临床上大都采用：①术中俯卧位时应当保持腹部悬空，防止压迫下腔静脉及髂静脉；②术中严密监测并保证充足的血容量，密切监视患者是否发生休克；③提高病变脊椎的即刻稳定性，缩短患者的卧床时间；④术后使用弹力袜；早期应用抗凝药物、空气压力泵、床上肢体主动运动等方式预防下肢静脉血栓形成。要综合应用药物及机械性预防措施，防止患者下肢深静脉血栓的产生。

参考文献

1. LUKSANAPRUKSA P，BUCHOWSKI JM，ZEBALA LP，et al. Perioperative complications of spinal metastases surgery. Clin Spine Surg，2017，30（1）：4-13.
2. 曾丽雯. 脊柱手术后脑脊液引流患者的护理. 中国实用护理杂志，2011，27（19）：143-145.
3. 石志才，张晔，白玉树，等. 脊柱手术中脊髓损伤的危险因素分析及其预防策略. 脊柱外科杂志，2007，5（3），136-140.
4. 邹玉彬，路磊，谢建新，等. 脊柱手术并发硬脊膜破裂及脑脊液漏的研究进展. 浙江实用医学，2021，26（02）：176-179.
5. WOODROFFE RW，NOURSKI KV，HELLAND LC，et al. Management of iatrogenic spinal cerebrospinal fluid leaks：a cohort of 124 patients. Clin Neurol Neurosurg，2018，170：61-66.
6. 刘卫义，鄢卫平，张维平. 脊柱手术并发硬脊膜撕裂和脑脊液漏的研究进展. 中医正骨，2022，34（06）：47-49，52.
7. 童剑萍. 延长切口引流时间并间断夹闭引流管治疗脊柱手术后脑脊液漏的效果研究. 当代医学，2019，25（05）：160-162.
8. 贾连顺. 颈椎手术并发脑脊液漏的早期诊断与处理. 中国脊柱脊髓杂志，2010，20（03）：253-254.
9. CIVI S，DURDAG E，AYTAR MH，et al. Usefulness of end-to-sidebridging anastomosis of suralnerveto tibialnerve：anexperimental research. J Korean Neurosurg Soc，2017，60（4）：417-423.
10. 祁艳，王晶晶，韩应兰. 褥疮的预防护理及干预的研究进展. 海军医学杂志，2010，31（03）：282-284.
11. SCHOONHOVEN L，HAALBOOM JR，BOUSEMA MT，et al. Prospectivecohort study of routine use of risk assessment scales for prediction of pressure ulcers. BMJ，2002，325（7368）：797.
12. PANGS W.Predicting pressure sore risk with Thenirton，Braden，and Waterlow scales in a Hong Kong rehabilitation spital. Nursers，1998，47（3）：147-153.
13. 韩树芳，汪荣银，郭文娴，等. 脊髓损伤合并截瘫患者褥疮的预防与护理探讨. 中国卫生标准管理，2020，11（06）：152-154.
14. 张延. 应激剂量糖皮质激素在 ARDS 治疗中的应用效果分析. 当代临床医刊，2017，30（06）：3507.
15. 张世民，张德光，杨春雨，等. 脊柱创伤患者术后并发静脉血栓栓塞的危险因素研究. 血栓与止血学，2019，25（1）：36-37.
16. 马毅. 脊柱手术后深静脉血栓预防的研究进展. 中国脊柱脊髓杂志，2012，22（08）：753-756.

第四章

脊柱转移瘤的辅助治疗

第一节　微创治疗

脊柱是最常见的肿瘤转移部位之一。各种方法已用于治疗转移性脊柱病变，包括放疗、化疗、同位素治疗、双膦酸盐治疗、止痛剂和手术。对于椎体骨折和（或）脊柱不稳的患者，保守治疗如放疗和化疗不合适，通常是无效的。微创手术治疗，如经皮椎体成形术等，因其对于预期寿命较短的患者具有创伤小、恢复时间短的先天优势，已成功应用于临床。

脊柱转移瘤的微创治疗主要包括经皮椎体成形术、经皮内固定术、经皮消融术（射频消融、激光间质热疗、冷冻消融、微波消融）、内镜技术，这些治疗方式依据适应证和疾病进展用于不同的临床环境中，应根据实际情况，视患者的病情特点选择合适的治疗方式，以达到最好的治疗效果。

一、经皮椎体成形术

经皮椎体成形术主要包括经皮穿刺椎体成形术（percutaneous vertebroplasty，PVP）和球囊扩张椎体后凸成形术（percutaneous kyphoplasty，PKP）。PVP 是一种经皮向椎体病变部位穿刺，然后注入骨水泥的方法。骨水泥一方面增强了椎体的强度和脊柱的稳定性，使椎体高度部分恢复，防止椎体塌陷，缓解腰酸背痛；另一方面，骨水泥的化学毒性及其聚合时产生的热效应能杀死肿瘤细胞，减缓疾病的进展。1984 年，法国的加利伯特（Galibert）和德拉蒙德（Deramond）首次使用这种方法治疗颈椎血管瘤，现在 PVP 已经成为治疗脊柱转移瘤的标准疗法；而 PKP 吸取了 PVP 的经验和技术，并进行了一系列改进，经过 10 余年，于 20 世纪 90 年代末期开始出现。

（一）定义

1. PVP　是一种脊柱微创技术。PVP 使用经皮穿刺的方法，经椎弓根直接向椎体内注入骨水泥，以达到增强椎体强度、防止椎体塌陷、缓解疼痛的目的[1]。

2. PKP　是一种微创的、在影像引导下的手术，在椎体内插入球囊形成空腔后向目标椎体内注射骨水泥。PKP 允许相对较低的压力和高黏度的骨水泥治疗，降低了骨水泥泄漏的发生率。

（二）手术过程

1. PVP 是在患者背部做一个微小的切口，在影像引导下使用特殊的穿刺针经皮肤穿刺进入椎体，从而建立工作通道，将骨水泥或人工骨通过该通道注入被肿瘤侵犯而破坏的椎体内，稳定椎体，防止椎体进一步塌陷，同时也能够缓解患者的疼痛。

2. PKP 是椎体在经过球囊扩张后，分次通过穿刺针注入骨水泥，一方面，扩张的球囊使周围的松质骨被压实，人为创造了一个防止骨水泥渗漏的屏障；另一方面，相比传统的压力泵持续注入骨水泥，使用推杆分次注入显著降低了骨水泥注入时的压力，因此骨水泥的渗漏明显减少（图 4-1）。

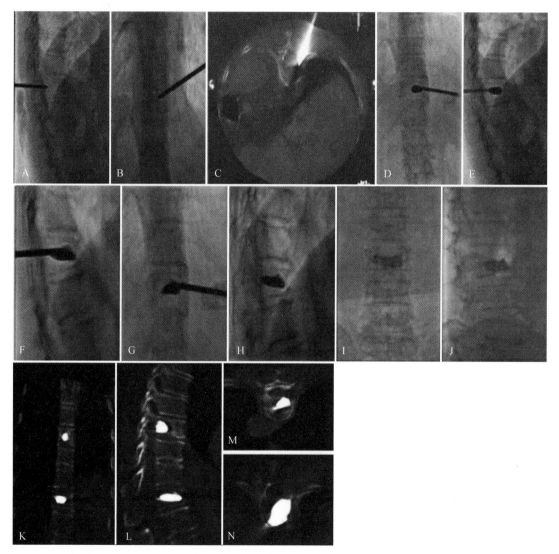

图 4-1　**A**. 侧位片，注射针头的尖端到达椎体的后缘；**B**. 注射针尖到达椎弓根内侧缘；**C**. 计算机断层扫描显示注射针穿过椎弓根刺穿椎体而不接触脊髓；**D**、**E**. 术中用球囊在椎体上形成一个空洞，并恢复椎体的高度；**F**、**G**. 用骨水泥注射器将骨水泥注入椎体；**H**. 手术球囊造成的骨水泥在腔内的扩散；**I**、**J**. 骨水泥填充病变破坏的整个区域（**I**. 后视图；**J**. 侧面图）；**K**、**L**、**M**、**N**. 术后计算机断层扫描证实骨水泥已安全扩散至椎体，无外渗或神经压迫（**K**. T8 椎体冠状面，**L**. T11 椎体侧位片，**M**. T8 椎体横切面，**N**. T11 椎体横切面）[2]

（三）适应证

1. 具有以下特点的患者：有明确的癌症病史；影像学高度怀疑脊柱转移；转移瘤引起的椎体塌陷导致剧烈疼痛；需要卧床休息和服用止痛药来缓解疼痛。

2. 肿瘤转移导致脊柱稳定性下降的患者。

3. 手术证明是由于原发肿瘤或转移性脊柱肿瘤的存在导致的椎体破坏。

4. 有手术禁忌证或不愿接受手术者。

5. 作为手术和内固定的前期准备治疗，术前 PVP 可增加椎体强度，改善局部条件，减少出血量，提高手术安全性。

6. 估计生存时间大于 2 个月者[3]。

（四）禁忌证

1. 有神经根、脊髓、马尾压迫症状的患者。

2. 椎体完全塌陷呈扁平椎，穿刺困难或骨水泥无法充填起效者。

3. 周围发生严重溶骨破坏的患者，特别是在椎体中央边界处。这是因为骨水泥渗漏或颗粒迁移会损伤脊髓或邻近血管。

4. 对骨水泥成分过敏者。

5. 身体状况不佳的患者，如严重贫血、恶病质、重要器官衰竭或类似情况的患者。

（五）注意事项

1. 骨水泥材料的选择 ①聚甲基丙烯酸甲酯（PMMA）骨水泥不具有促骨活性或导电性；聚合需要高温。PMMA 价格低廉，是最常用于 PVP 的物质。冷藏及使用适当比例的粉液对比剂，可延长术中注射时间窗口，提高材料凝固能力。有研究表明，最适合 PVP 的材料是保持在 4℃、在室温下粉末（g）：液体（ml）：造影剂（ml）的比例为 3：2：1 的牙膏状态的 PMMA[3]。②碳酸羟基磷灰石骨水泥、磷酸钙骨水泥、可以与骨水泥进行化学结合的具有生物活性和不透明的陶瓷材料。上述填充剂均具有良好的骨导电性，更适合于椎体骨融合，适合治疗骨质疏松性压缩性骨折。PVP 治疗脊柱肿瘤时，残留的肿瘤组织主要分布在骨水泥核心的外围，位于骨核心区与正常骨水泥之间。这些分布特征表明，具有骨传导性能的填充剂优点有限，因此上述材料不具有一定的优越性。

2. 骨水泥的填充量及其分布 颈椎所需的椎体骨水泥填充量平均为 2.5 ml，胸椎为 5.5 ml，腰椎为 7.0 ml。椎体刚度的恢复与骨水泥填充量密切相关。骨水泥填充 14% 的椎体刚度将恢复到损伤发生前的水平；填充 30% 的椎体将损失超过一半的初始剪切刚度。因此，过度充填不会产生最佳的生物力学效应，使用过量的骨水泥填充材料会增加因骨水泥渗漏而需要手术的风险，并会发生骨水泥植入综合征。

3. 单、双侧穿刺 在相同条件下，单侧和双侧椎弓根穿刺椎体刚度测量结果相似。单侧穿刺与双侧穿刺相比，操作简单，节省时间，费用和创伤更小。绝大多数的椎体压缩性骨折可通过单侧穿刺注入骨水泥获得良好的疗效。

（六）并发症

1. PMMA 渗漏 是最常见的并发症，约占 65%，与操作技术、骨水泥注射量密切相关。在大多数情况下，PMMA 泄漏是无症状的。然而，如果渗漏到达椎管和椎间孔，就会导致神经损伤。此外，对椎体转移伴后壁破坏者行 PVP 手术的风险较高，且随着后壁缺损程度的增加而增加。当骨水泥到达后壁时，通过小心操作，可以避免或控制骨水泥渗漏。当骨水泥注射到椎体外缘或距椎体后壁 1/4 时，应及时停止注射骨水泥。

2. 横突骨折 常与穿刺操作时用力过度有关，这类患者多存在全身严重的骨质疏松。

3. 局部疼痛 局部炎症可由穿刺部位的局部机械刺激和 PMMA 聚合过程中产生的热量引起。注射几小时后，患者可能出现短暂的疼痛或发热加剧。这些症状在应用非甾体抗炎药对症治疗后往往会在 2 ～ 4 天得到缓解。

4. 中心血管反应 中心血管对 PMMA 的反应在临床中很常见。多数学者认为 PMMA 聚合中使用的骨水泥单体可以抑制心肌收缩，导致心排血量降低和心律失常。但也有学者认为骨水泥单体并不是心排血量减少的直接原因。

5. 肺动脉栓塞和深静脉血栓形成 是最严重的并发症，与手术过程中脂肪或骨髓进入静脉循环、骨水泥的静脉扩散有关，避免骨水泥椎体静脉内渗漏是预防肺栓塞的关键。在注射 PMMA 之前，应进行椎体血管造影，同时避免高压、快速注射。

（七）研究进展

随着骨水泥用量的增加，骨水泥渗漏和其他并发症的发生率也随之增加。为了解决这个问题，目前已经引入了一些新颖的联合手术来减少肿瘤体积并安全地控制骨水泥的注射量，例如射频消融（radiofrequency ablation，RFA）和 ^{125}I 粒子植入。但是，这些技术在目前的情况下还处于起步和探索阶段，需要进一步研究以实现更大的推广和应用。因此，更好地控制癌症进展和降低水泥渗漏的风险是相互矛盾和有争议的。在临床实践中，该决定很大程度上取决于外科医生的临床经验和意识。因此，未来需要开展一项长期随访的大样本多中心研究，以确定脊柱转移瘤患者的最佳注射量和范围[4]。

（八）如何选择 PVP 与 PKP

1. PVP 和 PKP 均能显著缓解患者的疼痛，肿瘤性病变椎体疼痛缓解率一般在 75% ～ 90%。

2. PVP 操作相对简单，手术用时短，不需要球囊扩张操作，因此减少了术者和患者的 X 线暴露时间，同时也降低了穿刺相关的并发症。然而 PVP 是用较高的压力将稀薄的骨水泥注射到无空间的椎体内，因此骨水泥在椎体内分布相对均匀，但其骨水泥渗漏的发生率较高[5]。

3. PKP 通过球囊的扩张在椎体内形成一个空腔，将黏稠度较高的骨水泥在低压力下注入椎体内，因此骨水泥渗漏的发生率显著减少；即使渗漏，范围也比较局限，其安全性较 PVP 有明显提高，尤其是椎体后壁受肿瘤侵犯破损结构不完整的病例。不足之处是骨水泥分布仅仅局限于球囊扩张形成的空腔处。此外，PKP 球囊扩张器价格相对昂贵，患者经济负担较重，一般 PKP 比 PVP 价格高 5 ～ 10 倍[6]；在进行多节段椎体成形时该问题尤为突出，大多数球囊最多只能应用于 1 ～ 2 个椎体。如果病例选择适当，严格规范操作技术，PVP 目前仍为一种安全、有效且经济的治疗方法[7]。

4. PKP 可恢复椎体高度，矫正椎体后凸，是治疗椎体骨质疏松性压缩性骨折的良好选择。然而，脊柱转移瘤的压缩性骨折主要伴有后缘缺损。后凸成形术中球囊扩张后后缘缺损可能加重。此外，在后凸成形术球囊扩张时，椎体内的肿瘤可被挤压到椎管内。因此，对伴有后壁缺损的脊柱转移瘤患者不提倡使用后凸成形术。

二、经皮椎弓根螺钉内固定术

（一）定义

经皮椎弓根螺钉内固定术（percutaneous pedicle screw fixation，PPSF）是在影像导引下，通过在皮肤上打孔植入椎弓根钉棒系统的手术，包括椎弓根螺钉植入、连接棒植入、椎弓根螺帽植入以及术中必要的椎弓根撑开或者压缩技术。

（二）手术过程

取经皮小切口入路，按照术前、术中透视结果合理计算椎弓根钉角度，通过在病椎置钉连接伤椎和上下椎体，可改善病椎力学情况，矫正后凸畸形，维持椎体高度，防止发生椎间隙塌陷问题[8]。

（三）适应证

1. 压缩超过椎体高度 1/3。
2. 无神经症状。
3. 无须椎体切除或椎板切除减压者。
4. 附件骨质无严重损伤[9]。

（四）禁忌证

经皮穿刺椎弓根螺钉内固定技术无绝对禁忌证，相对禁忌证有：

1. 严重循环、呼吸系统疾病的老年患者。
2. 重度骨质疏松的患者。
3. 严重的脊柱侧凸畸形患者。
4. 有凝血功能障碍和出血倾向者。
5. 术前未明确定位的患者。
6. 椎弓根发育不良的患者。
7. 对手术所需物品过敏者。

（五）并发症

1. 导丝断裂　椎弓根螺钉与导丝形成角度可能导致导丝断裂，导丝在驱动螺钉时被截断。此外，反复使用导丝也可能是导丝断裂的原因之一。对于导丝断裂，没有必要故意取出导丝。坚持标准化操作，采用记忆合金制成的导丝，可以大大降低导线断裂的风险。

2. 血管损伤　这可能与螺钉位置调整过程中的误操作有关。对于术中血管损伤，应立即停止外科手术，并且必须进行术中血管造影以评估动脉损伤情况。此外，在手术过程中需要密切监测术中出血和生命体征，并且必须进行多学科协助以修复血管。

3. 脑脊液渗漏　虽然使用了 C 臂机和手术导航系统，但椎弓根螺钉仍有可能穿透椎弓根壁进入椎管，从而导致脊髓硬脑膜损伤和脑脊液渗漏。对于脑脊液渗漏，硬脑膜损伤后调整椎弓根螺钉的位置可以获得满意的结果。如果脑脊液渗漏无法缓解，建议进行开放翻修手术行脊髓硬脑膜的探查和修复。

4.螺钉错位 PPSF 期间缺乏解剖标志物可能是螺钉位置不当的主要原因。单轴椎弓根螺钉在骨折复位方面优于多轴椎弓根螺钉。

5.螺钉断裂或松动 通过损伤椎体的固定可以校正生物力学，改善椎弓根螺钉和椎杆的刚性，从而改善整体应力分布，减少局部集中负荷，避免螺钉断裂或松动[10]。

（六）注意事项

1.术中谨慎操作，防止导针刺破椎体前缘、伤及内脏及血管，特别是在攻丝及拧椎弓根钉时，攻丝及椎弓根螺钉挤压导针，更易发生导针刺破椎体前缘的情况。

2.撑开复位时注意观察并保持左右两侧撑开的长度相等，同时可观察正位片并进行对比，防止两侧复位不对称，发生医源性脊柱侧弯。

3.适当加大连接棒预弯度数，利用杠杆原理，可使骨折得到更好的复位[11]。

4.术中置入连接棒时，不应给予任何额外的外力，如果连接棒在穿过螺钉头部遇到阻碍时，需要重新评估整个操作。经皮椎弓根螺钉固定时，在冠状面和矢状面上，应保持2枚螺钉的尾端在同一水平面上，否则将导致钉棒置入困难与错位。

5.骨质疏松患者难以固定椎弓根螺钉，需要在椎弓根内植入碎骨或注入骨水泥，当椎弓根强化后再行螺钉固定。

（七）研究进展

经皮椎弓根内固定使用X线透视较多，这增加了患者和医生的放射剂量，对他们的健康造成不利影响。有研究发现，经皮内固定平均辐射暴露时间比传统开放手术组长，经皮组有效剂量是开放手术组的3倍以上。计算机辅助手术导航系统的出现显著减少了辐射暴露，但由于成本高昂，许多医院还没有这些系统[12]。

三、经皮热消融术

脊柱转移瘤最常用的经皮热消融模式包括射频消融、冷冻消融、微波消融以及激光间质热疗。虽然射频消融、激光间质热疗和微波消融通过在局部产生热能来工作，但它们在利用能量的来源上有所不同：激光间质热疗使用激光波，微波消融依赖于微波能谱（915 MHz 和 2.54 GHz）中的电磁波，RFA 使用射频范围内的电流。每种方法都有特定的适应证和优点，可以改善脊柱转移瘤患者的症状，特别是在减轻局部疼痛方面有着较好的疗效，但不推荐单独使用。联合 PVP 或 PKP 可以有效缓解患者疼痛，且具有足够的安全性[13]。

它们的主要区别在于激光间质热疗和射频消融通过将病变部位加热到50℃～100℃来引起肿瘤细胞的凝固性坏死，而冷冻消融将病变冷却至−40℃，导致细胞裂解。激光间质热疗的初步结果表明，硬膜外肿瘤体积减小，疼痛缓解和局部控制率均接近90%。射频消融的结果显示，67%的患者在1年时局部控制，而采用冷冻消融的患者在10个月时97%存在局部控制。

（一）定义

1.射频消融（RFA） 是一种经皮微创技术，在影像引导下，将电极放置在目标区域内，并将电流传递到电极周围的组织，利用高频交流电（通常范围为 300 ～ 600 kHz）产生热量（60℃～100℃）来损伤肿瘤细胞[14]（图 4-2，见彩图 4-2）。

2. 冷冻消融 是一种经皮、微创、图像引导技术，在影像引导下将冷冻探针定位到脊柱肿瘤区域，用极端低温来杀死细胞。

3. 微波消融 是指将 1 根特制的微波探针经皮穿刺到肿瘤中心区域，在微波针的某一点上含有 1 个 1 mm 左右的"微型微波炉"，它可以释放微波磁场，使周围的分子高速旋转运动并摩擦升温，从而使组织发生凝固、脱水坏死，达到治疗目的。

4. 激光间质热疗（laser interstitial thermal therapy，LITT） 是一种在影像引导下将激光引导到肿瘤区域，然后使用术中 MRI 来监测传递到肿瘤以及周围组织的热量，利用激光向肿瘤细胞提供热消融的微创疗法。

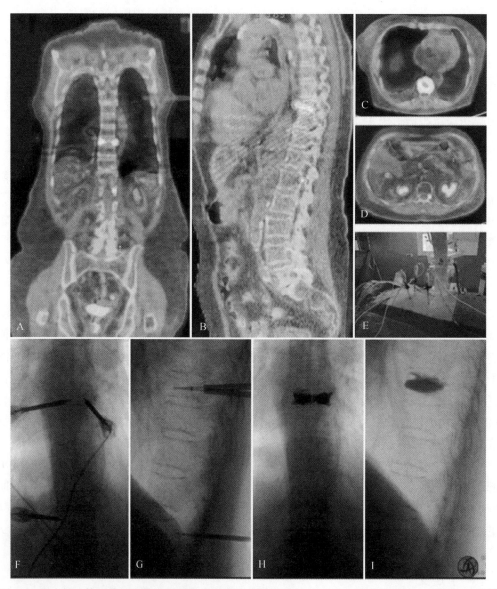

图 4-2 79 岁女性，第 9 胸椎和第 1 腰椎非小细胞肺癌转移病灶。**A ～ D** 为术前 PET-CT 图像，显示第 9 胸椎椎体和第 1 腰椎左侧椎弓根病变；**E**. 术中图像，探针置于上述椎体；**F、G**. 置入探针后的术中图像；**H** 和 **I**. 骨水泥增强后的图像[15]（见书末彩图 4-2）

（二）适应证

1. 疼痛持续存在。

2. 进行了最大程度的放疗，疾病仍然进展。

3. 对全身治疗和镇痛药反应不足。

4. 在没有脊髓压迫的情况下，不适合手术的患者。

5. 预期寿命超过 6 个月、表现良好、内脏转移较少的无症状脊柱转移患者。

6. 无并发症［缺乏病理性椎体压缩骨折（metastatic epidural spinal cord compression，MESCC）］的疼痛性脊柱转移瘤患者。

7. 预期寿命超过 6 个月、工作状态良好、内脏转移较少的稳定病理性椎体压缩骨折患者。

（三）禁忌证

1. 绝对禁忌证 ①局部或全身感染；②无法纠正的凝血病：血小板计数＜ 50 000 个 / 微升和（或）国际标准化比值（international normalized ratio，INR）＞ 1.3；③导致脊髓压迫或脊柱不稳定的肿瘤（脊柱不稳定肿瘤评分＞ 7）；④无症状患者或对药物治疗有反应的疼痛；⑤严重心肺疾病患者；⑥预期寿命有限（＜ 1 个月）。

2. 相对禁忌证 ①完全或大于 70% 的椎体塌陷；②靠近重要神经血管结构的转移。

（四）并发症

已证明经皮热消融可安全用于治疗肿瘤骨转移，主要的风险在于对邻近结构和软组织的潜在损伤，包括脊髓、神经、关节软骨、血管、皮肤和躯干重要器官（如肠）。脊髓和神经的热损伤是经皮热消融最重要的潜在并发症，可能导致脊髓病和神经根症状以及运动障碍。处理方法包括：

1. 手术中使用保留患者意识的镇静方法，可以从患者那里得到生物反馈，患者主诉沿神经分布的感觉神经缺失提示需要终止消融。

2. 目前将潜在的神经和重要软组织热损伤降至最低的做法包括使用热绝缘，以及温度和神经生理监测。热绝缘可以通过水分离和滴注热或冷的液体来实现，这分别导致处于危险中的结构的位移和处于危险中的结构周围的温度改变。RFA 期间应使用非离子溶液（如 5% 葡萄糖水溶液）进行水分离，应避免使用盐水溶液，因为导电性可能导致消融区扩大并产生等离子体场。

3. 主动热保护技术包括神经孔和（或）硬膜外注射二氧化碳或加热 / 冷却的液体进行隔热。这可以通过在神经孔或硬膜外腔中放置脊髓针，并将热电偶同轴放置到神经孔中以测量温度来实现。如果热消融术的温度超过 45℃，冷冻消融术的温度低于 10℃，则将热保护剂注射到神经孔和（或）硬膜外腔内。

4. 脊髓热损伤通常通过高剂量静脉注射类固醇方案进行治疗。

5. 脊神经损伤通过在神经周围注射类固醇来治疗。

6. 皮肤损伤：准确评估消融区边界可将皮肤损伤风险降至最低。应实施积极的皮肤热防护，例如在冷冻消融过程中在手套或浸湿纱布的表面用温盐水，以尽量减少皮肤损伤。此外，在冷冻消融和单极射频消融系统中，应注意防止外套管收缩。使用双极射频消融系统本质上可以避免皮肤烧伤的风险，使用更宽、更多的接地垫和单极射频消融系统可以降低皮肤损伤的风险。可以通过在局部皮肤使用抗炎药物和抗生素或对严重病例进行皮肤移植来治疗。

7. 胸膜、肺、肠和肾等软组织的潜在热损伤可通过使用热敏电阻降低其风险。

8. 消融相关骨折可通过骨水泥强化将其风险降至最低[16]。

（五）注意事项

在冷冻消融期间，需要−40℃或更低的温度来确保细胞完全死亡。CT上冷冻消融减性冰球的外周边缘通常对应于0℃，因此，建议将冰球延伸到肿瘤组织边界之外至少3～5mm，以确保治疗充分。

（六）经皮热消融模式的比较

1. 影像引导选择

（1）脊柱RFA和椎体增强术常在透视引导下进行，透视引导易于获得，可提供近实时引导，及有效的针放置和立即识别骨水泥渗漏。透视的主要缺点是通常缺乏对目标病变的可视化。因此，透视图像必须与术前横截面成像相关联，以确认目标病灶已消融。此外，术前和术中椎体节段计数对于解释潜在的解剖变异至关重要，例如多余的肋骨和过渡性腰骶部解剖结构。CT引导的主要优点是相关解剖结构的详细横截面可视化，可以在目标病变中准确放置针头，以及评估潜在的热保护。双极导航RFA电极沿椎体后部消融肿瘤时，通常更容易用CT确认电极距椎体后部皮质不小于10mm，即RFA体积的最大短轴半径。

（2）冷冻消融通常在CT引导下进行，因为消融区在软组织中为可视化的低衰减冰球，有时在骨内，需要确认整个肿瘤包括在冷冻消融体积中。

（3）微波消融区在很大程度上是CT隐匿性的，但该手术通常在CT引导下进行，因为微波天线通常会产生较大的消融区，这要求在目标病变内进行精确定位。

（4）激光间质热疗的一个主要优点是与MRI兼容。MRI是检测和展现软组织肿瘤的最佳成像模式，MRI能够通过MRI热成像对消融区进行无创、实时监测。因为热量是在组织中产生的，所以MRI中的变化可以转化为热图。共面解剖图像的叠加允许实时监测激光发射时的热强度和扩散[17]。

2. 消融方式选择　肿瘤的位置、大小和成分（溶骨性、成骨性或混合性）用于确定消融方式的选择。

（1）RFA通常用于治疗溶骨性病变（有小的或没有软组织成分），因为RFA因硬化骨的高阻抗而无效。

（2）对于成骨细胞病变最好使用冷冻消融术和微波消融术治疗，冷冻消融和微波消融是具有复杂几何形状的较大肿瘤的适当选择，因为多个冷冻探针或微波天线可以有策略地排列，以产生具有特定配置的连续消融区。

（3）使用传统的直射频电极、冷冻探针和微波天线，经椎弓根入路可以进入椎体前部和后外侧病变区，而中央后部椎体肿瘤只能使用导航射频电极经椎弓根入路进入。冷冻消融也是治疗具有骨外软组织成分脊柱肿瘤的首选方法，因为冷冻消融的体积在CT上是确定的。

（4）微波治疗具有杀伤肿瘤且不影响脊柱稳定性的优点，但目前认为微波治疗仅适用于单纯局限于间室内的肿瘤（Tomita 分级中的 1～3 级），对于间室外的肿瘤治疗应考虑联合手术或其他辅助治疗手段。

（5）治疗椎体转移瘤时应谨慎使用微波消融术，因为大功率（高达 100 瓦）快速沉积到大消融区可能导致消融过热和潜在的热神经损伤。微波消融可用于治疗溶骨性和成骨细胞病变，通常用于消融具有软组织成分的大脊柱肿瘤[13]。

3. 优缺点比较 ①虽然 RFA 可有效减轻疼痛，但具有重要的局限性，包括 CT 不能将消融边缘可视化、与手术相关的疼痛，及在治疗后立即增加的疼痛；②与 RFA 类似，微波消融术的一个重要局限性是 CT 对消融区的非视觉化；③与 RFA 或微波消融相反，冷冻消融形成衰减性冰球，这很容易通过 CT 识别，识别区外的组织可以避免受热损伤。冷冻消融术的其他优点是减少术中和术后疼痛[18]。

（七）研究进展

1. 与射频消融相比，在等离子体介导的低温消融中，插入套管中的部分绝缘电极发射离子，使等离子体激发成高能状态，导致分子键在较低能量下解离。在低温（40℃～70℃）下，对肿瘤组织进行消融，而不会破坏邻近组织的完整性。

2. 双相系统使用内置的发射和接收电子元件，其中电极内部省去了接地的需要并避免了皮肤烧伤的可能性。内部冷却电极通过在活性电极周围保持较低的温度来减少组织碳化。

3. 最近，内置热电偶的导航双极 RFA 电极已经问世，它可以根据预先确定的制造商数据，通过测量烧蚀区边缘的温度，实时监测烧蚀区大小。双椎弓根射频消融是一种新颖的技术，它可以有效地在近距离产生两个融合、合并和重叠的消融区，从而最小化对流冷却效应（散热器），进而降低通过组织传导热量所需的功率，降低热损伤的风险，最大限度减少炭化和阻抗相关问题[16]。

4. RFA 可导致肿瘤细胞凝固坏死，从而减少骨水泥渗漏的并发症并改善患者生活质量；另外，骨水泥可在溶骨性转移性病变或与病理性骨折相关的病例中提供机械稳定性并缓解疼痛。最近的多学科指南建议，射频消融联合椎体增强已成为单独进行或与放疗联合治疗转移性骨病的理想治疗方式之一。

四、内镜技术

内镜脊柱手术（endoscopic spine system，ESS）在过去 30 年中已得到使用和发展，特别是在退行性脊柱疾病、腰椎间盘疝和腰椎椎管狭窄症中，但很少在脊柱转移性疾病患者中使用。脊柱转移瘤患者剧烈疼痛和肌肉无力并存可能需要减压手术，无须全身麻醉、低相关并发症发生率和较短的恢复时间使得转移性脊柱肿瘤的内镜治疗成为一种有吸引力的选择。

经皮内镜下椎间盘切除术（percutaneous endoscopic lumbar discectomy，PELD）从问世以来，得到广泛应用与发展[19]，在其基础上发展出了 Yeung 脊柱内镜系统（Yeung endoscopic spine system，YESS）[20] 和经椎间孔镜脊柱系统（transforaminal endoscopic spine system，TESSYS）技术[21]，这两种技术被统称为经皮内镜椎间孔入路椎间盘切除

术（percutaneous endoscopic transforaminal discectomy，PETD）。随后，2006 年推出了经皮内镜椎板间入路椎间盘切除术（percutaneous endoscopic interlaminar discectomy，PEID）。PETD 和 PEID 在手术效果和安全性方面已被证明与开放脊柱手术或其他微创手术相当[22]。

（一）定义

内镜脊柱手术是目前治疗脊柱转移瘤的一个比较有效的微创手术，它从患者的肋间进行穿刺，在胸壁外侧切一个小口，置入内镜和器械，完成切除肿瘤的手术。

（二）适应证

仅适用于预期寿命短的脊柱转移压迫神经根引起的神经根性疼痛和神经功能缺损的患者。

（三）禁忌证

1. 严重心肺疾病的老年患者。

2. 未纠正的凝血障碍和出血体质患者。

3. 预期寿命较长的脊柱转移瘤患者。

（四）并发症

1. 该手术最大的风险是肿瘤组织的出血，在内镜有限的视野下我们无法有效控制剧烈出血。

（1）在手术切除这些血管病变之前进行血管内栓塞可能有助于减少脊髓的局部血管供应，甚至提供姑息性疼痛缓解[23]。

（2）使用生理盐水溶液（生理盐水 3000 ml；肾上腺素 1 mg）在椎间隙进行冲洗，在整个过程中可以使血管收缩。当有弥漫性出血时，可适当提高冲洗液的冲洗压力。

（3）射频电极可阻断转移瘤的小血管出血，同时烧灼可延缓肿瘤的生长[24]。

2. 脑脊液漏　如果患者出现头晕、头痛，切口部位渗出淡黄色液体，这时患者应取头低脚高位，绝对卧床 1～2 周。

3. 椎间隙感染　比较少见，但是一旦发生则较为严重。患者应卧床休息，腰部制动，及时抗感染、对症处理。

（五）研究进展

内镜下鼻内切除术对于切除中线基底病变（如脊索瘤）具有独特的优势。直接的中线方法允许以类似的方式轻松地在双侧观察，定义和切除边缘，同时在需要时还允许通过大孔切除到上颈椎。鼻内切除术能够切除关键神经血管结构中的大肿瘤，而不会破坏术后立即开始进行的开放方法所需的解剖结构[25]。

参考文献

1. 李静伟, 史晓林. 经皮穿刺椎体成形术治疗骨质疏松性椎体骨折的临床应用进展. 2014 浙江省骨质疏松与骨矿盐疾病学术年会暨国家级继教项目"骨质疏松症和骨质疏松性骨折诊治进展"专题研讨会. 中国浙江杭州, F, 2014 [C].

2. CHEN F, XIA Y H, CAO W Z, et al. Percutaneous kyphoplasty for the treatment of spinal metastases.

Oncology letters，2016，11（3）：1799-1806.

3. XIE L，CHEN Y，ZHANG Y，et al. Status and prospects of percutaneous vertebroplasty combined with ^{125}I seed implantation for the treatment of spinal metastases. World Journal of Surgical Oncology，2015，13（1）：119.

4. WANG L，ZHANG C，LIANG H，et al. Cement leakage in percutaneous vertebroplasty for spinal metastases：a retrospective study of risk factors and clinical outcomes. World Journal of Surgical Oncology，2022，20（1）：112.

5. CHANG X，LV Y F，CHEN B，et al. Vertebroplasty versus kyphoplasty in osteoporotic vertebral compression fracture：a meta-analysis of prospective comparative studies. International Orthopaedics，2015，39（3）：491-500.

6. KASSAMALI R H，GANESHAN A，HOEY E T D，et al. Pain management in spinal metastases：the role of percutaneous vertebral augmentation. Annals of Oncology：Official Journal of the European Society for Medical Oncology，2011，22（4）：782-786.

7. 林昆，易志新，黄爱军，等 . 经皮椎体成形术和经皮椎体后凸成型术治疗脊柱转移瘤的疗效观察 . 国际骨科学杂志，2018，39（02）：104-108.

8. 曹立颖，钟南，林斌珍，等 . 经皮微创椎弓根螺钉内固定术治疗胸腰椎段脊柱骨折患者的临床效果 . 医疗装备，2021，34（17）：113-114.

9. 胡鸣，毕大鹏，俞胜宝 . 开放与经皮椎弓根螺钉内固定治疗单纯胸腰椎椎体骨折的对比研究 . 实用骨科杂志，2022，28（05）：412-415＋35.

10. ZHAO Q，ZHANG H，HAO D，et al. Complications of percutaneous pedicle screw fixation in treating thoracolumbar and lumbar fracture. Medicine，2018，97（29）：e11560.

11. 尹志平，叶树强，罗涛，等 . 经皮椎弓根螺钉内固定术治疗无神经损伤性胸腰椎椎体骨折的价值 . 中国医疗器械信息，2022，28（10）：66-68.

12. LIANG D，DENG X，QIAN J，et al. Comparison of different pedicle screw fixation schemes in the treatment of neurosurgical spinal fractures：systematic review and meta-analysis. Annals of Palliative Medicine，2021，10（12）：12678-12689.

13. TOMASIAN A，JENNINGS J W. Vertebral metastases：minimally invasive percutaneous thermal ablation. Techniques in Vascular and Interventional Radiology，2020，23（4）：100699.

14. HADZIPASIC M，GIANTINI-LARSEN AM，TATSUI CE，et al. Emerging percutaneous ablative and radiosurgical techniques for treatment of spinal metastases. Neurosurgery Clinics of North America，2020，31（1）：141-150.

15. SHAWKY ABDELGAWAAD A，EZZATI A，KRAJNOVIC B，et al. Radiofrequency ablation and balloon kyphoplasty for palliation of painful spinal metastases. European Spine Journal：official publication of the European Spine Society，the European Spinal Deformity Society，and the European Section of the Cervical Spine Research Society，2021，30（10）：2874-2880.

16. TOMASIAN A，JENNINGS J W. Percutaneous minimally invasive thermal ablation for management of osseous metastases：recent advances. International Journal of Hyperthermia：the official journal of European Society for Hyperthermic Oncology，North American Hyperthermia Group，2019，36（2）：3-12.

17. TATSUI C E，LEE S H，AMINI B，et al. Spinal laser interstitial thermal therapy：a novel alternative to surgery for metastatic epidural spinal cord compression. Neurosurgery，2016，79（1）：s73-s82.

18. TOMASIAN A，WALLACE A，NORTHRUP B，et al. Spine cryoablation：pain palliation and local tumor control for vertebral metastases. AJNR American Journal of Neuroradiology，2016，37（1）：189-195.

19. KAMBIN P. Arthroscopic microdiscectomy. Arthroscopy，1992，8（3）：287-295.

20. YEUNG AT，TSOU PM. Posterolateral endoscopic excision for lumbar disc herniation：Surgical technique，outcome，and complications in 307 consecutive cases. Spine（Phila Pa 1976），2002，27（7）：722-731.

21. HOOGLAND T，SCHUBERT M，MIKLITZ B，et al. Transforaminal posterolateral endoscopic discectomy with or without the combination of a low-dose chymopapain：a prospective randomized study in 280 consecutive cases. Spine（Phila Pa 1976），2006，31（24）：E890-897.

22. RUAN W，FENG F，LIU Z，et al. Comparison of percutaneous endoscopic lumbar discectomy versus

open lumbar microdiscectomy for lumbar disc herniation：a meta-analysis. Int J Surg，2016，31：86-92.

23. ŞENTÜRK S，ÜNSAL Ü. Percutaneous endoscopic interlaminar decompression of hypervascular spinal metastases. World Neurosurgery，2020，134：182-186.

24. GAO Z，WU Z，LIN Y，et al. Percutaneous transforaminal endoscopic decompression in the treatment of spinal metastases：a case report. Medicine，2019，98（11）：e14819.

25. COFANO F，DI PERNA G，MARENGO N，et al. Transpedicular 3D endoscope-assisted thoracic corpectomy for separation surgery in spinal metastases：feasibility of the technique and preliminary results of a promising experience. Neurosurgical Review，2020，43（1）：351-360.

第二节　局部放射治疗

一、概述

放射治疗（radiotherapy，简称放疗）是利用射线的电离辐射作用于局部，使肿瘤异常细胞停止分裂直至细胞死亡的方法。放疗在脊柱转移瘤的多学科诊疗中仍有极其重要的地位；晚期转移瘤患者往往采取放疗作为姑息治疗缓解疼痛的主要手段[1]。近年来随着癌症治疗手段及理念的飞速发展，局部放疗及配合其他治疗手段开展的临床研究不断涌现；新医学器械的研发推广、放射手段对于肿瘤细胞杀灭原理认知的提升，使得以立体定向放射治疗（stereotactic body radiotherapy，SBRT）为首，以及适形调强放疗（intensity-modulated radiation therapy，IMRT）等新兴放疗手段逐渐在脊柱转移瘤的多学科治疗中崭露头角。

（一）脊柱转移瘤放疗的时机选择

几乎所有的脊柱转移瘤患者都在治疗期间的某个时间点采取了放疗。外科手术切除转移病灶的患者术后采用放疗，能有效杀灭术中可能造成污染的肿瘤细胞，形成良好的局部控制[2]；对于采用姑息性/保守治疗的患者，放疗能有效抑制癌痛，使溶骨性破坏病灶一定程度钙化、缩小。术后辅助放疗及以姑息治疗为目的的常规分割放疗已成为本领域标准的治疗手段[3]，且对转移性脊髓硬膜外压迫（metastatic epidural spinal cord compression，MESCC）有明显的缓解疗效。新兴的术中放疗（intra-operative radiation therapy，IORT）结合椎体形成术等微创脊柱手术的临床试验及相关研究已显示其合格的缓解率及安全性[4-5]。

（二）不同受累节段的放疗指征

在传统外照射放疗（conventional external beam radiation therapy，cEBRT）中，孤立节段的椎体转移、≥2处的脊柱转移灶均符合放疗指征。美国放射治疗及肿瘤协会（American Society for Therapeutic Radiology and Oncology，ASTRO）的指南中规定，SBRT的适应证为不超过2个连续或3个不连续的脊柱受累节段[6]，多项指南及回顾研究中也显示SBRT不适用于≥3个连续的节段[7-8]。在治疗实践中，由于靶区和脊髓间的空间限制，＞2 mm的误差都将造成脊髓和内脏的放射性损害，肿瘤覆盖率损失超过5%；若病灶区域大于6 cm，应采用分段放疗，避免靶区内射线剂量过高[9]。

（三）不同病理类型的骨转移灶

转移瘤患者的原发肿瘤（即骨病灶的病理类型）在其生物学行为、基因突变以及对放疗的治疗敏感性上有所区别。在一项纳入 500 例患者的放疗疗效临床回顾（纳入了 cEBRT 和 SBRT 的前瞻性研究）中，各病理类型的脊柱转移瘤早期疼痛缓解率分别为：肾细胞癌 87%、乳腺癌 100%、肺癌 100%、黑色素瘤 75%[10]。对于具体不同的放疗手段，目前开展的前瞻性及回顾性队列研究中各病理类型的转移瘤整体疗效结果有所差别，且根据患者的放射敏感性和反应性建议选择不同的放疗手段，这在后续的讨论里将叙述。

体内肿瘤细胞的主要来源是原发灶，其分泌肿瘤趋化因子等促进转移瘤的定位和转移前生态位的形成；治疗原发灶能够减少肿瘤负荷。有研究表明，对原发灶进行放射治疗联合内分泌治疗，相较单用内分泌治疗的患者，骨转移瘤痛显著缓解、骨转移灶放射性浓聚提示降低[11]。

（四）敏感性与反应性

肿瘤组织学上的两大特征会影响患者采用放疗及其他治疗方案的选择：放射敏感性和放射反应性。前者即敏感性和抵抗性，能够反映患者采用 cEBRT 时能否达到长久的局部控制，影响了放疗方案上的选择（包括 cEBRT、SBRT 等）。放射反应性则体现了接受放疗后肿瘤大体体积缩小的速度——这对于存在 MESCC 的患者而言较为重要，决定了是尽快行手术减压，还是使用放疗解除局部压迫。

（五）放射肿瘤急症：应对 MESCC

MESCC 与上腔静脉综合征、气道损伤等被列为放射肿瘤急症，在恶性脊柱转移瘤患者中时有发生。随着癌症多学科诊疗技术的进步、患者生存期的延长，MESCC 的发病率逐渐升高，影响 5% ～ 10% 的癌症患者[12]。在 NOMS（neurologic，oncologic，mechanicals stability，and systemic disease）诊疗方案中，存在 MESCC 且脊柱稳定的患者根据放射敏感性，考虑使用 cEBRT 或分离手术联合术后的 cEBRT/SBRT[1]。对确诊患者，在此之外应考虑立即静脉滴注地塞米松等糖皮质激素，从而减轻脊髓水肿；应注意随后转为口服并逐渐减量，避免肾上腺危象等并发症。

二、传统外照射放疗（cEBRT）

传统外照射放疗是脊柱转移瘤领域放疗的常规治疗手段。通过由体外线性加速器产生一个或多个高能量放射束，照射划定的体内肿瘤累及的病变靶区，杀灭肿瘤细胞或使其体积缩小，以期达到局部控制和缓解癌痛的效果。自 20 世纪末以来，足够的前瞻性队列和回顾性临床研究都验证了 cEBRT 及其重复治疗的安全性、有效性。在放疗技术专业领域，由于总使用剂量的区别，被称为常规分割放疗（conventional fractionated radiotherapy，CFRT）；近年来兴起的 SBRT 由于剂量更大，在这一分类上与之对应，则称为大分割放疗（hypofractionated radiation therapy，HFRT）。在早期二维放疗的基础上，使用铅挡板等调整放射束的三维形状——这一技术被称为三维适形放疗（three-dimensional radiation treatment，3D-CRT），已成为 cEBRT 一类放疗手段中的主流。

（一）靶区及剂量选取

在 cEBRT 中，将影像学检查中可见的病灶区域及累及的结构紊乱区域，定义为大体肿瘤靶区（gross tumor volume，GTV）。临床靶区（clinical target volume，CTV）的定义为病变椎体及其上下各一个椎体；计划靶区（planning target volume）则在临床靶区的基础上再向上、向下分别延伸 0.3 cm。

基于每次放疗所使用剂量、疗程内总次数的差异，脊柱转移瘤 cEBRT 的治疗策略大致可分为单次放疗（single fraction radiotherapy，SFR）和多次分割放疗（multiple fraction radiotherapy，MFR）两种。在临床实践中，最常见的剂量方案为单次 8 Gy、20 Gy 分 5 次、24 Gy 分 6 次、30 Gy 分 10 次以及 40 Gy 分 20 次。在一项分析了过往 24 项随机对照研究的系统性回顾中发现，8 Gy 是迄今为止常规放疗骨转移瘤中最常见的单次使用剂量，且疼痛缓解率高于＞ 8 Gy 或＜ 8 Gy 的放疗剂量选择[13]。在疼痛的脊柱部位，单次 8 Gy 的放疗剂量可提供非劣效的疼痛缓解，对于预期生存期有限的患者或是更明智的选择。回顾性研究中发现，分别应用 30 Gy 分 10 次、24 Gy 分 6 次、20 Gy 分 5 次，与单次 8 Gy 的初次接受放疗的患者相比，疼痛缓解率和总体控制率没有统计学差异[6]。

（二）适应证

在 ASTRO 骨转移放疗指南中，cEBRT 被认为是长久以来且会持续作为姑息治疗疼痛性、无明显并发症骨转移瘤的主要方法[6]。绝大部分患者都可以采取放疗作为主要治疗手段或辅助外科手术治疗。具体适应证为：①无脊髓及马尾压迫、神经根痛或股骨外侧皮质的大范围受累（＞ 3 cm）出现在病变区域；②患者脊柱稳定，无须立即手术干预；③病变部位未进行放疗；④病变部位及患者身体情况能够耐受二次放疗。

对于脊柱转移瘤放疗后复发性疼痛的患者，应在初始治疗后 1 个月才可考虑进行 cEBRT 再治疗。需要明确：使用手术治疗（包括椎体成形术等微创手术）、放射性核素治疗、骨修饰剂（双磷酸盐或地舒单抗）并不能排除疼痛性骨转移患者的 cEBRT 乃至其他放射治疗的必要性，包括通过手术解除 MESCC 的患者在内。

（三）临床应用及疗效研究

长久以来，外科手术辅以术后 cEBRT 的组合在实践中尤为常见。Ma 等研究表明，对于未知来源的脊柱转移瘤，与单纯放疗相比，手术联合术后放疗能够明显改善生存质量并能长期维持[14]。cEBRT 作为术中放疗联合后凸成形术在一项临床研究中展示了极高的局部控制率（92.3%）与长期疼痛缓解率（89.7%）[4]。其与骨保护剂双膦酸盐联用的安全性已经得到验证，且这一组合在延缓骨相关事件的发生上，呈现非劣效的表现[15]。

cEBRT 的疼痛缓解率主要取决于原发肿瘤对放疗的敏感度（即转移癌病理类型）。对 cEBRT 反应良好的原发类型包括大多数血液系统恶性肿瘤（例如浆细胞瘤、淋巴瘤等），以及部分实体性肿瘤（例如前列腺癌、乳腺癌、卵巢癌等）。但在肾细胞癌、结肠癌、黑色素瘤、甲状腺癌、肉瘤等病理类型中反映出一定的放射耐受性。目前公认的是，无论患者存在何种程度的 MESCC，放射敏感型肿瘤且证实无脊髓病的患者都可以通过 cEBRT 得到有效治疗。

关于 SFR 与 MFR 究竟哪一种在疗效上是更优秀的 cEBRT 分割策略？这一争论长久存在。长期以来的研究表明，两种剂量分割放疗方式在总体疼痛缓解率上没有显著差异。但在 2019 年的一项累积性 meta 分析中显示，MFR 在降低再治疗事件的发生上较 SFR 更有优势[16]。

（四）并发症及其处理、技术局限性

1. 并发症 针对脊柱转移瘤患者的放疗所产生的并发症主要分为两类：一类是放疗普遍产生的不良反应，如全身性的白细胞减少、精神疲劳、食欲不振、恶心呕吐等消化道症状，以及局部皮肤瘙痒、肌炎、疼痛发作、放射性神经丛病（radiation plexopathy，RP）等。常见的全身并发症以常规手段进行对症处理，例如注射重组人粒细胞集落刺激因子、保持皮肤清洁干燥、采取高蛋白易消化饮食等。另一类为针对脊柱部位肿瘤进行放疗特有的并发症，如椎体压缩性骨折（vertebral compression fracture，VCF）、放射性脊髓病（radiation myelopathy，RM）、放射性食管炎（radiation esophagitis，RE）等（也见于接受放疗的鼻咽癌、食管癌患者）。由于 cEBRT 投射的剂量较小，初次接受放疗的患者发生 VCF、VM 等并发症的情况较罕见；cEBRT 在早期应用时，患者出现脊柱转移后生存期较短，因此相关安全性事件管理以及毒性研究较少；主要脊柱放疗并发症的应对干预在 SBRT 部分将详细阐述。

在讨论具体不同分割方案的 cEBRT 时，过往研究显示 MFR 的急性毒性（acute toxicity）相较单次 8 Gy 的放疗策略更明显，而两者在晚期毒性（late toxicity）上结果相近；MFR 的患者显示出更低的 MESCC 和病理性骨折的可能性[17]。

2. 局限性 关于 cEBRT 的局限性，一方面，在针对脊柱转移瘤患者的治疗中，cEBRT 是最早应用于该疾病领域的放疗手段，昔时针对晚期转移瘤患者的系统治疗方兴未艾（如靶向治疗、免疫治疗），综合治疗手段有限，患者的生存期较短，因此关于 cEBRT 的研究及其应用发展，多是针对晚期转移瘤姑息治疗患者。

另一方面，由于物理技术受限，无法精确地使投送定位到肿瘤组织所在，需要尽可能减少对于周围正常组织的影响，故此受到脱靶剂量的限制，以至于 cEBRT 所投送的剂量往往只能达成辅助术后局部控制和疼痛缓解的目的，难以对肿瘤大体病灶进行消融。对于接受 cEBRT 再放射治疗的患者，仍有 42% 不能从中获益[18]。研究表明，无论是单次 8 Gy 还是 30 Gy 分 10 次的 cEBRT，3 个月的疼痛控制率只有 51%[19]。故此，在晚期癌症患者普遍生存期更长的今天，需要局部控制、杀灭肿瘤细胞作用更强的放疗手段；目前的研究热点是以 SBRT、IMRT 等为首的新兴放疗技术。

三、立体定向放射治疗（SBRT）/立体定向放疗外科（SRS）

SBRT 在 cEBRT 的基础上，结合先进的图像引导系统、计算机规划软件进一步精确化靶区定位；将高密度的能量射线投送至靶区，并在毗邻的非靶点正常组织与靶区之间投送急剧减少的剂量，从而降低了周围正常组织受量（图 4-3，见彩图 4-3）。与使用较小剂量的 cEBRT 常规分割疗法不同，SBRT 能够向肿瘤递送足以消融的剂量。该技术最初为治疗颅内肿瘤开发，彼时被称为立体定向放疗外科（stereotactic radiosurgery，SRS），现已成为适用于包括脊柱、胃肠道等在内的躯干多部位放疗手段。主要特点为大剂量、低分割、短分次；以上优势使得 SBRT 成为临床疗效高、不良反应较少的一类放疗技术，尤其对于孤立病灶及寡转移患者，SBRT 的出现从根本上改变了治疗策略。SBRT 近年已成为前瞻性临床试验的热点，多项研究中展现出相较 cEBRT 更好的远期疼痛缓解率。

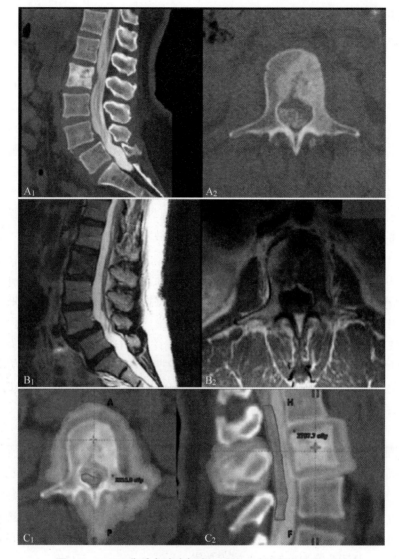

图 4-3 SBRT 非手术治疗轻度 MESCC（见书末彩图 4-3）

（一）靶区与剂量选择

SBRT 关于靶区的定义与 cEBRT 类似：GTV 包括整个肿瘤组织，以及骨性、椎旁成分和硬膜外被累及的区域（包括术后残余瘤灶）；CTV 为因肿瘤而受累的整个椎体，对存在异常信号区域应尤为注意，但除较大硬膜外肿瘤、广泛侵犯椎弓根的病灶外，需要避开脊髓（不包括假体和伤疤）；PTV 与 CTV 的间距保持 0.3 cm，硬脑膜或相关重要结构的 PTV 由主治医生按实际情况划定。为避免损害脊髓和马尾等重要组织，定义其外扩 1.5 ～ 3.0 mm 为危及器官计划区（planning risk organ volume，PRV）[20]。危险器官（organ at risk，OAR）为靶区附近的重要器官结构，在确定靶区时应尽可能减少对该区域的剂量投放。

SBRT 通常在 1 ～ 5 次内向病灶投送完整的放射治疗剂量（一般为 16 ～ 40 Gy），常规的多次分割方式为：单次 16 Gy、24 ～ 27 Gy 分 2 ～ 3 次、30 Gy 分 3 ～ 4 次、25 ～ 40 Gy

分 4～5 次。美国放射协会在 2013 年确定了三种针对脊柱转移瘤患者具备安全性的 SBRT 分割方案：单次 12～18 Gy、21～27 Gy 分 3 次、20～30 Gy 分 5 次。在一项 44 例样本量的 RCT 中，接受单次照射高剂量（16 Gy/1 次）的患者，可达到 80%～90% 的长期疼痛控制率，照射及邻近部位脊柱转移瘤复发率＜5%[19]。

（二）适应证

通过 SBRT，能够克服较低的放射敏感性，使不适合接受 cEBRT 的患者获得接受放射治疗的机会。SBRT 再照射治疗的安全性、可行性也已经得到验证。适应证包括：①病理诊断明确的脊柱或椎旁转移性肿瘤病灶；②放疗后预期生存期＞3 个月；③卡氏评分（Karnofsky performance status，KPS）＞40；④脊柱稳定；⑤不超过 2 个连续或 3 个不连续的脊柱节段受累。

SBRT 前需要特别评估的危险因素（禁忌证）有：①机械性疼痛；②基底部椎体压缩性骨折；③病变节段＞40% 的椎体受累；④脊柱错位；⑤双侧椎弓根和椎板受累；⑥溶解性肿瘤外观，出现临床症状的脊髓压迫；⑦重度硬膜外病变（Bilsky 等级为 2 或 3）；⑧规划受照射区域有放射性粒子植入治疗史；⑨预期生存期＜3 个月；⑩单处病变区域＞5 cm；⑪患者近年有结缔组织病病史；⑫过往放疗剂量已达到 OAR 耐受阈值。

（三）临床应用、疗效研究

图 4-3[1] 显示了一名 62 岁的结肠癌 L2 节段脊柱转移并存在轻度 MESCC 的女性患者；患者神经功能良好，伴有轻微背痛，SINS ＝ 4（脊柱稳定）。患者接受了单次 24 Gy 剂量的治疗，在随后 3 个月的随访中疼痛显著缓解，硬膜外肿瘤病灶几乎消失。A1、A2 分别为放疗前的患者腰椎矢状位和轴位的 CT 断层扫描骨髓象；B1、B2 分别为术后 2 个月随访时 MRI T1 增强、T2 增强图像，显示硬膜外病变几乎消失。C1、C2 为 SBRT 的治疗规划，不同剂量区域以不同颜色代表；粉红色区域为输送至马尾的剂量（17.6 Gy）。

SBRT 可作为脊柱转移瘤患者的独立主要治疗方法，消融大体肿瘤病灶；可用于在外科手术治疗为主的过程中的术后辅助放疗、肿瘤复发进展例如 cEBRT 治疗失败后的再放射治疗，及搭配椎体成形术等进行术中放疗。过往研究都验证了以上应用的安全性及有效性。

数据表明 SBRT 能够安全有效地缓解疼痛，局部控制、解除 MESCC，即使对原发灶为肉瘤、肾细胞癌、结肠癌等放射敏感性较低的肿瘤细胞依然可以实现较好的疗效。Hall 等研究表明，在最少随访 15 个月的队列中，79% 的患者实现了部分或完全的疼痛缓解，90% 的患者实现了局部控制[21]。

（四）并发症及其处理、技术局限性

RM、VCF 和局部复发是 SBRT 的主要并发症。一项随访时间至少 5 年、纳入 562 名患者的研究显示，只有 17% 接受 SBRT 的患者显示了放射毒性所致的临床症状，且其中大多数既往接受过 cEBRT 治疗[22]。但近年研究表明，脊柱放疗对于椎体的损害往往与剂量相关。

1. 椎体压缩性骨折（VCF） SBRT 相较 cEBRT 虽然对非靶区邻近组织的影响更小，但由于其大剂量分割的基本形式，增加了放疗后患者发生椎体压缩性骨折的风险。肿瘤病

灶的压迫及溶骨破坏，加上辐射引起的损伤导致进行性的骨质疏松，降低了椎骨的承重能力（图 4-4[23]）。SBRT 治疗后发生 VCF 的患者比例高达 11%～39%，而 cEBRT 这一数值仅 5%[23]。VCF 的发生主要与高剂量单次的 SBRT 有关，和分次方式的相关性较低。虽然有研究显示 VCF 与骨转移瘤晚期的骨质破坏有关，但超过 60% 的患者发生 VCF 在接受 SBRT 之后的 4～6 个月内，被视为放疗相关亚急性并发症。由于单次照射剂量＞ 20 Gy 时 VCF 的发生率明显较高，在权衡选择分割剂量方案时，应谨慎选择单次剂量过大的策略。通过 24 Gy 分 2 次、27 Gy 分 3 次能够达到相近的疼痛缓解与局部控制的目标，同时 VCF 发生率更低。过往研究表明，VCF 的发生率与转移瘤病理类型具有相关性；单次照射剂量不超过 18 Gy 与 VCF 低发生率有关。

患者入院后应对其脊柱不稳定性肿瘤评分（spine instability neoplastic score，SINS）进行评估，对必要情况进行外科手术干预，以降低高危因素下放疗后 VCF 的发生率。虽然大多数 VCF 并未表现出临床症状，但仍有部分患者出现明显的机械性疼痛，可通过经皮椎体成形术、椎体后凸成形术等经皮骨水泥增强的微创术式进行治疗。尽管微创手术或许不如传统开放手术能够更长久地维持发生 VCF 患者的脊柱稳定，但较小的不良事件发生率及恢复时间，能够给予患者进一步采取全身治疗（靶向、免疫药物等）手段的机会。存在复杂脊柱不稳定、严重结构畸形情况和脊髓压迫的患者，必要时行传统开放式脊柱重建或减压手术。不可忽视的是，如今脊柱转移瘤患者往往会使用抗血管生成的靶向治疗药物，这可能会延缓手术伤口愈合、增加并发症发生的可能性。

2. 放射性脊髓病（RM） RM 被定义为在没有影像学证据表明肿瘤进展或复发的情况下，受到照射的脊髓节段呈现出神经系统损伤的体征或症状。在病理生理学上，RM 是一种进行性的、血-脊髓屏障的破坏、反应性神经胶质增生、脱髓鞘等所致的复杂损伤反应。严重急性、晚期的 RM 是不可逆的，甚至导致死亡；自限性早期延迟性 RM 又称 L'hermitte 综合征，通常在 SBRT 后 2～4 个月发生，且受照射剂量往往低于经验性得出的 RM 阈值剂量，特点为颈背部的感觉与伸展运动异常，几个月后将完全恢复。在一项纳入 1388 名接受脊柱放疗患者的汇总分析中发现，RM 的总体发生率仅有 0.4%[21]。在常

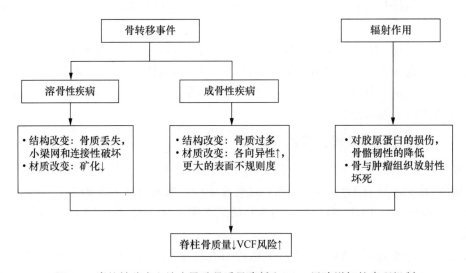

图 4-4 脊柱转移瘤和放疗导致骨质量降低和 VCF 风险增加的病理机制

规分割放疗中 RM 极为罕见，但随着全身治疗药物的进步使得患者生存期延长，大分割放疗、再放疗事件的发生率较以往增加，RM 的发病率显著提升。在一项 SBRT 再照射研究中，RM 粗发生率为 1.2%[24]。由于发生率较低、样本量有限，目前还未明确剂量、分割策略差异与 SBRT 患者 RM 发生率的相关性。

类固醇治疗脊髓水肿、地塞米松抵抗神经性炎症为传统对症治疗，能够减少继发性损伤；通过神经祖细胞、干细胞、基质细胞移植从而对病变区域达成功能修复是潜在、需要探索的治疗手段。有报道指出，抗 VEGF 的单克隆抗体靶向药能够治疗放射性神经坏死，贝伐单抗改善了一名 RM 患者的神经功能[25]。

3. 放射后肌炎 由 SBRT 辐射诱发的肌炎为人体浅层肌肉、血管等组织的损伤，肌肉萎缩减少。MRI 显示 T2 加权成像信号增强、T1 加权信号增强且为不规则斑片状。该症状应与肿瘤复发或进展侵袭所引起的正常组织结构紊乱相鉴别。放射后肌炎是一种发生率低但不可小觑的并发症，未及时干预可能对后续患者的生存质量造成明显影响。一项迄今样本量最大的（667 名）脊柱 SBRT 放射后肌炎研究显示，背部肌肉筋膜疼痛在接受治疗后的 1.4 个月发生为中位时间，出现在影像学显示明确病理变化之前（中位时间 4.7 个月）[26]。目前各项研究并未对剂量与发生率、严重程度的相关性做出定论。

常规的对症治疗方式为使用镇痛剂以及抗炎作用的类固醇激素。

4. 放射性神经丛病（RP） 又称放射性周围神经病，因放疗射线直接或间接损伤神经丛而发生。主要症状为神经性疼痛、麻痹、进行性感觉减退等，常发生于臂丛、腰丛、骶丛，其中以臂丛部位发病率最高。通过对 2 年随访数据的 Kaplan-Meier 曲线估计，SBRT 剂量 > 24 Gy 和 < 24 Gy 的 RP 发生率分别为 46% 和 8%[27]。通过 MRI 可鉴别 RP 与脊柱肿瘤进展压迫脊髓的情况。在规划放疗靶区时，应正确勾画包括各节段神经丛（特别是臂丛、腰丛）在内的 OAR，最大限度降低 RP 发生率。

射线对于神经的损伤是不可逆的。目前主要治疗为抗炎为主的对症治疗，同时禁用有神经毒性作用的他汀类药物，及存在促纤维化不良反应的药物。

5. 疼痛发作 疼痛发作定义为在接受放疗期间或之后较短时间内患者出现的病灶部位疼痛加重，其病理生理学成因推测是吸收光子能量导致组织炎症加重，从而引起水肿增加。最常出现于放疗后的 1 ~ 2 天。美国得克萨斯大学安德森癌症研究中心（MD Anderson Cancer Center，MDACC）的报告显示，基于 SBRT 的单分割方案相较多分割方案有着更高的疼痛发作发生率，未使用类固醇的患者接受 SBRT 后疼痛发作的发生率为 25% ~ 68.3%[28]。

美国的医学机构往往通过在 SBRT 后 6 天、逐渐减量口服甲强的松龙，来防止该事件的发生。临床实践中，于患者接受 SBRT 的前 1 小时以及之后 4 天每日口服 4 mg 地塞米松，能将疼痛发作发生率降至 40% 以下，且有效改善患者行走能力[28]。

6. 放射性食管炎（RE） RE 是脊柱放疗少见的急性或晚期毒性并发症，症状为食管炎、糜烂、溃疡、穿孔、狭窄，甚至死亡。针对 C7 至 T10 脊柱节段的放疗都有可能对食管产生局部损伤；由于食管是一个连续的管腔结构，局部损伤将引起全段的生理功能异常、结构受损。目前的研究尚未确定 RE 发生率与剂量、分割策略之间的相关性。使用抗血管生成的靶向治疗药、食管或附近节段曾接受过手术等可能是 RE 发生的潜在危险因素。

一般治疗通常为抗炎对症治疗；出现严重进展例如食管穿孔等，行外科急诊手术干预。

（五）局限与挑战

SBRT 剂量分布的固有不均匀性、直接靠近 OAR 部位急剧变化的剂量梯度，将导致输送剂量的不确定性。由于最常见的脊柱放疗局部控制失败事件是肿瘤硬膜外进展，SBRT 面临的一大挑战是限制暴露于 OAR 的投送剂量于可能引发并发症的阈值剂量之下，但需要尽可能增加照射硬膜外腔（邻近脊髓部位）的剂量。SBRT 作为改变了脊柱转移瘤由辅助治疗、姑息性缓解疼痛到追求更优越的局部控制，甚至消融病灶的划时代放疗技术，仍然存在着许多可改进的空间。目前，许多新兴的放疗技术多是在 3D-CRT 或 SBRT 的基础上，结合先进的图像设备、引导设备等，对放疗靶区和剂量梯度进行动态化定制的精确规划与操控。

四、应用于脊柱转移瘤的新兴放疗技术

（一）调强放疗

1. 适形调强放疗　在适形调强放疗（IMRT）之前的放射治疗中，高能射线的投送只适合一般的肿瘤形状，而不可完全匹配肿瘤的确切形状和表面构造。在以 3D-CRT 为技术基础的 IMRT 中，计算机借助特殊图像算法生成符合病灶具体形态的空间方案；随后计算机利用该图像，以一种比以前更精确的方式控制线性加速器，向靶区投送符合肿瘤及其累及区域的极其精确的非均匀辐射剂量，达成以往技术无法实现的复杂剂量分布的目标。2002 年，一项针对脊柱部位原发或转移性恶性肿瘤病灶的以 3D-CRT 为基础的 IMRT 临床试验显示，在 9 个月的随访中，局部控制率为 75%，未观察到明显的放疗并发症[29]，这是最早的有关 IMRT 治疗脊柱转移瘤患者的研究报道。伴随着 SBRT 与适形调强技术结合等技术改进、发展的十余年后，多项临床研究显示了 IMRT 能够对病灶达成 90% 的局部控制[30]；即使应对接受 cEBRT 放疗控制失败、接受再照射的患者，IMRT-SBRT 依然可以达到大约 85% 的局部控制率。接受该治疗方案的患者显示出更低的安全事件发生率，并显著改善了生活质量，减少了止痛药的使用。

图 4-5[30]（见彩图 4-5）显示了 IMRT-SBRT 治疗一位 62 岁黑色素瘤脊柱转移男性患者（疾病稳定，ECOG = 0，18 Gy 单次放射）的规划图像。定义目标（左上）、放射治疗等剂量线（右上）、轴位与矢状位剂量分布（下图），显示了"剂量塑形（dose-shaping）"的优势。GTV 与脊髓的距离为 2 mm。

对于存在 MESCC 的患者，手术减压配合术后 IMRT 相较单纯进行 IMRT，更多的患者恢复了行走能力、维持更长时间的行走状态，但硬膜外病变仍然是影响 IMRT 及常规分割放疗疗效的重要因素。分离手术能够在转移病灶与脊髓间创造 2 ~ 3 mm 的空间，使得足以消融肿瘤的放射剂量更安全地投放。过往研究表明，IMRT-SBRT 在联用例如索拉非尼、舒尼替尼等抗血管生成的靶向药时，放疗带来的皮肤毒性、潜在的神经毒性或脊髓炎并不会增加靶向药相关安全性事件的发生；对于脊柱病变，12 个月与 24 个月的局部控制率分别为 94.1% 和 90.4%[31]。

2. 容积旋转调强放疗　容积旋转调强放疗（volumetric modulated arc therapy，VMAT）是一种先进的 IMRT 技术。相比于常规的 IMRT 技术，完成一次 VMAT 治疗仅需 2 ~ 6 分钟，明显缩短了治疗时间。研究显示，肺、脊柱、淋巴结和胰腺转移的 VMAT 总治疗时

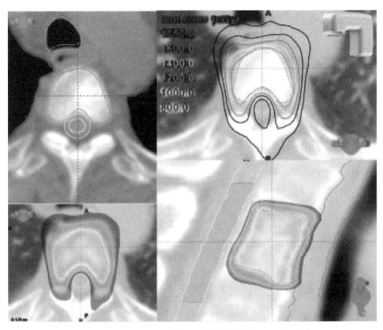

图 4-5　IMRT-SBRT/SRS 术前治疗规划图像（见书末彩图 4-5）

间分别减少了 66% ~ 70%、46% ~ 58%、42% 和 21%[32]。通过调节加速器内的多叶准直器及各个角度的机架旋转速度变化，使得射线强度能够随时适应病灶厚度进行调整，以此应对肿瘤各部位组织的厚薄不同，从而实现整体化最适强度的系统性调整；并且能够在单弧或多弧设定的任意 360° 内对体内肿瘤进行旋转照射。随着机器人辅助、微多叶准直技术等该领域系统化应用的成熟，使得仅精确照射肿瘤及其侵犯病变区域成为了可能，进一步缩小了靶区。

图 4-6[27]（见彩图 4-6）展示了 VMAT 的规划图像。图 A、B 显示了针对 T7 节段（该

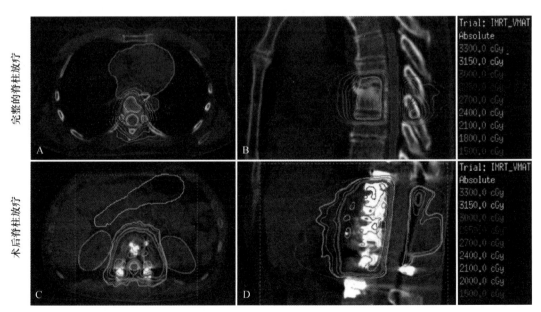

图 4-6　VMAT-SBRT/SRS 术前治疗规划图像（见书末彩图 4-6）

患者为滤泡性甲状腺癌脊柱寡转移）完整的放疗计划，27 Gy 分 3 次照射；图 C、D 显示了针对 T11 ～ L1 的术后辅助放疗计划；患者此前已接受肾细胞癌脊柱寡转移的手术治疗（T12 椎体切除、T11 与 L1 部分椎体切除、T8 ～ L3 固定）。

针对脊柱肿瘤患者，SBRT-VMAT 往往结合 1 ～ 3 个弧，通常在应用 2 个弧的情况下计划一致性与准确性最强。VMAT 所使用的多叶准直器节段数往往比 IMRT 更少，从而提高了设备的使用效率，但节段数也会随着使用弧数量的增加而增加；而使用弧数量的增加能够改善脊髓及其余 OAR 的保护率。因此后续开展 VMAT 在脊柱部位放疗的研究时，推荐使用 ≥ 2 个弧；在单次投送较高剂量时，可能需要 3 个弧，以免每个弧对应的照射源投射时间大于 3 分钟。

（二）四维放射治疗技术（IGRT/VGRT/SGRT/DGRT）

图像引导放射治疗（image guided radiation therapy，IGRT）是一种四维的放射治疗技术，它在 3D-CRT 或 SBRT 的基础上加入了时间因数的概念（第四维）（考虑到解剖组织在治疗过程中的运动、分次治疗间的位移误差，如呼吸和蠕动运动、日常摆位误差、靶区收缩等引起放疗剂量分布的变化和对治疗计划的影响等方面）。IMRT 可通过计算机定位肿瘤靶区，但无法准确地在术中看到肿瘤；而新兴放疗技术（例如 SBRT 大分割放疗等）集中的高剂量辐射，要求医生能够了解所投放射线的准确位置，IGRT 借助锥束 CT（cone-beam CT）能够做到这一点。于 IGRT 术前、术中可利用各种先进的影像设备对肿瘤及正常器官进行实时监控，并根据器官位置的变化及时调整，使射线投送紧密结合靶区，做到真正意义上的精确治疗。随其发展而来的是容积影像引导放疗（volume guided radiation therapy，VGRT）、结构影像引导放疗（structure guided radiation therapy，SGRT）、剂量引导放疗（dose guided radiation therapy，DGRT）。具体定义和技术设备辅助与 IGRT 稍有区别，但以上各项均可称为四维放射治疗。

在开展四维放疗时，图像引导设备需要精确获得治疗前、移位时、治疗后的图像数据，将设置的规划图像与参考方案进行比对，以便识别潜在的误差。IGRT 必须保证计划方案与实际操作的误差在 3 mm 以内。2014 年的一项以 SBRT/SRS 技术的多个常规分割方案为基础的临床试验报告中，针对脊柱转移瘤患者的 IGRT 显示出了非劣效的安全性和有效性[19]。

（三）质子束等带电粒子照射治疗

质子及其他带电粒子照射治疗经常被用于辅助治疗骶骨或颅底原发性颅内肿瘤。包括 cEBRT 和 SBRT 在内的传统光子治疗，在身体表面附近提供射线能量的峰值，随着放射经过身体组织深度的增加而逐渐衰减；而质子束治疗及其余带电粒子放疗拥有更优秀的能量传输特性，在身体浅表部被吸收的占比较小，能够对更深层次的肿瘤病灶投送更大比例的射线能量。但由于质子与电子以及质子与人体浅表层分子的库伦相互作用，导致大约 20% 的入射能量消失。在一项关于骶骨肿瘤放疗的研究中，分别有 100% 和 54% 的患者在接受质子束照射后出现了急性放射性皮炎和延迟放射后纤维化[33]。目前，针对颅底、骶骨的原发性骨肿瘤（如脊索瘤、骨肉瘤）应用质子束及其他重离子治疗的研究逐渐成为新的热点，但应用于脊柱转移瘤领域治疗的前景仍有待探索。

参考文献

1. BARZILAI O，LAUFER I，YAMADA Y，et al. Integrating evidence-based medicine for treatment of spinal metastases into a decision framework：neurologic，oncologic，mechanicals stability，and systemic disease. Journal of Clinical Oncology：official journal of the American Society of Clinical Oncology，2017，35（21）：2419-2427.

2. REDMOND K J，ROBERTSON S，LO S S，et al. Consensus contouring guidelines for postoperative stereotactic body radiation therapy for metastatic solid tumor malignancies to the spine. International Journal of Radiation Oncology，Biology，Physics，2017，97（1）：64-74.

3. LO S S，LUTZ S T，CHANG E L，et al. ACR Appropriateness Criteria ® spinal bone metastases. Journal of Palliative Medicine，2013，16（1）：9-19.

4. BLUDAU F，WELZEL G，REIS T，et al. Phase Ⅰ/Ⅱ trial of combined kyphoplasty and intraoperative radiotherapy in spinal metastases. The Spine Journal：official journal of the North American Spine Society，2018，18（5）：776-781.

5. BLUDAU F，WINTER L，WELZEL G，et al. Long-term outcome after combined kyphoplasty and intraoperative radiotherapy（Kypho-IORT）for vertebral tumors. Radiation Oncology（London，England），2020，15（1）：263.

6. LUTZ S，BERK L，CHANG E，et al. Palliative radiotherapy for bone metastases：an ASTRO evidence-based guideline. International Journal of Radiation Oncology，Biology，Physics，2011，79（4）：965-976.

7. KATSOULAKIS E，KUMAR K，LAUFER I，et al. Stereotactic body radiotherapy in the treatment of spinal metastases. Seminars in Radiation Oncology，2017，27（3）：209-217.

8. CHANG J H，SHIN J H，YAMADA Y J，et al. Stereotactic body radiotherapy for spinal metastases：what are the risks and how do we minimize them？Spine（Phila Pa 1976），2016，41 Suppl 20（Suppl 20）：S238-S245.

9. CHANG J H，SANGHA A，HYDE D，et al. Positional accuracy of treating multiple versus single vertebral metastases with stereotactic body radiotherapy. Technology in Cancer Research & Treatment，2017，16（2）：231-237.

10. GERSZTEN P C，BURTON S A，OZHASOGLU C，et al. Radiosurgery for spinal metastases：clinical experience in 500 cases from a single institution. Spine（Phila Pa 1976），2007，32（2）：193-199.

11. MAYADEV J，DALY M，CHEN A，et al. The potential role of radiation therapy to the primary site of disease in stage IV breast cancer presenting with synchronous metastasis. Clinical Breast Cancer，2014，14（1）：10-12.

12. NARANG M，MOHINDRA P，MISHRA M，et al. Radiation oncology emergencies. Hematology/Oncology Clinics of North America，2020，34（1）：279-292.

13. DENNIS K，MAKHANI L，ZENG L，et al. Single fraction conventional external beam radiation therapy for bone metastases：a systematic review of randomised controlled trials. Radiotherapy and Oncology：Journal of the European Society for Therapeutic Radiology and Oncology，2013，106（1）：5-14.

14. MA Y，HE S，LIU T，et al. Quality of life of patients with spinal metastasis from cancer of unknown primary origin：a longitudinal study of surgical management combined with postoperative radiation therapy. The Journal of Bone and Joint Surgery American Volume，2017，99（19）：1629-1639.

15. CHOUDHURY K B，MALLIK C，SHARMA S，et al. A randomized controlled trial to compare the efficacy of bisphosphonates in the management of painful bone metastasis. Indian Journal of Palliative Care，2011，17（3）：210-218.

16. CHOW R，HOSKIN P，SCHILD S E，et al. Single vs multiple fraction palliative radiation therapy for bone metastases：Cumulative meta-analysis. Radiotherapy and Oncology：Journal of the European Society for Therapeutic Radiology and Oncology，2019，141：56-61.

17. KOUGIOUMTZOPOULOU A，ZYGOGIANNI A，LIAKOULI Z，et al. The role of radiotherapy in bone metastases：A critical review of current literature. European Journal of Cancer Care，2017，26（6）：e12724.

18. HUISMAN M，VAN DEN BOSCH M A，WIJLEMANS J W，et al. Effectiveness of reirradiation

for painful bone metastases: a systematic review and meta-analysis. International Journal of Radiation Oncology, Biology, Physics, 2012, 84 (1): 8-14.

19. RYU S, PUGH S L, GERSZTEN P C, et al. RTOG 0631 phase 2/3 study of image guided stereotactic radiosurgery for localized (1-3) spine metastases: phase 2 results. Practical Radiation Oncology, 2014, 4 (2): 76-81.

20. COX B W, SPRATT D E, LOVELOCK M, et al. International Spine Radiosurgery Consortium consensus guidelines for target volume definition in spinal stereotactic radiosurgery. International Journal of Radiation Oncology, Biology, Physics, 2012, 83 (5): e597-e605.

21. HALL W A, STAPLEFORD L J, HADJIPANAYIS C G, et al. Stereotactic body radiosurgery for spinal metastatic disease: an evidence-based review. International Journal of Surgical Oncology, 2011, DOI: 10.1155/2011/979214.

22. LING D C, FLICKINGER J C, BURTON S A, et al. Long-term outcomes after stereotactic radiosurgery for spine metastases: radiation dose-response for late toxicity. International Journal of Radiation Oncology, Biology, Physics, 2018, 101 (3): 602-609.

23. JAWAD M S, FAHIM D K, GERSZTEN P C, et al. Vertebral compression fractures after stereotactic body radiation therapy: a large, multi-institutional, multinational evaluation. Journal of Neurosurgery Spine, 2016, 24 (6): 928-936.

24. MYREHAUG S, SAHGAL A, HAYASHI M, et al. Reirradiation spine stereotactic body radiation therapy for spinal metastases: systematic review. Journal of Neurosurgery Spine, 2017, 27 (4): 428-435.

25. CHAMBERLAIN M C, EATON K D, FINK J. Radiation-induced myelopathy: treatment with bevacizumab. Archives of Neurology, 2011, 68 (12): 1608-1609.

26. LOCKNEY D T, JIA A Y, LIS E, et al. Myositis following spine radiosurgery for metastatic disease: a case series. Journal of Neurosurgery Spine, 2018, 28 (4): 416-421.

27. SCHAUB S K, TSENG Y D, CHANG E L, et al. Strategies to mitigate toxicities from stereotactic body radiation therapy for spine metastases. Neurosurgery, 2019, 85 (6): 729-740.

28. PAN H Y, ALLEN P K, WANG X S, et al. Incidence and predictive factors of pain flare after spine stereotactic body radiation therapy: secondary analysis of phase 1/2 trials. International Journal of Radiation Oncology, Biology, Physics, 2014, 90 (4): 870-876.

29. KUO J V, CABEBE E, AL-GHAZI M, et al. Intensity-modulated radiation therapy for the spine at the University of California, Irvine. Medical Dosimetry: Official Journal of the American Association of Medical Dosimetrists, 2002, 27 (2): 137-145.

30. DE MORAES F Y, TAUNK N K, LAUFER I, et al. Spine radiosurgery for the local treatment of spine metastases: Intensity-modulated radiotherapy, image guidance, clinical aspects and future directions. Clinics (Sao Paulo, Brazil), 2016, 71 (2): 101-109.

31. STAEHLER M, HASEKE N, NUHN P, et al. Simultaneous anti-angiogenic therapy and single-fraction radiosurgery in clinically relevant metastases from renal cell carcinoma. BJU International, 2011, 108 (5): 673-678.

32. SAPKAROSKI D, OSBORNE C, KNIGHT K A. A review of stereotactic body radiotherapy-is volumetric modulated arc therapy the answer?. Journal of Medical Radiation Sciences, 2015, 62 (2): 142-151.

33. PEYRAGA G, DUCASSOU A, ARNAUD F X, et al. [Radiotherapy and spinal toxicity: news and perspectives]. Cancer Radiotherapie: Journal de la Societe francaise de radiotherapie oncologique, 2021, 25 (1): 55-61.

第三节 放射性核素治疗

一、背景

近年来，随着各类肿瘤发病率的增加、诊断技术的提高以及癌症患者寿命的延长，发生脊柱转移的患者逐渐增加。骨转移瘤中最常见的转移部位是脊柱[1]，其次是骨盆、下肢和肋骨等部位。最容易导致脊柱转移的肿瘤包括乳腺癌、肺癌和前列腺癌[2]。由于转移细胞的定植，骨的结构完整性受到损害，脊柱转移瘤通常引起剧烈疼痛；随着对脊柱的损害加重，脊髓可能受影响（压缩），这可能导致感觉和运动功能障碍，严重时甚至瘫痪。此外，溶骨性转移性肿瘤可破坏椎骨结构，损害脊柱稳定性，甚至诱发病理性椎体骨折，从而严重影响患者的生活质量，甚至加速患者死亡。

脊柱转移瘤的治疗方式有外科手术（传统的脊柱转移瘤手术具有创伤大、并发症发生率高、恢复时间长等缺点）、放疗、化疗（放化疗后会出现许多不良反应，如骨髓抑制、恶心、呕吐等，影响患者的生活质量）以及免疫治疗等，目的是控制肿瘤的进展，提高患者的生活质量，甚至延长生命。随着医疗技术的不断发展，提高治疗疗效、减少患者治疗后的不良反应，也是当前学者们的研究方向。

目前的骨转移瘤的治疗方案是缩小或减缓骨转移病灶生长，预防骨骼相关事件（skeletal related events，SRE）：严重骨痛、病理性骨折、骨畸形、高钙血症和神经压迫综合征。骨转移瘤的治疗方案可分为局部和全身两种，转移性疾病的位置和范围决定了应进行何种治疗或治疗组合。①局部治疗：癌症只扩散到单个骨，或者某个区域可以通过放射治疗、手术和消融技术进行治疗；②全身治疗：癌症已经扩散到几个区域，治疗可以到达已经扩散到全身的癌细胞，如化疗、内分泌治疗或免疫治疗，但这些治疗并不是专门针对骨转移的。放射性药物和双膦酸盐是专门针对骨转移部位的全身治疗。放射性药物是向骨转移病灶提供高度局部辐射剂量的药物，通常用于治疗晚期的弥漫性骨转移瘤，以减轻疼痛，防止骨折，保持活动能力；如果有效，可延长患者的生存期。在转移早期给予放射性药物可以提高治疗效果，也可以减少骨转移灶的数量和大小。除此之外，对于某些肿瘤，研究表明通过放射性核素治疗（radionuclide therapy）骨转移瘤可改善预后。总体而言，放射性核素治疗已发展成为转移性骨病的现代低毒治疗的重要选择。

二、简介

（一）放射性核素治疗

放射性核素治疗是将放射性核素或其标记物引入体内，将细胞毒性水平的辐射传递到疾病部位，利用核素发出的电离辐射生物学效应抑制或破坏肿瘤组织，从而达到治疗目的；同时避免邻近组织受到药物造成的损害。

对于广泛骨转移的患者，一系列 α 或 β 粒子发射的放射性药物提供了一种特异靶向所有骨部位的手段。临床上常用于治疗骨转移瘤的放射性核素是 β 粒子发射器（beta-particle emitters），如 ^{89}Sr、^{153}Sm、^{186}Re、^{188}Re、^{177}Lu 等。稀疏电离辐射产生可修复的亚致死损伤，因此，较低的剂量率比较高的剂量率更具破坏性。在放射性核素治疗中，同位素的物理半衰期长短这一点尤为重要。与分次外照射治疗一样，连续低剂量放射性核素治疗的总剂量不如相同量级的单次剂量有效。放射性核素治疗中，放射性的分布以及吸收的剂量往往是不均匀的。因此，需要更高的剂量来对目标细胞进行灭菌。但任何剂量都不会大到足以肯定地消除 100% 的克隆形成细胞，因为它总是受到正常组织耐受性的限制[3]。

治疗性放射性药物在实体瘤内的分布是不均匀的。这主要是由于放射性标记分子无法穿透实体瘤块内均匀不同的区域、实体瘤的高间质压力和（或）肿瘤细胞结合位点密度的差异。这种不均匀性即肿瘤细胞的吸收剂量存在重大差异。

（二）治疗骨转移瘤的原理

用于治疗脊柱转移瘤的放射性核素与骨组织有较强的亲和力，优先在成骨部位吸收，导致转移部位的浓度比正常健康骨骼高出几倍。治疗原理可能有以下几种：

1. 持续的低剂量辐射降低了对肿瘤细胞的亚致死损伤的修复率，可以有效地抑制肿瘤细胞的繁殖。

2. 放射性核素释放的射线使肿瘤细胞 DNA 断裂、解聚、合成障碍，直接杀伤肿瘤细胞，对预防新骨转移病灶的出现也有一定作用。

3. 连续低剂量放疗抑制肿瘤细胞的有丝分裂，降低了肿瘤细胞的再增殖率。

4. 增加了对放射损伤的敏感性[4]。

（三）镇痛原理

1. 脊柱转移病灶缩小，骨膜和脊髓腔的压力较小。

2. 电离辐射作用影响传出神经，减少痛觉。

3. 抑制了某些疼痛介质的产生，如前列腺素、缓激肽[5]。

（四）放射性核素治疗的优势

1. 给药方式是口服、静脉注射或粒子植入，都是微创的，并且持续时间比化疗时间短。

2. 放射性核素辐射距离短，随距离增加组织剂量迅速下降；靶区与正常组织相比，剂量差很高，从而可以最大限度杀死肿瘤细胞，保护正常组织。

3. 治疗骨转移瘤的放射性核素具有亲骨性，静脉注射后定向浓聚在转移部位，治疗方法简便，不良反应少，明显减少了并发症的发生[4]。

（五）适应证

1. 经临床、病理、X 线、CT、MRI 等确定的脊柱转移瘤，骨显像提示有放射性浓聚。

2. 脊柱肿瘤伴有严重骨痛。

3. 脊柱原发恶性肿瘤未能手术切除或术后残留病灶，或伴椎管内多发转移。

4. 白细胞计数不少于 3.5×10^9/L，血小板不少于 80×10^9/L[5]。

（六）禁忌证

1. 骨显像提示无放射性浓聚，而呈放射性"冷区"的溶骨性病变。

2. 放化疗后出现严重的骨髓抑制。

3. 严重的肝肾功能损害。

4. 近期（6 周）内进行过细胞毒素药物治疗。

（七）治疗脊柱转移瘤常见的放射性核素

磷 -32（^{32}P）在临床上已经使用了几十年。^{32}P 制剂已获美国食品药品监督管理局（Food and Drug Administration，FDA）批准，但用于骨转移瘤止痛的制剂均已停止上市[5]；还

有 ^{89}Sr、^{153}Sm、^{186}Re、^{188}Re 以及 2013 年美国 FDA 最新批准的 $^{223}RaCl_2$。

三、常见核素介绍

（一）锶 -89（^{89}Sr）

1. ^{89}Sr 以氯化锶的形式提供，是第一批获准用于治疗疼痛性骨关节炎的寻骨放射性药物之一，是一种仅发射 β 射线的放射性核素，半衰期为 50.5 天。β 射线的平均能量为 0.58 MeV，最大能量为 1.46 MeV。锶的行为类似于钙，静脉注射以后很快被骨组织摄取，随着时间的延长，Sr 被更深层的骨母细胞置换而不是停留在骨组织表面[5]。转移部位的浓度比正常骨高 10 倍，肿瘤吸收剂量平均为 20 ～ 24 Gy，肿瘤和骨髓的吸收比为 10 : 1，转移灶周围的高积聚和 ^{89}Sr 的长半衰期增加了局部照射，有助于改善治疗效果[6]。^{89}Sr 进入人体后 10% 通过肾排泄，其余通过胆道排泄，静注后 48 小时内尿中的排泄量最大。

体内保留的锶的比例与骨骼转移累及的程度高度相关，它聚集在成骨细胞组织，10 天左右会在骨肿瘤部位的积聚达到一个平稳的高峰，然后非常缓慢地下降。在转移程度较轻的患者中，大约 80% 的 ^{89}Sr 在 100 天内被消除，而在弥漫性转移累及的患者中，100 天内只有 10% ～ 20% 被消除。因此，^{89}Sr 可显著延长弥漫性骨转移瘤患者的钙稳态异常。

大量研究表明，^{89}Sr 对前列腺癌和乳腺癌的转移性骨痛治疗效果最佳[7]，而且对骨转移瘤病灶有显著的治疗作用，对各种癌症尤其是病理类型为腺癌引起的转移灶伴骨痛具有良好效果。^{89}Sr 发射的 β 射线穿透范围在软组织为 6 ～ 7 mm，骨 3 ～ 4 mm，能有效杀死周围的肿瘤细胞，有效降低肿瘤标志物（如碱性磷酸酶和前列腺特异抗原）的水平以及减少新转移灶的发生。

^{89}Sr 治疗的效果仅限于骨转移瘤，对其他重要器官和组织的转移无明显影响[8]。

2. 优点

（1）服用 ^{89}Sr 后对他人没有辐射风险，患者可在门诊接受治疗。

（2）^{89}Sr 的不良反应被认为是最小的，毒性低、可逆，通常不用处理。

3. 注意事项 神经内分泌肿瘤患者并发骨转移，静脉注射 ^{89}Sr 后出现了严重的症状性低钙血症和进行性甲状旁腺功能减退。产生的原因可能是：Sr^{2+} 通过刺激位于甲状旁腺、肾和骨骼的钙敏感受体（calcium-sensing receptor，CASR）来影响钙（Ca^{2+}）的稳态。CASR 的激活抑制甲状旁腺中甲状旁腺激素（parathyroid hormone，PTH）的产生，导致尿中 Ca^{2+} 排泄增加，肾产生 1,25- 二羟基维生素 D_3 减少，并抑制骨骼中 Ca^{2+} 的释放。此外，Sr^{2+} 还可能通过对 CASR 的激动作用对肾和骨骼产生直接影响。低 1,25- 二羟基维生素 D_3 降低了肠道对 Ca^{2+} 的吸收。这些 Sr^{2+} 的作用可能诱发或加重低钙血症[9]。

对应的治疗：口服维生素 D 补充剂和持续静脉钙滴注。应该在给药前检查血清钙水平，并在给药后密切监测血清钙水平[9]。

4. 主要不良反应 白细胞降低，但绝大多数患者为轻度降低，且可恢复正常。无须特别处理。

（二）钐 -153（^{153}Sm）

1. ^{153}Sm 的提供形式一般是 ^{153}Sm 标记的乙二胺四亚甲基膦酸酯（^{153}Sm-EDTMP）。常用于有症状的多发性骨转移瘤的全身放射性核素治疗。^{153}Sm 是一种发射 β 射线的放射性核素，^{153}Sm 还发射一定比例的 γ 辐射，允许后续成像，可以确认 ^{153}Sm-EDTMP 在受影响的骨中的充分摄取。半衰期为 1.9 天。β 粒子光谱的平均和最大能量分别为 0.32 MeV 和 0.81 MeV。与 ^{89}Sr 不同，^{153}Sm 不会在骨骼中自然吸收，而 ^{153}Sm-EDTMP 复合静脉注射以后主要聚集在骨和骨转移瘤病灶，肿瘤骨转移部位与正常骨组织摄取比为 4∶1 ～ 17∶1[6]。

^{153}Sm-EDTMP 疗效持续时间 3 ～ 8 周，在体内组织射程仅为 3 mm；在骨中的最大穿透范围为 1.7 mm，在软组织中的最大穿透范围为 3.1 mm[10]，对周围组织影响较小，对骨髓损伤较轻；迅速与羟基磷灰石晶体结合，静脉注射后，血中清除较快，大约 5 小时血液中的利用率低于 1%；排泄主要通过肾，6 小时排泄基本完成。^{153}Sm 的标记化合物EDTMP 能依赖骨骼中羟基磷灰石对四膦酸盐的吸收，它抑制破骨细胞的活性，抵抗骨质吸收和破坏，起到减轻疼痛的作用；另外，^{153}Sm 释放 β 射线对肿瘤组织进行照射，导致肿瘤细胞坏死，以达到控制病情乃至消除转移癌灶的目的[11]。

2. ^{153}Sm-EDTMP 的镇痛效果主要取决于原发肿瘤的类型以及转移病灶的类型。常用于前列腺癌和乳腺癌发生的骨转移，成骨性骨转移瘤的治疗作用较溶骨性骨转移的治疗效果明显。成骨细胞成分为主的多灶性骨转移患者符合使用 ^{153}Sm 的放射性核素治疗的条件[12]。

3. 优势　在治疗的同时可以利用其发射的 γ 射线进行骨显像，便于进行疗效监测[13]。

4. 注意事项

（1）与剂量相关的骨髓抑制是 ^{153}Sm-EDTMP 唯一的毒性。血小板和白细胞计数比基线降低了 40% ～ 50%，最低点在 3 ～ 5 周，8 周恢复[10]。这是由附着在骨基质上的放射性药物中的 β 粒子照射骨髓中的干细胞引起的。通常认为这是轻微的、暂时的，不用药物也可以很快恢复，故在用药前应注意患者的血小板和白细胞的数量。

（2）个体化给药：目的是缓解骨痛，使骨转移灶缩小甚至消失。但是骨摄取的 ^{153}Sm-EDTMP 是有差异的。如果都给予患者 18.5 ～ 37 MBq/kg，虽然可以止痛，但使骨转移病灶缩小的效果并不理想。由于骨转移的病灶大小、数目以及肾功能都存在个体差异，对剂量的制订也有一定的影响。对于摄取率低的患者应该适当加大剂量，因为大部分药量都经肾排出了；对于摄取率高的患者可以减量，这样既治疗了骨转移病灶，又减少了对于脊髓的损伤，防止了骨髓抑制的发生[5]。

（3）^{153}Sm 的半衰期只有 1.9 天，作用时间较短，因此需要更高的活性，常需要反复给药。

（4）有的患者在 ^{153}Sm-EDTMP 治疗后发现高钙血症。在所有病例中，双膦酸盐均成功治疗了高钙血症[12]。

（5）^{153}Sm-EDTMP 与双膦酸盐联合也是可能的，但由于双膦酸盐和四膦酸盐 EDTMP之间潜在的摄取竞争，建议在放射性核素治疗前至少 2 ～ 4 周停止用药。在放射性核素治疗后第三天给予双膦酸盐并不降低该治疗的疗效，反而减轻了高钙血症，提高了镇痛效果[12]。

（6）γ 辐射的特性，它具有更强的穿透性，这种辐射虽然被组织衰减，但会导致与患者接触的人暴露：进行闪烁照像和护理患者的人员。此外，为患者注射放射性药物的过程是人工进行的，这可能导致医护人员的手和作为辐射源的患者周围环境的暴露增加[14]。一名工作人员每周最多可以治疗两名患者。^{153}Sm-EDTMP 治疗后患者应在医院隔离房间内8 小时，对公众和环境的辐射防护是重要的[15]。

（三）铼 -186（^{186}Re）和铼 -188（^{188}Re）

1. ^{186}Re 和 ^{188}Re　^{188}Re 可用于标记羟基亚乙基二膦酸酯（HEDP）等膦酸盐。HEDP 在体外强烈吸附于羟基磷灰石上；在体内，HEDP 在原发和转移性骨组织中明显富集[16]。^{186}Re-HEDP 和 ^{188}Re-HEDP 均被用于治疗骨转移瘤。这两种同位素都是 β 射线和 γ 射线发射体，但半衰期和 β 粒子能量不同[6]。^{188}Re 半衰期短，为 16.9 小时，最大 β 射线能量 2.1 MeV；^{186}Re 半衰期较长，为 90.6 小时，最大 β 射线能量为 1.07 MeV。它们能发射丰富的 γ 射线，这使其适用于诊断成像。

在治疗骨转移瘤方面，半衰期短的放射性核素可能比半衰期长的放射性核素有潜在的优势。半衰期长的放射性核素会比半衰期短的放射性核素产生更低的剂量率。在低剂量率下，肿瘤细胞可能有更多的机会修复辐射引起的损害[16]。^{186}Re-HEDP 能明显缓解骨转移瘤患者的疼痛，延缓骨肿瘤的生长速度。^{188}Re 相对短的半衰期有利于减少对骨髓的抑制等不良反应。^{188}Re-HEDP 可广泛用于缓解骨转移瘤引起的疼痛[13]。

^{186}Re 的 β 发射最大组织穿透率为 4.5 mm，大约是 ^{188}Re（11 mm）的一半，因此 ^{186}Re 特别适合治疗小肿瘤，而 ^{188}Re 更适合治疗大肿瘤[17]。

2. ^{186}Re-HEDP 和 ^{188}Re-HEDP　其具有许多优点，对血液和骨髓毒性是有限的、可逆的，这使得重复治疗是安全的。它对各种肿瘤的疼痛性骨转移的快速姑息是有效的，如果患者在疾病过程中早期接受治疗，效果往往会持续更长时间。① β 发射；②可成像的 γ 发射；③快速血液清除和低骨外摄取；④低成本和易于获得；⑤毒性有限且可逆[16]。

^{188}Re-HEDP 具有快速的肾排泄，导致全身辐射剂量较低；其在转移灶内有较好的蓄积（4 小时后为注射量的 1.2%）。^{188}Re-HEDP 对骨髓的毒性较轻，与 ^{186}Re-HEDP 和 ^{89}Sr 相当[18]。^{188}RE-HEDP 对骨转移瘤的辐射吸收剂量为 11.8 Gy±6.2 Gy（1.2～31.3 Gy），对红骨髓的辐射吸收剂量为 1.9 Gy±0.7 Gy（1.3～3.6 Gy）。这些值与 ^{186}Re-HEDP 的剂量测定值（骨转移 26 Gy，红骨髓 1.8 Gy）以及 ^{186}Re-HEDP 的治疗效果和骨髓毒性相当[19]。

^{186}Re 由反应堆生产，半衰期短，运输和储存均不方便，近年来可获得 ^{188}Re 的 ^{188}W-^{188}Re 发生器已有商品供应。^{188}W 的半衰期 69.4 天，使用和运输方便[13]。

3. 注意事项

（1）对于经常用骨髓抑制化疗预处理的患者，往往有更广泛的血液学毒性，因此应优先使用物理半衰期长的放射性药物。

（2）血液学毒性仅限于血小板减少和白细胞减少。外周血血小板和白细胞计数的下降是可逆的，大多数患者能恢复到正常范围。

（3）用药前要对患者进行评估，需要足够的血小板计数（＞ 150×10^9/L）、白细胞计数（＞ 4.0×10^9/L）和肾功能（血浆肌酐水平≤ 130 μmol/L），预期寿命至少为 3 个月。

（4）在放射性核素姑息治疗后的早期，观察到疼痛程度增加（突然发作），这可能是由于早期的细胞坏死和（或）在此过程中分泌的介质所导致。在多发转移的情况下，这种突然发作的现象更常见，有这种现象的患者对治疗的反应比没有这种现象的患者更好，突然发作现象被认为是对治疗反应的一个可能的早期指标。

（5）^{188}Re 由于半衰期短，外辐射影响小，使用时可适当增大剂量，有利于与其他疗法联合使用[5]。

（四）镭 -223（^{223}Ra）

1. ^{223}Ra 是一种定位于骨骼的放射性药物，是针对成骨细胞的钙模拟物。^{223}Ra 是一种 α 粒子发射器，半衰期为 11 天。标准给药方案是 55 kBq/kg 的 6 个周期，间隔 6 周。常用于治疗有症状骨转移且无已知内脏器官的转移性去势抵抗性前列腺癌（metastatic castration resistant prostate cancer，mCRPC），现在也被批准用于治疗有症状的骨转移瘤[6]。

临床常用 ^{223}Ra 标记的二氯化物，^{223}RaCl$_2$ 通过与骨矿物质羟基磷灰石（一种骨的无机基质）结合而定位于骨基质[20]。β 发射体具有毫米级的轨迹长度，它们在缓解转移性骨痛方面的应用受到骨髓毒性的限制。因此使用 α 发射器，因为它们在小于 100 μm 的轨道长度上提供高线性能量辐射。这在理论上最大限度地增加了对皮质骨和转移细胞的剂量，可能会导致癌细胞中的双链 DNA 断裂，同时限制传递到包括骨髓在内的正常组织的辐射[21]。静脉注射后，^{223}Ra 迅速从血液中清除，注射后 1 小时血液中的初始活性仅为 6%，24 小时后降至不到注射活性的 1%。排泄主要通过胃肠道，早期尿排泄很少[22]。

^{223}Ra 优先分散到骨骼，特别是新骨形成的区域。然后 ^{223}Ra 与羟基磷灰石形成复合物，并结合到骨基质中。

^{223}Ra 是唯一一种在 mCRPC 和骨转移患者中具有确定总生存期（overall survival，OS）益处的骨靶向多种放射配体疗法。此外，^{223}Ra 可治疗可预防骨相关事件（skeletal related events，SRE）[23]。

2. 优势

（1）在骨骼环境中，成骨细胞促进前列腺癌细胞的生长，成骨细胞的活性和增殖增加。这会导致异常成骨细胞转移的形成，而 ^{223}Ra 的目标正是这些转移灶。主要诱导双链 DNA 断裂，而辐射来自 β 发射放射性药物（如 ^{89}Sr 和 ^{153}Sm）往往会导致单链 DNA 断裂，这更容易修复[24]。

（2）对周围软组织（包括骨髓）的损伤最小。因此，与 ^{223}Ra 相关的骨髓抑制是轻微和短暂的。

3. 注意事项

（1）LDH（乳酸脱氢酶）是一种代谢酶，参与正常的糖酵解和糖异生途径。它在身体的每个细胞中都有表达，但在肿瘤细胞中特别活跃。LDH 水平升高反映了潜在的肿瘤负担，也可以反映组织坏死或损伤，LDH 水平可预测生存，但不能预测 ^{223}Ra 治疗结果；可以通过血清 PSA 水平评估对化疗和抗激素 mCRPC 治疗的反应，但在 ^{223}Ra 治疗期间预计不会降低血清 PSA 水平[23]。

（2）最常见的不良事件形式是短暂性腹泻、骨痛，包括"突然发作"、疲劳、恶心和呕吐[22]。

（3）^{223}Ra 的推荐剂量是 50 kBq（1.35 mCi）/kg，每 4 周给药一次，共 6 剂[24]。

（4）最常见的血液学事件是贫血，有患者出现 3 级或 4 级血小板减少症。3 级发热性中性粒细胞减少症很少见[25]。

（五）镥 -117（^{117}Lu）

1. ^{117}Lu 具有合适的物理性质和衰减特性，现已广泛应用于临床。它已被标记，例如乙二胺四亚甲基膦酸（EDTMP）等[26]。^{117}Lu-EDTMP 是一种新的且相对便宜的寻骨剂，是一种潜在有用的和可用的放射性药物，可用于乳腺癌和激素难治性前列腺癌骨转移患者的全身放射性核素治疗[27]。^{177}Lu-EDTMP 具有选择性骨积累，软组织（肝除外）摄取相对较低，骨骼摄取较高[28]。Lu-DOTA-ZOL 不仅能有效解决乳腺癌骨转移，也能够治疗前列腺癌和肺癌。动物模型中的放射化学研究和生物学评估表明，与 ^{177}Lu-EDTMP 相比，^{177}Lu-DOTMP 具有更好的放射化学性质和更好的清除模式[29]。

^{117}Lu 半衰期为 6.73 天，这为放射性药物运送到远离反应堆的地方提供了后勤优势。发射平均能量为 0.49 MeV 的 β 粒子，进入组织的最大穿透力为 2 mm，这能够有效地将辐射传递到肿瘤，同时最大限度地减少对周围正常组织的损害。^{177}Lu 还发射 208 Kev 和 112 Kev 的低能 γ 量子，强度分别为 10% 和 6%。这两条 γ 辐射线允许闪烁扫描跟踪药物在体内的分布。与使用 ^{153}Sm 相比，引入 ^{177}Lu 放射性核素在骨组织（骨小梁和皮质）中的沉积更为活跃，^{177}Lu 在骨组织中吸收的放射性核素的份额几乎是 ^{89}Sr 的 3 倍[30]。^{117}Lu 的药物在通过静脉注射后很快从血液中清除，并且在骨中高保留。

2. 注意事项

（1）^{177}Lu 治疗成骨性骨转移瘤有优秀的安全性和疗效。为防止出现严重的血液系统并发症，应对患者个性化用药[28]。

（2）^{177}Lu-EDTMP 治疗的有益效果可持续超过 3 个月，其引起了一些骨髓功能的抑制，但没有患者表现出需要干预的严重毒性。接受低剂量或高剂量 ^{177}Lu-EDTMP 的患者在疗效或毒性方面没有差异[26]。

（3）^{177}Lu-EDTMP 具有与 ^{153}Sm-EDTMP 相似的疼痛治疗功效，尤其是在无法使用 ^{153}Sm-EDTMP 的时候，^{177}Lu-EDTMP 可以代替 ^{153}Sm-EDTMP 使用[31]。

（六）其他常见的放射性核素碘 -131（^{131}I）、钇 -90（^{90}Y）。

1. 碘 -131（^{131}I）

（1）^{131}I 半衰期为 8.02 天，每一次放射性衰变都会发射出一个 β 粒子（平均能量为 191 keV）和一个 γ 射线（平均能量为 364 keV）。β 粒子有质量，与原子核碰撞，造成损伤，从而产生对甲状腺组织的治疗作用。β 粒子路径小于 1 mm，因此，损害并不延伸到放射性衰变发生的位置以外。γ 射线穿过组织，允许用 γ 相机进行检测，以产生图像，进行治疗监测和评估[32]。

放射性 ^{131}I 治疗一直是甲亢和分化型甲状腺癌治疗的主要方法之一。甲亢的三种治疗方法包括抗甲状腺药物（丙基硫氧嘧啶、甲巯咪唑）、甲状腺切除术和放射性碘（radioactive iodine，RAI）治疗。外科手术和 RAI 被认为是甲亢的最终治疗方法，因为这两种治疗的结局都是直接破坏甲状腺。

（2）使用放射性 ^{131}I 治疗有诸多禁忌证：①妊娠、产后和哺乳期；②幼儿；③活动性或进行性眼病；④对伴随甲状腺恶性肿瘤的关注：所有甲状腺结节均应在治疗前进行恶性评估；⑤大的阻塞性甲状腺肿；⑥甲状腺 RAI 摄取不足；⑦无法吞咽液体和（或）胶囊；⑧不能遵守辐射预防措施；⑨即时旅行计划；⑩不依从服药或随访；⑪前 6 周内接触过碘化 CT 扫描造影剂[33]。

（3）注意事项：^{131}I 可能会导致一些并发症的发生：①^{131}I 治疗后几天偶尔会出现放射性（光化性）甲状腺炎，导致颈部疼痛和甲状腺肿大。这些症状通常可以通过给予镇痛药得到很好的控制。② ^{131}I 治疗后，由于甲状腺激素的分泌而导致的短暂性生化性甲状腺功能亢进也可能在早期发生，但症状通常很少，不治疗几周内病情就会消失。③ ^{131}I 治疗最突出的长期不良反应是永久性甲状腺功能减退。必须告知患者安全规定，并应避免接近其他人长达一周，这取决于给药的放射性。如果是有生育能力的妇女，必须避孕四个月[34]。

2. ^{90}Y ^{90}Y 半衰期为 64 小时，是一种仅发射 β 射线的放射性核素，平均能量为 0.9 MeV，其照射范围短（＜ 10 mm），这意味着不需要采取辐射防护措施。^{90}Y 在临床上常用于治疗肝细胞癌（HCC）。

肝细胞癌是最常见的原发性肝癌，是全球癌症死亡的第二大常见原因[35]。随着 20 世纪 90 年代初期玻璃和树脂 ^{90}Y 微球的开发，^{90}Y 放射栓塞已被证明是一种安全有效的治疗方法，用于跨巴塞罗那临床肝癌（Barcelona clinic liver cancer，BCLC）阶段的 HCC 患者[36]。放射栓塞用于无法切除的仅肝或肝优势肿瘤且无肝衰竭临床症状、预期寿命大于 3 个月且体能状况良好的患者[35]。放射栓塞包括通过肝动脉导管插入微球。目前有两种类型的微球：玻璃微球和树脂微球，具有不同的物理特性。

^{90}Y 放射栓塞是一种较为安全的手术，由于没有明显的栓塞后综合征，不良事件比 TACE 少，因为微球不会完全中断血流[37]。

四、放射性核素内照射治疗

（一）简介

临床上除了传统的放射性核素静脉注射，还有放射性核素粒子介入治疗脊柱转移瘤。内照射治疗也称作近距离放射治疗（brachytherapy，BT），是将密封放射源（如 ^{125}I：配置在由钛封装的圆柱形近距离放射治疗源中。每个钛胶囊的尺寸为 0.8 mm×4.5 mm）[38] 放置在肿瘤内或直接靠近肿瘤进行放射治疗，是一种高度靶向辐射治疗的形式，局部剂量强化比外照射放射疗法实现的剂量更大，并且辐射不会像外照射放射疗法那样穿过健康组织到达目标。

近距离放射治疗可以作为单一疗法或与外照射放射疗法（external beam radiation therapy，EBRT）、手术和（或）化学疗法结合使用。近距离放射治疗需要植入导管并通过腔内、管腔内或间质（针头）施药器将放射源推进患者体内。放射源可以是永久植入的，或者可以通过远程后装载临时递送，其中移动放射源从密封的保险箱推进到导管并在治疗完成后缩回到保险箱中[39]。

近距离放射治疗有着悠久的历史，近年来，近距离放射治疗方式已经有了很大的发展，放射性粒子的制备、应用和防护的不断改进，成像技术的进步以及 3D 图像引导程序的使用，包括电子计算机断层扫描（CT）、磁共振（MRI）、超声（US）和正电子发射型计算机断层显像（PET）的使用，允许在图像引导下更精确地放置放射源，将近距离放射治疗在控制剂量和展示出色的临床效果方面提升到了一个新高度。

如今经常接受近距离放射治疗的疾病包括前列腺癌、妇科癌症、乳腺癌、头颈癌和皮肤癌。对于肿瘤较小或局部晚期肿瘤、肿瘤没有扩散至其他身体部位的患者，近距离治疗有可能达到治愈癌症的目的。对于局部晚期肿瘤，手术通常难以取得很好的治疗效果，有时技术上也难以实施，患者的身体也不能耐受。对于这些情况，包括近距离治疗在内的放射治疗是最后的治疗方式。对于更加晚期的肿瘤，近距离治疗可作为姑息疗法，以缓解疼痛，提高生活质量。

（二）分类

1. 按剂量

（1）低剂量率（low dose rate，LDR）：2 Gy/h。

（2）中剂量率（medium dose rate，MDR）：2～12 Gy/h。

（3）高剂量率（high dose rate，HDR）：超过 12 Gy/h[40]。

2. 按时效

（1）短期近距离治疗：指在放射源撤回前停留一段固定的时间（一般是几分钟或几小时）。高剂量率可能往往只有几分钟，低剂量率可能要达到 24 小时。短时性高剂量率近距离治疗是治疗前列腺癌的一种新方式，目前还不如粒子植入常见。它更多地用于为外照射提供剂量补充（也称作"推量"治疗），既可使前列腺内的肿瘤获得合适的高剂量，又避免邻近组织接受不必要的照射而损伤。

（2）永久性近距离治疗：也称为粒子植入（临床上较为常用），是指将小的低剂量率放射性粒子或小球（大约为米粒的大小）植入肿瘤或治疗位置，永久留在体内，放射性逐渐衰减。几周或几月后，放射源放出的放射性水平会趋近于零。不具有放射性的粒子将永久留在治疗部位，不再具有任何作用[41]。

（三）优势

1. 内照射治疗的一个特点是，在离放射源较远处有一个快速的剂量下降，可以防止周围正常组织暴露于辐射。与传统的外束技术相比，近距离放射治疗具有非常明显的辐射剂量梯度的剂量学优势。

2. 相对于外照射放疗，使用高剂量率（HDR）近距离治疗可缩短治疗时间。一般情况下，接受近距离治疗的患者到医院就医的次数更少，在医院接受治疗的时间也更短，能够更快完成整个放疗过程，在更少的治疗天数内提供更高的剂量；而重复外照射因正常组织耐受性而复杂化，尤其是脊髓耐受性。

3. 放射源粒子有半衰期长、能量低、可持续性和定位精确等优点。粒子可以被直接放入肿瘤组织中或者边缘，可达到爆炸效果，最大限度地杀死肿瘤细胞[42]。

4. EBRT 和内照射治疗之间最显著的区别是放射源与目标的接近程度，这对肿瘤中心部分的剂量有巨大的影响。内照射治疗从内部治疗癌症，而 EBRT 的大面积辐射可能会对正常骨组织或者器官有一定的损伤[43]。

5. EBRT 的剂量往往受到正常组织耐受剂量的限制，导致肿瘤细胞的不完全杀伤，尤其是对辐射不敏感的细胞。肿瘤细胞的亚致死损伤可以在 EBRT 后得到修复并增殖，而内照射治疗持续的低剂量辐射降低了对肿瘤细胞的亚致死损伤的修复率；另外，辐射的缓慢发射速率也使周围正常组织有足够的时间修复亚致死损伤，保护健康器官免受损伤[44]。

6. ^{125}I 粒子的有效性和安全性明显 ^{125}I 粒子的照射时间较长（180 天）。^{125}I 粒子的辐射半径为 1.7 cm，对周围组织的不良反应最小，可使其达到最大限度。^{125}I 粒子植入最大限度地增加了肿瘤暴露的辐射剂量，同时最大限度地减少了全身不良反应。这样的伴随排列可以阻断肿瘤外周血供，减少粒子植入时出血，降低肿瘤负荷[45]。

（四）注意事项及建议

1. TPS 计划　美国近距离放射治疗协会的"双 90"指导方针是，癌症治疗需要 90% 的肿瘤体积得到 90% 的处方剂量，有效覆盖整个肿瘤和边缘亚临床区域。研究表明，放射治疗计划系统（TPS）可以帮助其实现，TPS 治疗计划系统（一个专用的计算机系统）是一种医疗设备，在其指导下可以对放射源和患者建模，模拟计划实施的放射治疗。对模拟结果进行评价，可以更精确、全面地放置种子[46]。

2. 放射源种子处理　密封的种子的操作应在充分屏蔽后进行。因此，0.025 mm 厚的铅可以减少＞ 99.9% 的辐射。使用镊子操作时，操作者应与粒子源保持一定距离，轻轻拿起粒子源，以免损坏。不得用手拾取粒子源。手术结束后，应清点粒子源的数量，不得将其留在手术室。如果粒子源丢失，应使用探测器寻找[1]。

3. 对患者亲属　应告知所有患者和家属放射种子相关保护的信息。如果是短期近距离放疗，治疗结束后，没有放射源存留在体内，因此对于周围亲近的朋友或家人是没有放射性危险的；如果是放射性种子永久治疗，家属应常规与患者保持 1 m 的安全距离。应该强调的是，孕妇和儿童不应该靠近放射治疗的病房[1]。

4. 治疗相关性　此外，放射性剂量与其治疗效果之间的相关性仍不清楚，需要进一步研究。

5. 严格检查　植入过程要严格参照影像学成像，避免损伤到邻近的神经、血管和器官[44]。

6. 种子排列　放射源粒子过量可引起肌病，与软组织相比，骨组织具有更高的密度和更好的辐射衰减效果，因此骨组织中粒子的植入剂量与远距离软组织相比较小。由于剂量随着植入距离的增加而迅速下降，可以通过缩短植入粒子之间的距离来减少对周围组织的损伤。因此植入的种子应均匀分布，稀疏分布不能保证有效剂量。

7. 放射源的后续处理　随着放射源放射性的降低，其对肿瘤组织的破坏作用也会降低。对是否需要补充粒子源以及补充粒子源的方法也要进行考虑[47]。

（五）内照射治疗的限制

1. 内照射治疗的一个关键点是种子植入质量，特点是剂量随着与放射源的距离增加而急剧下降，下降的剂量大约与 $1/r^2$ 成比例，其中 r 是到放射源的距离；陡峭的近距离放射治疗梯度，毫米级的几何偏差可能对给定的剂量分布产生相当大的影响。如果肿瘤来源过于接近某个重要器官，辐射剂量少则无法抑制肿瘤细胞，剂量过大则对邻近器官有毒性[48]。

2. 在现有的种子植入文献中没有统一商定的剂量指标。剂量确定取决于操作者的临床经验。此外，放射性剂量与其治疗效果之间的相关性仍不清楚，需要进一步研究。

3. 间质内近距离放射治疗的主要局限性是它具有侵入性，需要在手术室短时间内放置种子或导管，这对于一些身体状况差以及无法耐受手术的患者来说并不适用。

4. 植入的永久性粒子有可能会随着患者的运动而发生移位，这就会导致对肿瘤的辐射剂量大大减低，治疗效果也会下降，甚至无效；而患者可能无法察觉到，故可能需要定期去医院检查[1]。

5. 大多数患者对 BT 的耐受性良好，很少有并发症报告，包括血肿、感染、骨折和水泥外渗[49]。

（六）适应证

1. 单纯内照射治疗

（1）肿瘤复发的抢救治疗：长期恶性肿瘤患者在先前通过传统放疗照射过的脊柱节段局部复发，由于 EBRT 首次失败，再使用同样的放疗方法效果并不理想，故使用内照射技术进行抢救治疗[49]。

（2）患者情况不佳：恶性肿瘤晚期患者身体情况较差，无法耐受外科手术或者放化疗[49]。

（3）EBRT 无法缓解骨痛：有些患者往往对化疗或激素治疗不敏感，在 EBRT 后未能获得足够的疼痛缓解，除了内照射放疗几乎别无他选。阿片类镇痛药仍然是这些患者的一种选择，但其不良反应如恶心、便秘和镇静也让患者感到痛苦[49]。

2. 联合治疗

（1）对晚期出现胸腰椎转移的肿瘤患者，我们采用椎弓根固定结合近距离放射治疗的手术方法，进行 ^{125}I 粒子植入。此法主要适用于以下情况：①患者有明显的脊髓或神经根受压引起的神经系统症状；②存在肿瘤损伤导致的病理性椎体骨折，存在或预计存在脊柱不稳；③有顽固性疼痛，非手术治疗无效；④有多个转移灶，难以切除或不能完全切除；⑤预计生存时间＞3～6 个月，一般情况良好[1]。

（2）椎体成形术联合 ^{125}I 粒子植入可以减轻大部分疼痛，从而提高生活质量。此法主要适用于：①有溶骨性病变；②椎体后缘完整；③没有明显的肿瘤压迫引起的神经症状[1]。

五、当下的不足

放射性核素治疗骨转移瘤至今已有数十年的历史，自 1937 年 ^{89}Sr 被初次使用以来，各种寻骨放射性药物出现，这种治疗转移性骨痛的方式得到了复兴，呈现了百花齐放的趋势。总的来说，放射性核素及其各种标记药物不仅能够有效地缓解骨转移所致的骨痛，而且展现出传统疗法所没有的抗肿瘤细胞增殖的作用。但它也对部分骨转移瘤患者无效，可能原因是：原发肿瘤的类型、患者本身病情较重、患者伴有其他软组织病变引起的疼痛及神经被侵犯或受压等，确切原因仍需进一步研究[11]。

目前还有些许不足，如：①普及不够，在临床范围内不能达到广泛应用，其原因之一是临床医生对它缺乏了解；②核素治疗中尚有许多需要改进的地方，如瘤体 / 正常组织值偏低、骨髓毒性高等；③还需要解决的问题有生理屏障作用、抗体的代谢、血管功能及肿瘤血流对抗体的影响等。因此，放射性核素治疗骨转移瘤还有很长的路要走[4]。

参考文献

1. QIAN J，et al. Effect of pedicle fixation combined with（125）I seed implantation for metastatic thoracolumbar tumors. J Pain Res，2016. 9：271-278.

2. YANG，Z，et al. Iodine-125 seed implantation combined with arterial chemoembolization therapy for pain palliation in metastatic bone cancer：a retrospective study. Cancer Biol Ther，2019. 20（2）：212-218.

3. KASSIS，A I，Therapeutic radionuclides：biophysical and radiobiologic principles. Semin Nucl Med，2008. 38（5）：358-366.

4. 高文，张东生，刘璐 . 放射性核素在肿瘤内照射治疗领域的应用进展 . 东南大学学报，2004（5）：344-346.

5. 邓候富 . 脊柱肿瘤的放射性核素治疗 . 脊柱肿瘤学 . 北京：人民卫生出版社，2015：495-511.

6. MURRAY I，DU Y. Systemic Radiotherapy of Bone Metastases With Radionuclides. Clin Oncol（R Coll Radiol），2021. 33（2）：98-105.

7. 庞雁 . 放射性核素 89Sr 治疗前列腺癌骨转移 . 放射免疫学杂志，2011，24（1）：8-10.

8. WANG Y，et al. Clinical significance of zoledronic acid and strontium-89 in patients with asymptomatic bone metastases from non-small-cell lung cancer. Clin Lung Cancer，2013，14（3）：254-260.

9. MORI M，et al. Hypocalcemia associated with strontium-89 administration in a patient with diffuse bone metastases from neuroendocrine carcinoma. J Pain Symptom Manage，2009，37（5）：923-929.

10. MAINI CL，et al. 153Sm-EDTMP for bone pain palliation in skeletal metastases. Eur J Nucl Med Mol Imaging，2004，31（1）：S171-S178.

11. 陈文举，刘艳芳 . 放射性核素治疗肿瘤骨转移进展 . 实用医药杂志，2013，30（2）：175-177.

12. CZYK M B. 89Sr versus 153Sm-EDTMP：Comparison of treatment efficacy of painful bone metastases in prostate and breast carcinoma. Nuclear Medicine Communications，2007，28（4）：245-250.

13. 韩全胜，陈铁光，黄能武 . 放射性核素治疗的发展和现状，2023，20（6）：463-466.

14. WRZESIEN M，NAPOLSKA K，OLSZEWSKI J，et al. Exposure of personnel and public due to using 153Sm-labelled EDTMP-Quadramet（R）in nuclear medicine procedures. Radiat Prot Dosimetry，2016，168（3）：396-400.

15. PARLAK Y，GUMUSER G，SAYIT E. Samarium-153 therapy for prostate cancer：the evaluation of urine activity，staff exposure and dose rate from patients. Radiat Prot Dosimetry，2015，163（4）：468-472.

16. LAM M G，J M DE KLERK，P P VAN RIJK. 186Re-HEDP for metastatic bone pain in breast cancer patients. Eur J Nucl Med Mol Imaging，2004，31（1）：S162-S170.

17. LEPAREUR N，et al. Rhenium-188 labeled radiopharmaceuticals：current clinical applications in oncology and promising perspectives. Front Med（Lausanne），2019，6：132.

18. LIEPE K. Rhenium-188-HEDP in the palliative treatment of bone metastases. Cancer Biother Radiopharm. 2000 Jun，15（3）：261-265.

19. LIEPE K，et al. Therapeutic efficiency of rhenium-188-HEDP in human prostate cancer skeletal metastases. Br J Cancer，2003，89（4）：625-629.

20. JACENE H，et al. Hematologic toxicity from radium-223 therapy for bone metastases in castration-resistant prostate cancer：risk factors and practical considerations. Clin Genitourin Cancer，2018，16（4）：e919-e926.

21. WILSON J M，C PARKER. The safety and efficacy of radium-223 dichloride for the treatment of advanced prostate cancer. Expert Rev Anticancer Ther，2016，16（9）：911-918.

22. NILSSON S. First clinical experience with a-emitting radium-223 in the treatment of skeletal metastases. Cancer Therapy：Clinical，2005，11（12）：4451-4459.

23. VAN DER ZANDE K，et al. Radium-223 treatment of patients with metastatic castration resistant prostate cancer：biomarkers for stratification and response evaluation. Cancers（Basel），2021，13（17）：4346.

24. CHA T L，et al. Optimal usage of radium-223 in metastatic castration-resistant prostate cancer. J Formos Med Assoc，2017，116（11）：825-836.

25. HAGUE C，LOGUE J P. Clinical experience with radium-223 in the treatment of patients with advanced castrate-resistant prostate cancer and symptomatic bone metastases. Ther Adv Urol，2016，8（3）：175-180.

26. YADAV M P，et al.［（177）Lu］Lu-DOTA-ZOL bone pain palliation in patients with skeletal metastases from various cancers：efficacy and safety results. EJNMMI Res，2020，10（1）：130.

27. YUAN J. Efficacy and safety of 177lu-edtmp in bone metastatic pain palliation in breast cancer and hormone refractory prostate cancer a phase ii study. Clinical Nuclear Medicine，2013，38：88-91.

28. AGARWAL K K，et al.（177）Lu-EDTMP for palliation of pain from bone metastases in patients with

prostate and breast cancer: a phase II study. Eur J Nucl Med Mol Imaging, 2015, 42（1）: 79-88.

29. DAS T, et al. Theranostic treatment of metastatic bone pain with 177Lu-DOTMP. Clin Nucl Med, 2016, 41（12）: 966-967.

30. HOFMAN M S, et al.［177 Lu］-PSMA-617 radionuclide treatment in patients with metastatic castration-resistant prostate cancer（LuPSMA trial）: a single-centre, single-arm, phase 2 study. The Lancet Oncology, 2018, 19（6）: 825-833.

31. THAPA P, et al. Clinical efficacy and safety comparison of 177lu-edtmp with 153sm-edtmp on an equidose basis in patients with painful skeletal metastases. J Nucl Med, 2015, 56（10）: 1513-1519.

32. BOMANJI J B. Radionuclide therapy. CME Nuclear Medicine, 2006, 6（3）: 249-253.

33. LEE S L. Radioactive iodine therapy. Curr Opin Endocrinol Diabetes Obes, 2012, 19（5）: 420-428.

34. BONNEMA S J, FAST S, HEGEDUS L. The role of radioiodine therapy in benign nodular goitre. Best Pract Res Clin Endocrinol Metab, 2014, 28（4）: 619-631.

35. SALEM R, et al. Institutional decision to adopt Y90 as primary treatment for hepatocellular carcinoma informed by a 1,000-patient 15-year experience. Hepatology, 2018, 68（4）: 1429-1440.

36. SAINI A, et al. History and evolution of yttrium-90 radioembolization for hepatocellular carcinoma. J Clin Med, 2019, 8（1）: 55.

37. EDELINE J, et al. Yttrium-90 microsphere radioembolization for hepatocellular carcinoma. Liver Cancer, 2015, 4（1）: 16-25.

38. LI T, et al. A preliminary comparative clinical study of vertebroplasty with multineedle or single-needle interstitial implantation of（125）I seeds in the treatment of osteolytic metastatic vertebral tumors. J Neurosurg Spine, 2014, 20（4）: 430-435.

39. TANDERUP K, et al. Advancements in brachytherapy. Adv Drug Deliv Rev, 2017, 109: 15-25.

40. ZAORSKY N G, et al. The evolution of brachytherapy for prostate cancer. Nat Rev Urol, 2017, 14（7）: 415-439.

41. SKOWRONEK J. Current status of brachytherapy in cancer treatment-short overview. J Contemp Brachytherapy, 2017, 9（6）: 581-589.

42. CAO Q, et al. CT-guidance interstitial（125）Iodine seed brachytherapy as a salvage therapy for recurrent spinal primary tumors. Radiat Oncol, 2014, 9: 301.

43. YAO Y, et al. Palliative local treatment of bone metastases by 125I seed brachytherapy under DynaCT guidance: single-center experience. Diagn Interv Radiol, 2021, 27（4）: 558-563.

44. FENG S, et al. 125I seed implant brachytherapy for painful bone metastases after failure of external beam radiation therapy. Medicine（Baltimore）, 2015, 94（31）: e1253.

45. SHARMA R, et al. Iodine-125 radioactive seed brachytherapy as a treatment for spine and bone metastases: A systematic review and meta-analysis. Surg Oncol, 2021, 38: 101618.

46. XIANG Z. [125]I brachytherapy in the palliation of painful bone metastases from lung cancer after failure or rejection of conventional treatments. Oncotarget, 2016, 7（14）: 18384-18393.

47. YANG Z, et al. Clinical investigations on the spinal osteoblastic metastasis treated by combination of percutaneous vertebroplasty and（125）I seeds implantation versus radiotherapy. Cancer Biother Radiopharm, 2013, 28（1）: 58-64.

48. YAO L, et al. CT-guided（125）i seed interstitial brachytherapy as a salvage treatment for recurrent spinal metastases after external beam radiotherapy. Biomed Res Int, 2016, 2016: 8265907.

49. ZUCKERMAN S L, et al. Brachytherapy in spinal tumors: a systematic review. World Neurosurg, 2018, 118: e235-e244.

第五章

脊柱转移瘤的全身治疗

第一节　概　述

随着基础研究和临床研究的飞速发展，人们对于脊柱转移瘤的治疗变得更加科学化、整体化和全面化。脊柱转移瘤作为脊柱外科与肿瘤内科的交叉学科，需要多学科诊疗（multi-disciplinary treatment，MDT），在综合各学科意见的基础上为患者制订出最佳的治疗方案。这说明脊柱转移瘤不仅需要外科技术、影像学技术、核医学的方法解决患者的神经压迫与脊柱不稳（如前所述），还需要从肿瘤学的角度来控制肿瘤，这就涉及肿瘤的全身治疗。目前，对于肿瘤的全身治疗主要聚焦在以下几个方面。

一、骨保护剂[1]

骨保护剂分为两大类，一类是双膦酸盐，另一类是地舒单抗。双膦酸盐是焦磷酸盐的类似物，焦磷酸盐是一种骨脱矿质的天然抑制剂。双膦酸盐与重吸收的破骨细胞周围暴露的骨矿物质紧密结合，这导致其在重吸收孔中的局部浓度非常高。然后，双膦酸盐被破骨细胞内化，从而破坏参与骨吸收的化学过程。双膦酸盐还引起破骨细胞凋亡，它们可能具有直接使肿瘤细胞凋亡的作用。在肿瘤学中，双膦酸盐使用是肿瘤引起的高钙血症的标准治疗方法，也是治疗骨转移的一种新形式。双膦酸盐分三代：第一代，依替膦酸盐、氯膦酸盐、替鲁膦酸盐；第二代，帕米膦酸盐、阿仑膦酸盐、伊班膦酸盐；第三代，利塞膦酸盐、唑来膦酸。三代的主要差异为使用剂量与给药方法的不同[1]。地舒单抗是一种人单克隆抗体，可抑制RANKL，防止破骨细胞的发育。它可以帮助预防或延缓骨转移患者的骨折等问题，也可以安全地用于肾功能受损的患者。当唑来膦酸盐不再起作用时，地舒单抗仍然有效[1]。关于骨保护剂仍有很多问题亟待解决，比如抗肿瘤的机制、最合适的使用剂量、对孕妇和胎儿的影响。

二、免疫治疗

脊柱转移瘤的免疫治疗在药物（如纳武利尤单抗、帕博利珠单抗）的使用上与对应的原发癌并无显著差别，对免疫治疗的研究主要集中在其对转移灶的控制[2]、原发灶和转移灶免疫微环境的差异[2-3]、免疫抑制剂的协同效应[4]等方面。目前已经探索了许多其他免疫治疗方法来对抗骨转移[5]。这些方法包括嵌合抗原受体（CAR）-T 细胞疗法，单独使用抗 CD25 抗体（如达珠单抗和巴利昔单抗）或与基于环磷酰胺、氟达拉滨和紫杉醇的化学疗法联合使用的 Tregs 消耗，或针对免疫抑制 CTLA-4 的抗体如易普利姆玛和曲美木单抗等[5]。事实上，目前仍然缺乏明确的证据表明骨转移患者将从免疫细胞靶向治疗中受益[5]。此外，重要的是免疫疗法与骨骼相关的不良反应有关，例如脊髓受压，或由骨吸收增加引起的骨折和病变[5]。最近，出现了骨免疫肿瘤学的概念，它考虑了骨微环境中肿瘤、免疫和骨细胞之间的相互作用，因此可能为未来开发更有效的抗骨转移免疫疗法提供基础[5]。目前对于临床医生的实践，值得注意的是，对于肿瘤的免疫治疗不应一概而论，而是应该以在对原发肿瘤的特性（如乳腺癌、前列腺癌的不同亚型）有深入理解的基础上综合考虑转移灶的特性（免疫微环境），从而更好地进行有针对性的个体化的治疗。

三、靶向治疗

靶向治疗是在细胞分子水平上，针对已经明确的致癌位点的治疗方式。对于脊柱转移瘤患者靶向治疗的研究，主要聚焦在骨转移的分子调控上（如前所述），其中有的已经进入临床应用或试验（如 mTOR、CSF-1R、CXCR4），有的还在基础研究的过程中（如 E-selectin、cIAP）。

四、癌性骨痛的控制

如前所述，癌性骨痛是一种复杂的混合性疼痛状态，涉及肿瘤细胞、骨细胞、活化的炎症细胞和支配骨的神经元之间的各种相互作用。目前对于癌性骨痛的控制主要是使用骨保护药或靶向药（替尼类药物）和传统的治疗方法（三级阶梯镇痛、麻醉剂、心理疏导）。

五、患者及家属的心理疏导

疼痛患者的心理发展过程可以分为恐惧期、怀疑期、沮丧期、适应期，其间会伴随诸如焦虑、抑郁、紧张、愤怒和担忧等情绪的变化。医护人员应以人为本、耐心倾听，并加以引导，缓解患者情绪，并在适当的时机给予药物干预（抗焦虑药、抗抑郁药）。如前所述，脊柱转移瘤的治疗需要多学科诊疗，多学科方法应包括内科肿瘤学家、放射治疗师、疼痛控制小组、介入放射科医生、内分泌学家、整形外科医生和心理学家，而心理学家的作用常常被忽视，这是不应该的。

最后，值得注意的是，临床医生在决策的时候，不应将脊柱转移瘤的全身治疗与手术、放射治疗割裂开来，它们并不是相互独立的，而是相互促进的。恰当的放射治疗可以激活脊柱转移瘤的免疫微环境，因为照射后肿瘤细胞的死亡可通过促进肿瘤抗原的释放和肿瘤衍生抗原向 T 细胞的交叉呈递来刺激抗肿瘤适应性免疫（确切机制尚未完全阐明），使肿瘤的免疫微环境从"冷"变"热"，且具有"远位效应"（一种全身性的抗肿瘤免疫反应，表现为远离原发照射部位的非照射转移病灶的消退）[6]，从而改善全身治疗效果；而恰当的全身治疗也可以影响手术方式，如地舒单抗（骨保护剂之一，一种 RANK 配体抑制剂）的使用可以减少骨相关事件（skeletal-related events，SRE），减少由病理性骨折、脊髓压迫导致的手术。由此可见，脊柱转移瘤的全身治疗应该是全疗程的，从诊断明确后就开始的，而不应该是作为手术、放疗后的附加方案[7]。

参考文献

1. MACEDO F，LADEIRA K，PINHO F，et al. Bone metastases：an overview. Oncol Rev，2017，11（1）：321.

2. CHEN W X，LI G X，HU Z N，et al. Significant response to anti-PD-1 based immunotherapy plus lenvatinib for recurrent intrahepatic cholangiocarcinoma with bone metastasis：A case report and literature review. Medicine（Baltimore），2019，98（45）：e17832.

3. ZHANG X，YIN X，ZHANG H，et al. Differential expressions of PD-1，PD-L1 and PD-L2 between primary and metastatic sites in renal cell carcinoma. BMC cancer，2019，19（1）：360.

4. SUBUDHI S K，SIDDIQUI B A，APARICIO A M，et al. Combined CTLA-4 and PD-L1 blockade in patients with chemotherapy-naive metastatic castration-resistant prostate cancer is associated with increased myeloid and neutrophil immune subsets in the bone microenvironment. J Immunother Cancer，2021，9（10）：e002919.

5. BAN J，FOCK V，ARYEE D N T，et al. Mechanisms，diagnosis and treatment of bone metastases. Cells，2021，10：2944. doi：10.3390/cells 10112944.

6. LIU Y，DONG Y，KONG L，et al. Abscopal effect of radiotherapy combined with immune checkpoint inhibitors. J Hematol Oncol，2018，11（1）：104.

7. FORD J A，JONES R，ELDERS A，et al. Denosumab for treatment of bone metastases secondary to solid tumours：systematic review and network meta-analysis. Eur J Cancer，2013，49（2）：416-430.

第二节　骨保护剂治疗

一、概述

肿瘤引起的骨质破坏是癌症患者后期常出现的骨相关事件，在乳腺癌和前列腺癌中尤其显著。骨转移病灶对周围骨组织侵犯明显，同时会引起局部以及全身炎症，如骨痛、骨折以及脊髓压迫等症状；另外，对原发病灶和骨转移病灶的治疗也会使骨骼健康状况恶化。近年来，炎症的重要性逐渐突显，炎症通过改变全身骨重塑、增加骨吸收和影响骨形成来促进骨丢失增加。这是炎症介质对破骨细胞和成骨细胞分化和活性影响的结果。破骨细胞生成和破骨细胞活性受促炎细胞因子的影响，如肿瘤坏死因子、白细胞介素 -1、白细胞介素 -6、巨噬细胞集落刺激因子和核因子 - κ B 受体活化因子配体（RANKL）[1]。

因此，在这种情况下，临床治疗中需要骨保护剂来保持骨质量。当存在确定的骨转移时，指南通常建议使用大剂量抗骨吸收治疗来预防或延缓骨相关事件（skeletal-related events，SRE）的发生。最佳的骨保护剂包括双膦酸盐唑来膦酸和地诺单抗。这两类药物均已获准用于发生骨转移的多种实体瘤患者和多发性骨髓瘤患者，以预防骨相关事件，并且在某些情况下，可以显著提高生存率[2]。美国食品药品监督管理局（Food and Drug Administration，FDA）已经批准了唑来膦酸和地舒单抗用于降低前列腺癌骨转移患者 SRE 的风险。地舒单抗在 2019 年进入我国市场，首先获准用于骨巨细胞瘤的治疗，国家药品监督管理局（National Medical Products Administration，NMPA）于 2020 年批准地舒单抗用于实体瘤骨转移患者 SRE 的防治。但是在实体瘤骨转移患者的诊治中，骨保护剂的使用方式仍不够明确。

应用骨保护剂治疗转移性骨肿瘤对于改善骨转移瘤患者的无病生存、总体生存和生活质量至关重要。为了有效抑制转移性骨肿瘤，必须了解其潜在机制并确定治疗的靶细胞。骨转移主要涉及肿瘤细胞对破骨细胞和（或）成骨细胞活性的调节。目前可用的骨靶向药物主要影响破骨细胞，抑制骨吸收。现在也出现了一些靶向成骨细胞的药物，例如罗莫单抗（romosozumab），可以激活骨形成[3]。此外，最初认为仅针对破骨细胞的某些药物现在已知具有双重作用，既可以激活成骨细胞，也能抑制破骨细胞，例如蛋白酶体抑制剂。本节将总结用于治疗癌症引起的骨破坏的骨保护剂治疗的特点和临床应用，总结通过抗再吸收和骨合成代谢疗法获得的临床前和临床发现。

二、骨保护剂的作用机制

实体瘤的嗜骨性与循环肿瘤细胞特征密切相关。循环肿瘤细胞定植到骨髓，可以表达锚定受体，为转移灶的建立提供生长因子。在选择性压力下，肿瘤细胞可以过表达骨相关基因，获得类似于成骨细胞的表型，促肿瘤细胞生长并介导骨转移事件。随后，肿瘤细胞激活破骨细胞分化和骨吸收活性。在临床前和临床环境中，用于抗骨吸收的最常见的药物是双膦酸盐和地诺单抗，另外还包括组织蛋白酶 K 抑制剂、mTOR 抑制剂以及 src 抑制剂。但是随着对骨微环境认识的深入，越来越多的证据表明其他细胞类型也参与其中，内皮细胞、成骨细胞以及免疫细胞都被发现有新的靶点。

目前研究表明，双膦酸盐可以通过抑制 RANKL/RANK 通路、抑制非经典 Wnt 通路，及阻碍巨噬细胞分化等方式抑制破骨细胞形成，同时双膦酸盐也可通过抑制 FPPS 介导的甲羟戊酸途径和诱导 ROS 介导的细胞凋亡等方式，诱导破骨细胞凋亡。地诺单抗是一种人单克隆 IgG2 抗体，以高特异性和高亲和力与 RANKL 结合，通过抑制 RANKL 和 RANK 结合发挥作用，降低破骨细胞的形成和活性[4]。

三、使用骨保护剂的注意事项

（一）口腔健康

2002 年，在静脉注射唑来膦酸获得上市批准的 9 个月后，颌骨的缺血性坏死症状首次被报道；后来在应用地诺单抗的患者中也发现存在颌骨坏死的不良反应。如果患者既往有骨保护剂治疗史并排除颌面部放疗史，颌面区域有骨质显露或者通过口腔内外的瘘管探查到骨，且 8 周以上无法愈合，即可考虑诊断为骨保护剂引起的颌骨坏死。肿瘤骨转移患者常会使用大剂量的破骨细胞抑制剂，相比于同样使用骨保护剂的骨质疏松患者而言，肿瘤患者的颌骨坏死发生率更高。

一项基于 5677 例多种肿瘤骨转移患者组成的前瞻性队列研究结果显示，在骨保护剂使用的第一年，其颌骨坏死的发生率小于 2%，发生颌骨坏死的中位时间为 15 ～ 16 个月；而后累积发病率逐年增加。使用地舒单抗的患者颌骨坏死的风险高于使用双膦酸盐的患者[5]。Bamias A 等在 2005 年研究显示，使用双膦酸盐至第 4 年时，颌骨坏死发生率已经高达 11%[6]。

研究显示，63% 的患者在发生颌骨坏死事件前有拔牙史，82% 的患者有颌骨疼痛，

48% 的患者合并口腔感染。因为存在颌骨坏死的风险，故患者在使用骨保护剂前，需要接受全面的牙齿、牙周检查以及影像学检查，可以进行预防性口腔治疗，例如拔除龋齿、治疗牙周病等。在治疗期间，口腔卫生也是重要的关注点，其间应尽量避免较大的有创牙科操作，例如拔牙和切开排脓。如口腔手术无可避免，则要暂停使用骨保护剂。可以在口腔黏膜愈合后继续使用骨保护剂。发生颌骨坏死以后，需要控制疼痛和避免感染，同时阻止骨坏死继续发展。其治愈过程较为不易。

（二）血钙、维生素 D 以及其他电解质监测

骨保护剂在抑制破骨细胞活动时，可能导致低钙血症。诸多骨转移瘤患者都常伴有低血钙和较低的维生素 D 水平，在应用骨保护剂前，需要纠正低钙血症和（或）维生素 D 缺乏症，并在用药期间持续监测，至少每 3 个月检测一次。除非患者存在高钙血症以及可以导致高血钙的恶性肿瘤，或者有结石病史，所有的骨转移患者都推荐每日补充足量的钙和维生素 D。

按照地舒单抗的处方要求，低血钙的高危患者如有小肠切除史、甲状腺及甲状旁腺手术史、肾功能不全，对低钙血症的代偿机制较弱，需要在使用地舒单抗两周内开始监测包括钙、镁、钾在内的电解质水平，如果出现高钙血症，需停止摄入钙剂和维生素 D。一项纳入 5600 名患者的前瞻性研究显示，患者随机分配地舒单抗或唑来膦酸治疗，在开始治疗的 6 个月内，地舒单抗组比唑来膦酸组更常发生严重低钙血症（3% 对 1%）[7]。使用这两种药物都需要考虑肾功能，唑来膦酸的用法、用量受计算出的肌酐清除率的影响。

（三）对非典型骨折的防范

一些研究报道了在应用骨保护剂时，患者在没有外伤的情况下或者遭受微弱的创伤时，出现非典型股骨骨干骨折、股骨粗隆下骨折以及跖骨骨折，甚至 40% ～ 50% 的患者是双侧骨折。这类非典型骨折的特点是难以愈合，可能和骨保护剂对骨重塑的过度抑制有关。骨折前的 X 线片显示长骨皮质增厚以及皮质应力性病变。动物实验也显示，地舒单抗可以增加骨折愈合的强度，但是延缓了骨折的愈合速度。

如果使用骨保护剂的患者出现臀部、大腿或者腹股沟处的不明原因疼痛，可以行 X 线检查以排除非典型骨折。目前针对非典型骨折的处理方式尚不明确，也尚无文献支持永久停药。

（四）对免疫系统的影响

目前有研究显示，使用地舒单抗的患者，相比于安慰剂组和双膦酸盐组患者，发生了更多的较为严重的感染，比如阑尾炎、肺炎、蜂窝织炎、湿疹。

四、骨保护剂在各类骨转移性肿瘤中的作用

两种骨保护剂均广泛用于转移性骨肿瘤的防治。接受骨保护剂治疗后，恶性肿瘤骨转移患者 SRE 的发生率显著降低，SRE 发生时间延后。骨保护剂治疗能够降低大多数实体瘤骨转移患者的骨骼并发症风险。对于预期生存时间较长、易发生骨转移的恶性肿瘤患者，均应考虑使用骨保护剂治疗。

已经有诸多研究对比了地舒单抗与唑来膦酸在乳腺癌、前列腺癌、非小细胞肺癌以及

多发性骨髓瘤等恶性肿瘤骨转移患者中的治疗效果。虽然两组人群的总生存率和疾病进展率无统计学差异，但是地舒单抗在降低首次 SRE 风险、延迟首次 SRE 风险等方面优于唑来膦酸；相比于双膦酸盐，地舒单抗降低了 22% 的 SRE 风险。

（一）前列腺癌

我国每年前列腺癌新发病例超过 11 万。前列腺癌最易转移到骨骼，骨相关事件发生率高，因此对于前列腺癌骨转移患者，防治骨相关事件尤为重要。根据 Jean-Jacques Body 的研究报道，前列腺癌患者在确诊存在骨转移时，有 73% 已经出现了骨痛，其中 40% 为中重度骨痛；患者几乎都需要接受骨靶向药物治疗[8]。对前列腺癌患者的诊疗过程中，防治骨相关事件也是重要的部分。前列腺癌患者骨转移主要表现为成骨性病变，但也有少数出现由破骨细胞介导的显著的溶骨性改变。此类患者确实会发生病理性骨折，但发生率通常低于以溶骨性转移为主的癌症患者。

如果患者不太可能发生 SRE，或者骨肿瘤负荷极小，或者已经存在广泛的内脏转移，预计生存期有限，那么应根据具体情况考虑破骨细胞抑制剂治疗。据统计，20%～50% 符合药物适应证的患者没有接受骨保护剂治疗以预防 SRE，遵照指南进行规范治疗还需要努力。

前列腺癌分为去势抵抗性前列腺癌（castration-resistant prostate cancer，CRPC）和激素敏感性前列腺癌（hormone-sensitive prostate cancer，HSPC）两类。对于骨转移性 CRPC 患者，我们推荐使用骨保护剂以预防或延缓 SRE；对于有骨转移的 HSPC 患者，骨保护剂疗效不能被证实，因此不被推荐。

骨保护剂在 CRPC 中的应用研究较早。多项回顾性研究分析表明，骨保护剂联合 CYP17 抑制剂阿比特龙、雄激素受体拮抗剂恩扎卢胺和紫杉类卡巴他赛等常用药物，都可以延长 CPRC 生存期，降低 SRE 风险[9-10]。有趣的是，在 HSPC 中，雄激素剥夺治疗联合使用唑来膦酸没有显示存在益处。在一项随机、双盲、安慰剂对照Ⅲ期试验中，有 645 名存在骨转移的 HSPC 患者，按 1：1 的比例随机分配至唑来膦酸组或安慰剂组。患者转为 CRPC 后接受非盲的唑来膦酸治疗。对比首次 SRE 的中位时间，唑来膦酸组为 32.5 个月，安慰剂组为 29.8 个月，统计学无差异。所以该研究认为在 HSPC 早期使用唑来膦酸预防 SRE 并无必要，不能降低 SRE 风险，也不能降低总死亡率[11]；而地舒单抗预防 HSPC 患者的 SRE 风险目前尚无相关数据。因此，ASCO 指南显示，没有证据证实 HSPC 患者可以应用任何骨保护剂，同时建议使用唑来膦酸或地舒单抗预防或延缓 CRPC 患者的 SRE 风险。2020 年的欧洲肿瘤内科学会也提示，HSPC 患者不要常规使用骨保护剂[12]。

另外值得注意的是，如果 CRPC 患者未发生骨转移，骨保护剂对于 SRE 的预防不一定会有显著效果。一项Ⅲ期临床试验纳入了 1433 名非转移性前列腺癌患者，随机分配至唑来膦酸组和安慰剂组。其中，唑来膦酸组 12 周用药一次，持续治疗 4 年。唑来膦酸组和安慰剂组在中位随访 4.8 年时，骨转移发生率分别是 14.7% 和 13.2%，统计学上无差异[13]。

有随机对照试验表明，地舒单抗对于 CRPC 的 SRE 疗效强于唑来膦酸[14]，所以一般首先选用地舒单抗，每次 120 mg，4 周使用一次。但是也有研究认为，唑来膦酸可以从 4 周一次用药延长至 12 周用药一次，效费比方面优于地舒单抗。如果是广泛转移的患者，可以维持唑来膦酸 4 周一次的频率。所以在不能使用地舒单抗时，或者对于骨肿瘤负荷较小，且 SRE 症状不显著的患者，也可使用唑来膦酸预防 SRE。

至于骨保护剂的使用时长问题，目前学界尚无定论。目前重要的临床试验中，最长用药记录是 24 个月。因为考虑到长时间用药会增加颌骨坏死的发生率，医生一般会在 1 年后停用骨保护剂。

（二）乳腺癌

乳腺癌是世界上最常见的女性癌症。虽然经充分治疗的早期乳腺癌患者能够获得极好的预后，5 年生存率高达 90%，但全身治疗可能会降低患者骨密度，增加骨质疏松的风险，引起骨折等其他骨相关事件的发生。超过 50% 的已接受转移性乳腺癌治疗的患者，在使用骨保护剂前就已经发生骨相关事件，且乳腺癌溶骨性骨转移的患者平均每 3～4 个月就会发生 1 起骨相关事件。与前列腺癌转移的成骨性病变不同，乳腺癌的骨转移则是成骨性病变与溶骨性病变的混合，这意味着乳腺癌骨转移的机制及治疗更为复杂。因此，注意乳腺癌治疗过程中患者的骨骼情况，预防和治疗这些骨相关事件需要得到更多的关注。

目前，乳腺癌的治疗一般是整合多学科的处理方式。除了必需的基础治疗如化疗、内分泌治疗、靶向治疗、放疗等抗肿瘤治疗及手术切除外，可能还会使用骨保护剂以防治因癌症带来的骨相关事件。在一项早期关于骨保护剂的对照试验中，研究表明未接受骨保护剂治疗的患者发生骨相关事件的概率较高，且其中以乳腺癌骨转移患者尤甚，2 年累积发病率为 68%。但当使用骨保护剂（帕米膦酸钠）后，乳腺癌骨转移患者的骨相关事件的发生率从 64% 降低至 51%（$P < 0.001$），且首次发生骨相关事件的中位时间从 7 个月提升至 12.7 个月（$P < 0.001$）[15-16]。使用唑来膦酸（另一种骨保护剂）能够降低乳腺癌骨转移患者的骨相关事件的风险并缓解疼痛，在一定程度上能够改善患者的生存质量。同时，乳腺癌的基础治疗方案（如化疗、内分泌治疗）本身会对患者骨密度造成一定影响。因此，将骨保护剂与基础治疗方案联合使用，对乳腺癌患者，尤其是发生骨转移患者的治疗具有重要意义。

对患有早期乳腺癌的绝经前女性，首选双膦酸盐类骨保护剂以降低骨质疏松或骨折的风险。值得注意的是，除上述所说的常见骨保护剂的注意事项外，双膦酸盐可能会逐渐从骨骼中析出，并可穿过胎盘，而且停药后这种风险仍可能持续。因此，对有生育潜能的女性应用时应告知这种风险。同时，双膦酸盐的镇痛效果似乎较小，因此针对骨痛的治疗不应单用骨保护剂（例如唑来膦酸），需与其他药物联合使用。而对于绝经后的早期乳腺癌女性患者而言，由于年龄和性别的影响，本就更容易发生骨质疏松。此类患者如需要药物来保持骨量并降低骨质疏松性骨折风险，可采用双膦酸盐或地舒单抗（口服或静脉均可），尤其是接受抗激素治疗（芳香酶抑制剂）的患者，因为她们的骨丢失率可能比预期生理速率高 1～3 倍[16]。但是需要注意，停用地舒单抗后脊椎骨折的风险会增加。因此，停用地舒单抗后需要继续使用双膦酸盐以防止该并发症的发生。

晚期乳腺癌患者可能发生转移。骨作为乳腺癌常见的转移器官，约 8% 的乳腺癌患者会发生骨转移，而脊柱转移约占所有骨转移病例的 2/3，这使得乳腺癌骨转移患者发生骨相关事件的概率大幅提升。虽然骨转移性乳腺癌不太可能治愈，但是合理的局部治疗（手术、放疗）可以更好地控制骨转移相关症状。同时，骨保护剂的联合应用显著改善了这类患者的总生存状况和无进展生存状况。尽管地舒单抗、唑来膦酸及其他一些骨保护剂已被证实均可减少乳腺癌骨转移患者发生骨相关事件的风险，但并没有研究或指南表示应倾向于使用某种药物。目前，对于乳腺癌骨转移患者，优选的骨保护剂方案为每 12 周给予 1 次唑来膦酸（4 mg，或根据肾功能调节剂量）。但对于广泛性或症状明显的乳腺癌骨转移患者，一些医生倾向于每 4 周 1 次的给药方案，至少在初始用药时如此。

但是，就减少骨相关事件和镇痛效果来看，地舒单抗似乎优于唑来膦酸，而且地舒单抗可以皮下注射而非静脉输注。然而，地舒单抗的直接费用显著更高，且有其他数据表明唑来膦酸每 3 个月给药效果不劣于每月给药，因此必须权衡使用。

（三）其他实体瘤

骨是肿瘤转移的第三大常见部位。据估计，美国有 280 000 例骨转移瘤患者，8.4% 的实体瘤患者在首次诊断后 10 年内发生骨转移。除前列腺癌和乳腺癌外，其他实体瘤如肺癌、肾细胞癌和黑色素瘤等首发转移部位通常也是骨。例如，尸检研究发现，30% ~ 40% 的甲状腺癌、肾癌、支气管癌死亡病例存在骨转移。虽然都是骨转移，但它们的性质却不尽相同。例如，小细胞肺癌主要为成骨性转移，但肾癌、非小细胞肺癌、黑色素瘤则以溶骨性转移为主，而胃肠道肿瘤是溶骨转移和成骨转移的混合表现。然而这种区别并不是绝对的，且许多患者是这两种骨转移的混合表现。需要注意的是，溶骨性转移瘤更容易引起有症状的骨相关事件，如病理性骨折，因此往往更容易发现，但还是应根据具体情况考虑治疗方案。

骨保护剂因其可减缓或逆转骨转移进展，已被批准用于治疗发生骨转移的多种实体瘤。多项随机试验表明，骨保护剂能使骨转移患者的骨相关事件发生率显著降低且发生时间显著延迟。同时，地舒单抗的效果似乎比唑来膦酸更好。一项临床试验发现，相较于使用唑来膦酸，使用地舒单抗能提高肺癌骨转移患者的总生存期，并降低药物不良反应的发生率[17]。另一项Ⅲ期临床试验也证明地舒单抗在预防晚期癌症中的不良骨相关事件和疼痛中，能够发挥更好的作用[18]。即便如此，静脉注射双膦酸盐或地舒单抗也被发现能够显著降低晚期实体瘤骨转移患者的尿 I 型胶原交联氨基末端肽（urinary N-telopeptide of type Ⅰ collagen，uNTx）[19]。但一项针对 154 名肺癌骨转移的临床试验表明，唑来膦酸似乎并不能延长患者的无进展生存期。在该研究中，使用唑来膦酸后无进展生存期为 6 个月、12 个月、18 个月和 24 个月的患者数量均少于安慰剂组，然而这可能是由于很多患者退出试验所致。另一项临床试验表明，在双膦酸盐中加入放射性药物似乎并不能改善肺癌骨转移患者的骨相关事件发生的时间和总生存期，但能减轻患者痛感[20]。即便如此，目前仍然推荐使用骨保护剂以降低大多数实体瘤骨转移患者的骨骼并发症风险。

当应用地舒单抗预防骨相关事件时，推荐剂量和方案为一次 120 mg，皮下给药，每 4 周 1 次。皮下给药对一些患者更方便，尤其是未行全身性静脉抗癌疗法的患者（即内分泌治疗或口服化疗者）。虽然不断有新数据评估地舒单抗给药频率低于每 4 周 1 次的方案，但还不能考虑将其作为标准方案。如果选择双膦酸盐，我们倾向采用唑来膦酸，因为它在多种肿瘤中都有效果，并且疗效似乎优于帕米膦酸二钠，所需输注时间也比帕米膦酸二钠更短。如果患者肾毒性风险增加或偏好口服方案，则可给予口服伊班膦酸或氯膦酸二钠。

总之，对于除乳腺癌和前列腺癌的其他实体瘤骨转移患者，标准方案仍为唑来膦酸或地舒单抗每 4 周给药 1 次。然而，新的 MSTS/ASCO/ASTRO 转移瘤治疗指南提倡，无论原发瘤组织学如何，对骨转移瘤患者均考虑采用每 12 周 1 次的唑来膦酸给药方案。我们认为，若符合患者的治疗目标，有时可适当延长给药间隔，例如骨质吸收并不迅速、骨转移负荷有限以及全身性抗癌治疗很可能见效时。

五、新型骨保护剂的研究进展

虽然双膦酸盐和地舒单抗等骨保护剂目前已被广泛应用于骨转移瘤的治疗，但是关于骨保护剂的研发仍持续进行。在过去的十年中，通过体外破骨细胞发生评估和（或）动物模型，研究了几种来自植物、动物和细菌等自然资源的骨保护剂。

与双膦酸盐的作用机制类似，植物来源的木糖醇（xylitol）能以剂量依赖性的方式（30～100 mmol/L）显著降低 RANKL 的 mRNA 表达水平。同时，当木糖醇浓度达到 100 nmol/L 时，可减少 TRAP 阳性多核细胞的数量，且没有细胞毒性；而海洋真菌 Diaporthe spp. 来源的真菌环氧二烯（mycoepoxydiene，MED）能够通过抑制破骨细胞相关基因（*TRAP*、*CRT* 和 *CTSK*）的 mRNA 表达水平，并抑制 RANKL 诱导的破骨细胞分化过程，阻碍破骨细胞的形成。此外，2.5 μmol/L 和 5.0 μmol/L 有效剂量的 MED 对破骨细胞数量减少至 40% 具有显著意义，且 4 mg 和 8 mg 的 MED 能使去卵巢小鼠的骨密度保持在接近正常水平。除此之外，其他物质如某些中药成分［毛蕊花糖苷 3（acteoside 3）、黄芩素、槲皮素等］、类黄酮化合物（光甘草定、黄酮等）、酚类化合物等也有抑制 RANKL 诱导的破骨细胞形成过程，减少破骨细胞数量、阻碍破骨细胞引起的吸收坑的形成等功能，发挥着骨保护剂的作用。最重要的是，这类药物无任何细胞毒性，大大提高了治疗的安全性。天然来源的骨保护剂显示出很好的治疗前景。

目前，至少有 29 种天然破骨细胞生成抑制剂处于研究当中，包括 7 种类黄酮、4 种生物碱、三种萜类、两种香豆素、两种酚、一种补骨脂素、一种苯乙醇苷、一种醌、一种查尔酮、一种氨基酸、一种聚酮、一种糖醇、一种二芳基庚烷类、一种霉菌毒素、一个硫代亚磺酸盐和一种吲哚衍生物。

这些天然骨保护剂的研究大多是于体外证明其效果（小部分进行小鼠体内实验），不能直接应用于人体或临床环境，且其有效药物剂量似乎需要一个更高的数量级。然而，与双膦酸盐和地诺单抗相比，这些"更高"浓度的天然抑制剂的临床潜力值得进一步研究，因为其具有"更高的安全性"。

虽然双膦酸盐和地诺单抗这两类骨保护剂目前应用及研究最广泛，但仍然有很多治疗方法处于临床试验阶段，包括新药物的使用或与双膦酸盐／地诺单抗联合治疗骨转移瘤，这对提高治疗成功率及发挥更好疗效有重要作用。

一项Ⅲ期临床试验表明，地塞米松在治疗骨转移瘤时可减少由放疗引起的疼痛发作[21]；而镭 223（radium-223）二氯化物能够显著改善 CRPC 患者和前列腺癌骨转移患者的总生存期（中位数：14.9 个月对 11.3 个月；危险比：0.70；95% CI：0.58～0.83；$P < 0.001$），并与低骨髓抑制率和较少的不良事件相关[22]；且镭 223 二氯化物与多西他赛的联合疗法对前列腺癌骨转移患者的前列腺特异性抗原（中位进展时间，分别为 6.6 个月和 4.8 个月）、碱性磷酸酶（9 个月和 7 个月）和成骨细胞骨沉积标志物的抑制更为持久。活化的血小板衍生生长因子受体（p-PDGFR）常在 CRPC 骨转移的患者中表达，坦度替尼作为一种 p-PDGFR 抑制剂也能够降低患者的 uNTx，延长患者的无进展生存期（6 周

对 8 周，$P = 0.03$）和总生存期（26.6 周对 42.9 周，$P = 0.09$）[23]。

同样，针对乳腺癌骨转移的新治疗方法的临床试验也在进行。一项 RCT 表明，胰蛋白酶 K 抑制剂 odanacatib 可抑制乳腺癌骨转移患者的骨吸收，且耐受性良好，说明胰蛋白酶 K 抑制剂可能是治疗骨转移瘤的一种潜在的、重要的、新颖的治疗方法[24]。坦珠单抗（一种神经生长因子单克隆抗体）可能为包括乳腺癌在内的多种实体瘤骨转移患者提供额外的持续镇痛疗效[25]。

然而，目前大部分实体瘤骨转移的临床药物的研发主要还是针对前列腺癌及乳腺癌，较少涉及其他实体瘤骨转移的临床试验，这可能与其他实体瘤发生骨转移的概率相对较低有关。庆幸的是，仍然有不少针对其他实体瘤的药物临床试验正在进行，只是这些试验还未完成，因为其他实体瘤骨转移患者的基数仍然庞大。

六、要点小结

迄今为止，以双膦酸盐和地舒单抗为代表的多数骨保护剂已逐渐应用于防治由癌症引起的骨相关事件。然而可以肯定的是，长期使用它们可能会导致多种不良反应，甚至引起其他健康问题。虽然上述天然骨保护剂的研究大多是于体外实验证明其效果（少部分进行小鼠体内实验），且有效药物剂量似乎需要一个更高的数量级，不能直接应用于人体或临床环境，但是这些天然药物似乎具有更高的安全性。所以，这些"更高"浓度的天然骨保护剂的临床潜力似乎更值得进一步研究。

目前，关于骨保护剂的研究，尤其是针对抑制破骨细胞形成的研究似乎比刺激成骨细胞形成的研究更为热门。但是，产生骨和减少骨流失可能也是一种合理的想法。因此，为了改进该领域的药理干预和治疗选择，需要进一步丰富相关知识，以确定潜在的临床候选药物。

参考文献

1. XING L, SCHWARZ E M, BOYCE B F. Osteoclast precursors, RANKL/RANK, and immunology. Immunological reviews, 2005, 208（1）: 19-29.
2. GÜL G, SENDUR M A, AKSOY S, et al. A comprehensive review of denosumab for bone metastasis in patients with solid tumors. Current Medical Research and Opinion, 2016, 32（1）: 133-145.
3. FERRARI S L. Romosozumab to rebuild the foundations of bone strength. Nature Reviews Rheumatology, 2018, 14（3）: 128.
4. BARON R, FERRARI S, RUSSELL R G G. Denosumab and bisphosphonates: different mechanisms of action and effects. Bone, 2011, 48（4）: 677-692.
5. LIPTON A, SAAD F, VAN POZNAK C H, et al. Incidence of osteonecrosis of the jaw in patients receiving denosumab or zoledronic acid for bone metastases from solid tumors or multiple myeloma: Results from three phase III trials. American Society of Clinical Oncology. 2013.
6. BAMIAS A, KASTRITIS E, BAMIA C, et al. Osteonecrosis of the jaw in cancer after treatment with bisphosphonates: incidence and risk factors. J Clin Oncol, 2005, 23（34）: 8580-8587.
7. CHEN A C C. The Orthopaedic Innovator: How We Can Provide Better Care FOR Our Patients. http://www. soa.org.sg/downloads/awards/2022%20N%20Balachandran%20Memorial%20Lectureship%20submission_ Andrew%20Chou.pdf
8. BODY J-J, VON MOOS R, RIDER A, et al. A real-world study assessing the use of bone-targeted agents and their impact on bone metastases in patients with prostate cancer treated in clinical practice in Europe.

Journal of Bone Oncology，2018 Dec 18；14：100212. doi：10.1016/j.jbo.2018.100212. PMID：30627511；PMCID：PMC6319023.

9. FRANCINI E，MONTAGNANI F，NUZZO P V，et al. Association of concomitant bone resorption inhibitors with overall survival among patients with metastatic castration-resistant prostate cancer and bone metastases receiving abiraterone acetate with prednisone as first-line therapy. JAMA Network Open，2021，4（7）：e2116536.

10. SAAD F，SHORE N，VAN POPPEL H，et al. Impact of bone-targeted therapies in chemotherapy-naive metastatic castration-resistant prostate cancer patients treated with abiraterone acetate：post hoc analysis of study COU-AA-302. European Urology，2015，68（4）：570-577.

11. SMITH M R，HALABI S，RYAN C J，et al. Randomized controlled trial of early zoledronic acid in men with castration-sensitive prostate cancer and bone metastases：results of CALGB 90202（alliance）. Journal of Clinical Oncology，2014，32（11）：1143.

12. COLEMAN R，HADJI P，BODY J-J，et al. Bone health in cancer：ESMO clinical practice guidelines. Annals of Oncology，2020，31（12）：1650-1663.

13. WIRTH M，TAMMELA T，CICALESE V，et al. Prevention of bone metastases in patients with high-risk nonmetastatic prostate cancer treated with zoledronic acid：efficacy and safety results of the Zometa European Study（ZEUS）. European Urology，2015，67（3）：482-491.

14. FIZAZI K，CARDUCCI M，SMITH M，et al. Denosumab versus zoledronic acid for treatment of bone metastases in men with castration-resistant prostate cancer：a randomised，double-blind study. The Lancet，2011，377（9768）：813-822.

15. COLEMAN R. Bisphosphonates in breast cancer. Annals of Oncology，2005，16（5）：687-695.

16. HADJI P，AAPRO M S，BODY J-J，et al. Management of Aromatase Inhibitor-Associated Bone Loss（AIBL）in postmenopausal women with hormone sensitive breast cancer：Joint position statement of the IOF，CABS，ECTS，IEG，ESCEO，IMS，and SIOG. Journal of Bone Oncology，2017，7：1-12.

17. SCAGLIOTTI G V，HIRSH V，SIENA S，et al. Overall survival improvement in patients with lung cancer and bone metastases treated with denosumab versus zoledronic acid：subgroup analysis from a randomized phase 3 study. J Thorac Oncol，2012，7（12）：1823-1829.

18. VADHAN-RAJ S，VON MOOS R，FALLOWFIELD L J，et al. Clinical benefit in patients with metastatic bone disease：results of a phase 3 study of denosumab versus zoledronic acid. Ann Oncol，2012，23（12）：3045-3051.

19. FIZAZI K，LIPTON A，MARIETTE X，et al. Randomized phase II trial of denosumab in patients with bone metastases from prostate cancer，breast cancer，or other neoplasms after intravenous bisphosphonates. J Clin Oncol，2009，27（10）：1564-1571.

20. SEIDER M J，PUGH S L，LANGER C，et al. Randomized phase III trial to evaluate radiopharmaceuticals and zoledronic acid in the palliation of osteoblastic metastases from lung，breast，and prostate cancer：report of the NRG Oncology RTOG 0517 trial. Ann Nucl Med，2018，32（8）：553-560.

21. CHOW E，MEYER R M，DING K，et al. Dexamethasone in the prophylaxis of radiation-induced pain flare after palliative radiotherapy for bone metastases：a double-blind，randomised placebo-controlled，phase 3 trial. Lancet Oncol，2015，16（15）：1463-1472.

22. PARKER C，NILSSON S，HEINRICH D，et al. Alpha emitter radium-223 and survival in metastatic prostate cancer. N Engl J Med，2013，369（3）：213-223.

23. MATHEW P，TANNIR N，TU S M，et al. Accelerated disease progression in prostate cancer and bone metastases with platelet-derived growth factor receptor inhibition：observations with tandutinib. Cancer Chemother Pharmacol，2011，68（4）：889-896.

24. JENSEN A B，WYNNE C，RAMIREZ G，et al. The cathepsin K inhibitor odanacatib suppresses bone resorption in women with breast cancer and established bone metastases：results of a 4-week，double-blind，randomized，controlled trial. Clin Breast Cancer，2010，10（6）：452-458.

25. SOPATA M，KATZ N，CAREY W，et al. Efficacy and safety of tanezumab in the treatment of pain from bone metastases. Pain，2015，156（9）：1703-1713.

第三节 系统治疗

一、肺癌的内科治疗

本节包括小细胞肺癌（small cell lung carcinoma，SCLC）及非小细胞肺癌（non-small cell lung carcinoma，NSCLC）的治疗。其中非小细胞肺癌的系统治疗分为三个部分，包括Ⅳ期驱动基因阳性非小细胞肺癌、Ⅳ期无驱动基因非鳞癌非小细胞肺癌、Ⅳ期无驱动基因鳞癌的治疗。Ⅳ期驱动基因阳性非小细胞肺癌治疗部分包括敏感 EGFR 突变阳性、ALK 融合阳性、ROS1 融合阳性、BRAF V600E 突变阳性、NTRK 基因融合阳性、MET 14 外显子跳跃突变阳性、RET/KRAS G12C/HER-2 突变阳性的处理。在Ⅳ期无驱动基因非鳞癌非小细胞肺癌、Ⅳ期无驱动基因鳞癌的治疗小节中包括 PD-L1 ≥ 50%、PD-L1 为 1% ～ 49%、PD-L1 ≤ 1%，且上述可操作分子标志物阴性的治疗方案。

（一）Ⅳ期驱动基因阳性非小细胞肺癌的治疗

1. EGFR 突变阳性非小细胞肺癌的治疗　见表 5-1。

表 5-1　EGFR 突变阳性非小细胞肺癌的治疗

分期	分层	Ⅰ级推荐	Ⅱ级推荐
Ⅳ期 EGFR 敏感突变 NSCLC 一线治疗		吉非替尼 厄洛替尼 埃克替尼 阿法替尼 达可替尼 奥希替尼 [A]	吉非替尼或厄洛替尼＋化疗（PS ＝ 0 ～ 1）（2A 类）[B] 厄洛替尼＋贝伐珠单抗（2A 类）[C] 阿美替尼 含铂双药化疗 ± 贝伐珠单抗（非鳞癌）（2A 类）
Ⅳ期 EGFR20 外显子插入突变 NSCLC 一线治疗		参考Ⅳ期无驱动基因 NSCLC 的一线治疗	
Ⅳ期 EGFR 敏感突变 NSCLC 后线治疗	寡进展或 CNS 进展	继续原 EGFR-TKI 治疗＋局部治疗（2A 类）[D]	再次活检明确耐药机制
	广泛进展	一 / 二代 TKI 一线治疗失败再次活检：T790m 阳性者：奥希替尼或阿美替尼（3 类）[E]； 再次活检 T790m 阴性者或者三代 TKI 治疗失败：含铂双药化疗 ± 贝伐珠单抗（非鳞癌）（2A 类）	再次活检评估其他耐药机制；再次检测 T79OM 阳性者：含铂双药化疗 ± 贝伐珠单抗（非鳞癌）（2A 类）或伏美替尼（3 类）[F]
Ⅳ期 EGFR 敏感突变 NSCLC 靶向及含铂双药失败后治疗	PS ＝ 0 ～ 2	单药化疗	单药化疗＋贝伐珠单抗（非鳞癌）（2A 类） 安罗替尼（2A 类）
Ⅳ期 EGFR20 外显子插入突变后线治疗 [G]		参考Ⅳ期无驱动基因 NSCLC 的后线治疗	

PS：体力状况评分；CNS：中枢神经系统。

【注释】

A. EGFR 突变阳性晚期 NSCLC 患者一线治疗的多个随机对照研究显示，吉非替尼、厄洛替尼、埃克替尼、阿法替尼对比化疗均可显著改善患者的 PFS，且 3 级及以上不良反应显著少于化疗。LUX-Lung7、ARCHER 1050 研究、FLAURA 研究和 AENEAS 研究分别显示阿法替尼、达可替尼、奥希替尼和阿美替尼疗效优于一代 TKI，奠定了第一代 EGFR-TKI 吉非替尼、厄洛替尼、埃克替尼，第二代 TKI 阿法替尼、达可替尼以及第三代 TKI 奥希替尼和阿美替尼在 EGFR 突变晚期 NSCLC 一线治疗的地位。

B. 联合治疗模式，包括 EGFR-TKI 联合化疗或抗血管生成治疗，也为 EGFR 突变阳性患者一线治疗的选择。II 期随机对照 JMIT 研究，III 期研究 NEJ009 以及印度开展的 III 期研究探讨 TKI 联合含铂双药化疗，这些结果均显示吉非替尼联合培美曲塞较吉非替尼单药组显著延长 PFS，并且总生存期（overall survival，OS）也显著延长。

C. 日本的 JO25567 II 期研究显示贝伐珠单抗联合厄洛替尼相较于厄洛替尼单药一线治疗晚期 EGFR 敏感突变型非鳞 NSCLC，患者的 PFS 显著延长（中位 16.0 个月对 9.7 个月，$P = 0.0015$）。III 期随机对照研究 CTONG1509 L3 显示在中国人群中贝伐珠单抗联合厄洛替尼相较于厄洛替尼单药显著延长患者的 PFS（中位 18.0 个月对 11.3 个月，$P < 0.001$）。

D. 对于寡进展 /CNS 进展患者，多个回顾性分析显示，继续原 EGFR-TKI 治疗联合局部治疗可获益。同时，由于三代 EGFR-TKI 奥希替尼对中枢神经转移病灶有效率高，寡进展 /CNS 进展的患者也以 II 级推荐行驱动基因突变检测，决定后续治疗方案。

E. EGFR-TKI 耐药后再活检，耐药机制分析显示 T790M 突变为 50% 左右。对比奥希替尼和铂类双药化疗治疗 TKI 耐药后 T790M 阳性的 NSCLC 的随机 III 期 AURA3 临床研究显示，奥希替尼显著延长 PFS 时间（中位 10.1 个月对 4.4 个月，$P < 0.001$）。此外，国产数个三代 EGFR-TKI 在 TKI 耐药后 T790M 阳性 NSCLC 治疗中也显示出良好的疗效。2019 WCLC 公布了阿美替尼治疗一代 EGFR-TKI 进展的 T790M 阳性的 NSCLC 的多中心、单臂 II 期临床研究，结果显示客观缓解率（objective remission rate，ORR）为 68.4%，且耐受性好。

F. 2020 年 ASCO 大会公布了国产原研第三代 EGFR-TKI 伏美替尼治疗 EGFRT790M 突变晚期 NSCLC 受试者的 II B 期临床研究（NCT03452592）结果：ORR 为 74%，DCR 为 94%，PFS 为 9.6 个月。

G. EGFR 外显子 20 插入突变占所有 EGFR 突变的 4% ~ 12%，这种突变的 NSCLC 患者通常对 EGFR-TKI 治疗不敏感，目前尚无公认的靶向治疗方法，预后较差。其他 EGFR-TKI 耐药的原因还包括 EGFR 扩增、MET 扩增、HER-2 扩增、PIK3CA 突变、BRAF 突变以及 SCLC 转换等。目前针对 BRAF、HER-2、MET 等多个靶点都有相应的临床试验在进行中，EGFR-TKI 耐药后可进行再活检，明确耐药原因，以指导下一步治疗。

2. ALK 融合阳性非小细胞肺癌的治疗　见表 5-2。

表 5-2　ALK 融合阳性非小细胞肺癌的治疗

分期	分层	I 级推荐	II 级推荐
IV 期 ALK 融 合 NSCLC 一线治疗		阿来替尼（优先推荐）[A] 克唑替尼 [B] 塞瑞替尼 [C]	含铂双药化疗 ± 贝伐珠单抗（非鳞癌）（2A 类）
IV 期 ALK 融合 NSCLC 靶向后线治疗 [D]	寡进展或 CNS 进展	原 TKI 治疗 + 局部治疗（2A 类） 阿来替尼或塞瑞替尼（限一线克唑替尼）（2A 类）	恩沙替尼（限一线克唑替尼）（3A 类）
	广泛进展	一代 TKI 一线治疗失败：阿来替尼或塞瑞替尼（1 类）[E] 二代 TKI 一线治疗或一代 / 二代 TKI 治疗均失败：含铂双药化疗 ± 贝伐珠单抗（非鳞癌）（1 类）	一代 TKI 一线治疗失败：恩沙替尼（3 类）[F] 含铂双药化疗 ± 贝伐珠单抗（非鳞癌）（1 类）[G] 活检评估耐药机制
IV 期 ALK 融合 NSCLC 靶向及含铂双药失败后治疗	PS = 0 ~ 2	单药化疗（2A 类）	单药化疗 + 贝伐珠单抗（非鳞癌）（2A 类）

【注释】

A. ALK 融合阳性晚期 NSCLC，目前国内获批的药物有克唑替尼、阿来替尼和塞瑞替尼。在亚洲人群中进行的阿来替尼与克唑替尼头对头比较的 III 期临床研究 ALESIA 的结果与 ALEXI 一致，阿来替尼组 PFS 显著延长（中位 PFS 未到达对 11.1 个月，HR = 0.22，$P < 0.001$）；颅内客观缓解率阿来替尼组达 94.1%，显著优于克唑替尼组的 28.6%，降低脑转移发生风险 86%（HR = 0.14，$P < 0.0001$）。

B. PROFILE 1014 研究证实一线克唑替尼疗效优于含铂双药化疗，PFS 显著延长，ORR 显著提高。

C. Ⅲ期临床研究 ASCEND-4 30 证实了塞瑞替尼在未经治疗的 ALK 阳性 NSCLC 患者中的疗效。研究显示，塞瑞替尼组中位 PFS 16.6 个月，化疗组 8.1 个月。由于塞瑞替尼耐受性不佳，另一项多中心随机临床研究 ASCEND-8 比较了塞瑞替尼每日 450 mg 随餐服用及 750 mg 空腹服用的疗效及安全性。450 mg 随餐服用患者相较于 750 mg 空腹服用患者的血药浓度相似，但胃肠不良反应显著减少，且依从性更好和 15 个月无进展生存预期值更高（66.4% 及 41%）。

D. 一线应用 ALK 抑制剂进展后，根据进展部位和是否寡进展划分为两种类型：寡进展 /CNS 进展型和广泛进展型。对于寡进展 /CNS 进展患者，可继续服用原 ALK-TKI，并针对局部病灶进行治疗。若一线应用克唑替尼治疗，可更换为阿来替尼、塞瑞替尼或恩沙替尼。

E. 若一线使用一代 ALK 抑制剂克唑替尼出现广泛进展，推荐使用二代 ALK 抑制剂。欧洲和亚洲人群的 Ⅲ期随机对照研究 ALUR 显示，在克唑替尼及至少一次化疗失败的患者中，与培美曲塞或多西他赛相比，阿来替尼显著降低疾病进展风险达 85%（HR = 0.15，$P < 0.001$），中位 PFS 分别为阿来替尼组 9.6 个月，化疗组 1.4 个月。塞瑞替尼 ASCEND-1 研究入组了部分经克唑替尼治疗失败的患者，其 ORR 和 PFS 分别为 56% 和 7.0 个月。塞瑞替尼治疗克唑替尼耐药后的 ALK 阳性 NSCLC 的 ASCEND-2 研究结果为 ORR 38.6%，独立审查委员会（IRC）评估的中位 PFS 7.2 个月。

F. 恩沙替尼治疗 ALK 阳性晚期 NSCLC 克唑替尼耐药单臂多中心 Ⅱ期临床研究结果显示，ORR 达 52%，颅内 ORR 70%，中位 PFS 达 9.6 个月。

G. 一、二代药物一线治疗或一代和二代药物治疗均失败的患者，则选用含铂双药化疗 ± 贝伐珠单抗。

3. ROS1 融合阳性非小细胞肺癌的治疗　见表 5-3。

表 5-3　ROS1 融合阳性非小细胞肺癌的治疗

分期	分层	Ⅰ级推荐	Ⅱ级推荐
Ⅳ期 ROS1 融合阳性 NSCLC 一线治疗		克唑替尼（3 类）[A]	含铂双药化疗 ± 贝伐珠单抗（非鳞癌）（2A 类）
	寡进展或 CNS 进展	原 TKI 治疗＋局部治疗（2A 类）	
Ⅳ期 ROS1 融合阳性 NSCLC 二线治疗	广泛进展	含铝双药化疗 ± 贝伐珠单抗（非鳞癌）（2A 类）	参加 ROS1 抑制剂临床研究（3 类）[B]
Ⅳ期 ROS1 融合阳性 NSCLC 三线治疗	PS = 0 ~ 2	单药化疗（2A 类）	单药化疗＋贝伐珠单抗（非鳞癌）（2A 类）参加 ROS1 抑制剂临床研究（3 类）[B]

【注释】

A. 目前 ROS1 融合基因阳性Ⅳ期 NSCLC 一线治疗Ⅰ级推荐应用克唑替尼，主要基于 OO-1201（针对东亚人群的相关Ⅱ期研究），克唑替尼治疗 ROS1 融合基因阳性晚期 NSCLC 的 PFS 15.9 个月，ORR 71.7%，安全性数据与既往 ALK 融合患者的数据相一致。

B. 治疗 ROS1 阳性肺癌的小分子酪氨酸激酶抑制剂还包括塞瑞替尼、AB-106、劳拉替尼（lorlatinib）、洛普替尼（repotrectinib）等，在Ⅰ期或Ⅱ期临床研究中显示出令人鼓舞的疗效，但在国内外均未获批。

　目前关于 ROS1 阳性患者克唑替尼进展后治疗方案的选择并无太多数据，但鉴于 ROS1 与 ALK 的同源性及克唑替尼同样适用于 ALK 阳性患者，本指南推荐采用与 ALK 阳性患者靶向治疗进展后类似的处理模式。对于克唑替尼及化疗进展后的患者，推荐参加其他 ROS1 抑制剂的临床试验。

4. BRAF V600E/NTRK/MET 14 外显子 /RET/KRAS G12C/HER-2 突变非小细胞肺癌的治疗 见表 5-4。

表 5-4　BRAF V600E/NTRK/MET 14 外显子 /RET/KRAS G12C/HER-2 突变非小细胞肺癌的治疗

分期	Ⅰ级推荐	Ⅱ级推荐
Ⅳ期 BRAF V600E 突变 NSCLC 的一线治疗	参考Ⅳ期无驱动基因 NSCLC 一线治疗的Ⅰ级推荐部分	达拉非尼＋曲美替尼（3类）[A]
Ⅳ期 NTRK 融合 NSCLC 的一线治疗	参考Ⅳ期无驱动基因 NSCLC 一线治疗的Ⅰ/Ⅱ级推荐部分	
Ⅳ期 MET14 外显子跳跃突变 NSCLC 的一线治疗	参考Ⅳ期无驱动基因 NSCLC 一线治疗的Ⅰ/Ⅱ级推荐部分	
Ⅳ期 RET 融合 NSCLC 的一线治疗	参考Ⅳ期无驱动基因 NSCLC 一线治疗的Ⅰ/Ⅱ级推荐部分	
Ⅳ期 KRAS G12C/HER-2 突变 NSCLC 的一线治疗	参考Ⅳ期无驱动基因 NSCLC 一线治疗	
Ⅳ期 BRAF V600E 突变 /NTRK 融合 NSCLC 的后线治疗	靶向治疗或参考Ⅳ期无驱动基因 NSCLC 后线策略（一线未用靶向治疗） 参考Ⅳ期驱动基因阳性 NSCLC 后线治疗策略（一线靶向治疗）	
Ⅳ期 MET14 外显子跳跃突变 NSCLC 的后线治疗	根据一线是 / 否靶向治疗，参考Ⅳ期驱动基因阳性 / 阴性 NSCLC 后线治疗的Ⅰ级推荐部分	赛沃替尼（3类）（一线未用靶向治疗）[B]
Ⅳ期 RET 融合 NSCLC 的后线治疗	根据一线是 / 否靶向治疗，参考Ⅳ期驱动基因阳性 / 阴性 NSCLC 后线治疗的Ⅰ级推荐部分	普拉替尼（3类）（一线未用靶向治疗）[C]
Ⅳ期 KRAS G12C 突变 NSCLC 的后线治疗	参考Ⅳ期无驱动基因 NSCLC 后线治疗的Ⅰ/Ⅱ级推荐部分	
Ⅳ期 HER-2 突变 NSCLC 的后线治疗	参考Ⅳ期无驱动基因 NSCLC 后线治疗的Ⅰ/Ⅱ级推荐部分	

【注释】

近年来，国内外针对少见驱动基因靶点的临床研究产生重大突破，除 EGFR/ALK/ROSI 突变外，BRAF V600E/NTRK/MET14 外显子 /RET/KRAS GL2C 均已获得 FDA 或 NMPA 批准上市，此外，HER-2 突变 NSCLC 的靶向治疗也迎来曙光。

A. 针对 BRAF V600E 突变的晚期 NSCLC，一项达拉非尼联合曲美替尼一线治疗 BRAF V600E 突变晚期 NSCLC 的Ⅱ期临床研究（NCT01336634）结果显示，ORR 64%，中位 PFS 10.9 个月，中位缓解持续时间（DoR）10.4 个月。

B. 赛沃替尼作为国内自主研发的 MET 抑制剂，Ⅱ期临床研究数据显示，独立评审委员会（IRC）评估的 ORR 为 49.2%，DCR 为 93.4%，DOR 达 6 个月。亚组分析显示，赛沃替尼治疗其他类型 NSCLC 患者的疾病控制率（disease control rate，DCR）达到 95.1%，中位 PFS 达到 9.7 个月。

C. 针对 RET 融合的晚期 NSCLC，ARROW 研究结果显示，RET 抑制剂普拉替尼（BLU-667）在接受或未接受治疗的 RET 融合阳性 NSCLC 患者中均显示出临床获益，经治患者 ORR 为 62%，PFS 16.5 个月；初治患者 ORR 为 79%，PFS 13.0 个月。

（二）Ⅳ期无驱动基因非鳞癌非小细胞肺癌的治疗

见表 5-5。

表 5-5 Ⅳ期无驱动基因非鳞癌非小细胞肺癌的治疗

分期	分层	Ⅰ级推荐	Ⅱ级推荐
Ⅳ期无驱动基因非鳞癌 NSCLC 的一线治疗	PS = 0 ~ 1	①培美曲塞联合铂类＋培美曲塞单药维持治疗 A ②贝伐珠单抗联合含铂双药化疗＋贝伐珠单抗维持治疗 B ③含顺铂或卡铂双药方案：顺铂 / 卡铂联合吉西他滨或多西他赛或紫杉醇或紫杉醇脂质体（2A 类）或长春瑞滨或培美曲塞 ④阿替利珠单抗（限 PD-L1 TC ≥ 50% 或 IC > 10%）D ⑤帕博利珠单抗单药［限 PD-L1TPS ≥ 50%，PD-1 TPS 1% ~ 49%（2A 类）］E ⑥培美曲塞＋铂类联合帕博利珠或卡瑞利珠或信迪利或替雷利珠单抗 F	①紫杉醇＋卡铂＋贝伐珠单抗联合阿替利珠单抗 G ②白蛋白紫杉醇＋卡铂联合阿替利珠单抗 H ③重组人血管内皮抑制素联合长春瑞滨和顺铂＋重组人血管内皮抑制素维持治疗（2B 类）C
Ⅳ期无驱动基因非鳞癌 NSCLC 的一线治疗	PS = 2	单药化疗： 吉西他滨 紫杉醇 长春瑞滨 多西他赛 培美曲塞（2A 类）I	培美曲塞＋卡铂（2A 类）；每周方案紫杉醇＋卡铂（2A 类）
二线治疗	PS = 0 ~ 2	纳武单抗或多西他赛或培美曲塞（如一线未使用同一药物）	帕博利珠单抗（限 PD-L1 TPS ≥ 1%） 阿替利珠单抗 替雷利珠单抗
	PS = 3 ~ 4	最佳支持治疗 J	

TPS：肿瘤细胞阳性比例分数

【注释】

无驱动基因，PS = 0 ~ 1 分的非鳞癌非小细胞肺癌患者一线经典方案为含铂双药化疗。

A. PARAMOUNT 研究证实，培美曲塞联合顺铂 4 个周期后，无进展患者继续接受培美曲塞维持治疗直到疾病进展或不可耐受，与安慰剂相比能显著延长 PS 评分为 0 ~ 1 患者的 PFS（中位 4.1 个月对 2.8 个月）及 OS（中位 13.9 个月对 11.0 个月）。

B. 在中国人群开展的 BEYOND 研究显示，贝伐珠单抗联合组较单纯化疗组显著延长中位 PFS，疾病进展风险下降，中位 OS 显著延长至 24.3 个月，并显著提高了 ORR 和 DCR，不良反应可以接受。基于国内真实世界研究的结果，2018 年国家药品监督管理局（NMPA）已经批准含铂双药化疗联合贝伐珠单抗一线治疗方案。

C. 长春瑞滨联合顺铂方案一线化疗的基础上联合重组人血管内皮抑素治疗晚期 NSCLC 患者，能显著提高 ORR 并延长疾病进展时间，不良反应无显著差异。

D. Ⅲ期临床研究 IMpower110-3 结果显示，对比化疗，阿替利珠单抗显著改善 PD-L1 高表达［肿瘤细胞阳性率（TC）≥ 50% 或肿瘤相关免疫细胞阳性率（IC）≥ 10%］的野生型Ⅳ期非鳞癌或鳞癌 NSCLC 患者的 PFS（中位 8.1 个月对 5.0 个月，HR = 0.63）和 OS（中位 20.2 个月对 13.1 个月，HR = 0.59）。2021 年 NMPA 批准阿替利珠单抗用于经 NMPA 批准的检测方法评估为 PD-L1 TC ≥ 50% 或 IC ≥ 10% 的 EGFR/ALK 阴性的转移性 NSCLC 一线单药治疗。

E. KEYNOTE-024 研究纳入了 305 例 PD-L1 TPS 均 ≥ 50% 且 EGFR/ALK 野生型晚期 NSCLC（包括腺癌和鳞癌）患者，帕博利珠单抗较化疗显著延长 PFS（中位 10.3 个月对 6.0 个月，HR = 0.50）和 OS（中位 30.0 个月对 14.2 个月，HR = 0.63），显著提高客观有效率（44.8% 对 27.8%），且不良反应发生率低于化疗组。KEYNOTE-042 研究进一步将入组标准扩大至 PD-L1 TPS ≥ 1%，结果提示与化疗相比，帕博利珠单抗显著降低死亡风险 19%，但亚组分析提示主要获益人群为 PD-L1 TPS ≥ 50% 的患者。2019 年世界肺癌大会（WCLC）上公布 KEYNOTE-042 研究 262 例中国患者亚组结果显示，PD-L1 TPS 为 1% ~ 49% 的患者 OS（中位 19.9 个月对 10.7 个月，HR = 0.69）显著延长。

F. 免疫联合治疗方面，KEYNOTE 189 研究显示帕博利珠单抗联合培美曲塞和铂类较单纯化疗晚期 EGFR/ALK 野生型非鳞癌 NSCLC 患者，联合治疗组 ORR（47.6% 对 18.9%，P < 0.001）、PFS（中位 8.8 个月对 4.9 个月，HR = 0.52，P < 0.00001）均有显著获益，且在各个 PD-L1 表达亚组均能获益，NMPA 已批准帕博利珠单抗联合培美曲塞和铂类作为驱动基因阴性晚期非鳞癌 NSCLC 一线治疗。除此之外，我国自主研发的 PD-1 单抗卡瑞利珠单抗联合化疗（培美曲塞＋卡铂）对比化疗一线治疗晚期 / 转移性非小细胞肺癌的 CAMEL Ⅲ期临床研究显示，卡瑞利珠单抗＋化疗组相比化疗组显著延长 PFS（中位 11.3 个月对 8.3 个月，HR = 0.60，P = 0.0001）和 OS（中位 27.9 个月对 20.5 个月，P = 0.0117）。另一个我国自主研发的 PD-1 单抗信迪利单抗的Ⅲ期 ORIENT-11 研究显示，信迪利单抗联合化疗组相比化疗组显著延长 PFS（中位 8.9 个月对 5.0 个月，P < 0.00001），显著提高 ORR（51.9% 对 29.8%，P = 0.00003）。此外，RATIONALE 304 研究结果显示，相较于单纯标准化疗，替雷利珠单抗联合铂类＋培美曲塞的主要终点中位 PFS 和次要终点 ORR 均显著更优（9.7 个月对 7.6 个月；57.4% 对 36.9%），降低疾病进展风险达 36%。卡瑞利珠 / 信迪利 / 替雷利珠单抗联合培美曲塞和卡铂均已被 NMPA 批准，适用于 EGFR/ALK 阴性的晚期非鳞癌 NSCLC 的一线治疗。

G. IMpower150 研究总计纳入 1202 例患者（含 EGFR 或 ALK 突变患者），随机分至阿替利珠单抗＋卡铂＋紫杉醇组（402 例，arm A），阿替利珠单抗＋贝伐珠单抗＋卡铂＋紫杉醇（400 例，arm B）及贝伐珠单抗＋卡铂＋紫杉醇（400 例，arm C）组。与 arm C 相比，arm B 中阿替利珠单抗的加入显著延长 PFS 15 个月（中位 8.3 个月对 6.8 个月，HR = 0.62，P < 0.001）；延长 OS 4.5 个月（中位 19.2 个月对 14.7 个月，HR = 0.78，P = 0.02）；ORR 提升至 63.5%（63.5% 对 48.0%），亚组分析显示，EGFR/ALK 突变及肝转移人群中更具优势。FDA 和 EMA 批准阿替利珠单抗联合贝伐珠单抗及紫杉醇＋卡铂一线治疗的适应证。

H. FDA 也批准白蛋白紫杉醇＋卡铂联合阿替利珠单抗用于无 EGFR 及 ALK 突变的转移性 NSCLC 一线治疗。

I. 对 PS 评分 2 分的患者，多项临床研究证实，单药化疗较最佳支持治疗（BSC）能延长生存期并提高生活质量。可选的单药化疗方案包括吉西他滨、长春瑞滨、紫杉醇、多西他赛或培美曲塞。

J. PS 评分 ≥ 3 分的患者不建议化疗，建议最佳支持治疗。免疫治疗在该人群中目前缺乏级别证据等级高的循证医学证据，暂不推荐 PS 评分 2 分患者使用免疫治疗。

（三）Ⅳ期无驱动基因鳞癌的治疗

见表 5-6。

表 5-6　Ⅳ期无驱动基因鳞癌的治疗

分期	分层	Ⅰ级推荐	Ⅱ级推荐
Ⅳ期无驱动基因鳞癌一线治疗	PS = 0 ~ 1	①含顺铂或卡铂双药方案 [A]： 顺铂 / 卡铂联合 吉西他滨或多西他赛或紫杉醇 或脂质体紫杉醇 ②含奈达铂双药方案 [B]： 奈达铂＋多西他赛（1B 类） ③阿替利珠单抗［限 PD-L1 TC ≥ 50% 或 IC ≥ 10%］[C] ④帕博利珠单抗单药（限 PD-L1 TPS ≥ 50%，PD-L1 TPS 1% ~ 49%）（2A 类）[D] ⑤紫杉醇 / 白蛋白紫杉醇＋铂类联合帕博利珠或替雷利珠单抗 [E] ⑥吉西他滨＋铂类联合信迪利单抗 [F]	紫杉醇＋铂类联合卡瑞利珠单抗 [G]
Ⅳ期无驱动基因鳞癌一线治疗	PS = 2	单药化疗： 吉西他滨 或紫杉醇 或长春瑞滨 或多西他赛（2A 类）[H]	最佳支持治疗

（续表）

分期	分层	Ⅰ级推荐	Ⅱ级推荐
二线治疗	PS＝0～2	纳武单抗 或多西他赛 （如一线未使用同一药物）	帕博利珠单抗（限PD-L1 TPS≥1%） 阿替利珠单抗 替雷利珠单抗 信迪利单抗 单药吉西他滨（2A类）或长春瑞滨（2A类） （如一线未使用同一药物）； 阿法替尼（如不适合化疗及免疫治疗）（1B类）
	PS＝3～4	最佳支持治疗	

TPS：肿瘤细胞阳性比例分数

【注释】仅介绍一线治疗部分

A. Ⅳ期驱动基因阴性的肺鳞癌（PS＝0～1）的一线经典治疗方案为含铂双药化疗，顺铂/卡铂联合吉西他滨或多西他赛或紫杉醇/紫杉醇脂质体均为一线可选择方案。

B. 一项随机对照研究探讨了奈达铂联合多西他赛对比顺铂联合多西他赛治疗晚期肺鳞癌的疗效和安全性的Ⅲ期临床试验：结果显示，奈达铂治疗组 PFS 更长，存在边缘统计学差异（4.63个月对4.23个月，HR＝0.778，$P＝0.056$），奈达铂相比顺铂，客观缓解率（51.5%对38.1%，$P＝0.033$）显著增高，并且奈达铂组发生3～4度不良反应更少（$P＜0.05$）。

C. Ⅲ期临床研究 IMpower110 结果显示，对比化疗，阿替利珠单抗显著改善 PD-L1 高表达（TC≥50%或IC≥10%）的野生型Ⅳ期非鳞癌或鳞癌 NSCLC 患者的 PFS（中位8.1个月对5.0个月，HR＝0.63）和 OS（中位20.2个月对13.1个月，HR＝0.59）。

D. KEYNOTE-024 研究纳入了305例 PD-L1 TPS≥50%且 EGFR/ALK 野生型晚期 NSCLC 患者，帕博利珠单抗较化疗显著延长 PFS（中位10.3个月对6.0个月，HR＝0.50）和 OS（中位30.0个月对14.2个月，HR＝0.63），显著提高客观有效率（44.8%对27.8%），且不良反应发生率低于化疗组。KEYNOTE-042 研究进一步将入组标准扩大至 PD-L1 TPS≥1%，结果提示与化疗相比，帕博利珠单抗显著降低死亡风险19%，但亚组分析提示主要益益人群为 PD-L1 TPS≥50% 的患者。

　　基于 Cemiplimab 对比化疗 PD-L1 TPS≥50% 晚期 NSCLC 的Ⅲ期临床研究 EMPOWER-Lung1 达到主要终点 PFS 和 OS，2021年，FDA 批准 PD-1 抑制剂 cemiplimab 单药一线治疗 PD-L1 TPS≥50%、无 EGFR、ALK 或 ROSI 突变的转移性 NSCLC 患者。

E. KEYNOTE-407 研究探讨了帕博利珠单抗联合卡铂＋紫杉醇/白蛋白结合型紫杉醇或卡铂＋紫杉醇/白蛋白结合型紫杉醇治疗转移性肺鳞癌，结果显示，帕博利珠单抗联合化疗显著延长 PFS（中位6.4个月对4.8个月，HR＝0.56，$P＜0.001$）和 OS（中位15.9个月对11.3个月，HR＝0.64，$P＜0.001$），不良反应未显著增加。亚组分析提示，不同 PD-L1 表达亚组均能从联合化疗治疗中获益。RATIONALE 307 研究显示在晚期鳞癌 NSCLC 患者一线治疗中，相较于单纯化疗组，替雷利珠单抗联合紫杉醇组与联合白蛋白结合型紫杉醇在主要终点 PFS 上均显著延长（中位7.6个月对5.5个月，$P＜0.001$；中位7.6个月对5.5个月，$P＜0.001$），分别显著降低患者疾病进展风险48%和52%。

F. ORIENT-12 研究探讨了信迪利单抗联合吉西他滨和铂类对比化疗一线治疗晚期鳞癌 NSCLC，结果显示，信迪利单抗联合吉西他滨和铂类显著延长 PFS（中位5.5个月对4.9个月，$P＜0.0001$）。

G. 2021 ELCC 会议上公布的 CameL-sq 研究结果显示，卡瑞利珠单抗联合紫杉醇和卡铂相比于紫杉醇和卡铂组 PFS 显著获益（中位8.5个月对4.9个月，$P＜0.0001$）。

H. PS 评分2分患者的一线治疗：一项入组391例患者的Ⅲ期随机临床研究探讨了卡铂/紫杉醇联合方案对比吉西他滨或长春瑞滨单药治疗 PS 评分2分的患者，联合化疗组较单药组具有更优 TTP（中位4.6个月对3.5个月，$P＜0.001$），但 OS 差异无统计学意义（中位8.0个月对6个月，$P＝0.184$），联合化疗组3～4度毒性反应发生率高于单药组（40%对22%），因此，PS 评分2分的患者需要慎重考虑含铂双药联合化疗。免疫治疗在该人群中目前缺乏证据等级高的循证医学证据，暂不推荐 PS 评分2分患者使用免疫治疗。

（四）孤立骨转移的治疗

见表 5-7。

表 5-7 孤立骨转移的治疗

分期	分层	Ⅰ级推荐	Ⅱ级推荐
孤立骨转移	PS = 0～1，肺部病变为非N2且可以完全性切除	肺原发病变完全性手术切除＋骨转移病变放射治疗＋系统性全身化疗＋双膦酸盐/地舒单抗治疗（2B类）	肺原发病变放射治疗＋骨转移病变放射治疗＋系统性全身化疗＋双膦酸盐/地舒单抗治疗（2B类）
	PS = 0～1，肺部病变为N2或T4	肺原发病变序贯或同步放化疗＋骨转移病变放射治疗＋双膦酸盐/地舒单抗治疗＋系统性全身化疗（2B类）	

（五）广泛期 SCLC 的治疗

见表 5-8。

表 5-8 广泛期 SCLC 的治疗

分层		Ⅰ级推荐	Ⅱ级推荐
无局部症状且无脑转移	PS = 0～2 PS = 3～4（由SCLC所致）	化疗＋免疫治疗： 阿替利珠单抗（atezolizumab）＋依托泊苷＋卡铂4周期后阿替利珠单抗（atezolizumab）维持治疗（优选，1A类） 化疗： 依托泊苷＋顺铂（1类） 依托泊苷＋卡铂（1类） 伊立替康＋顺铂（1类） 伊立替康＋卡铂（1类）	①依托泊苷＋洛铂（2A类） ②CR或PR的患者：胸部放疗（2A类）；预防性脑放疗（2A类）
	PS = 3～4（非SCLC所致）	最佳支持治疗	
有局部症状	上腔静脉综合征 骨髓压迫症 骨转移	①临床症状严重者：放疗＋化疗（2A类） ②临床症状较轻者：化疗＋放疗（2A类） 局部放疗控制压迫症状＋EP/EC/IP/IC方案化疗（2A类） ① EP/ECAP/IC方案化疗＋局部姑息外照射放疗（2A类） ②有骨折高危患者可采取骨科固定	CR或PR的患者：预防性脑放疗（2A类）

【注释】

依托泊苷联合顺铂或卡铂是一线治疗的标准方案。此外，伊立替康联合铂类方案也是一线治疗的可选择方案。由于顺铂有剂量限制性肾毒性、耳毒性、神经毒性和消化道毒性，以及治疗诱导性耐药等缺点，对于不适用顺铂的患者，也可以选择依托泊苷联合洛铂方案。根据中国学者开展的依托泊苷联合洛铂（EL）对比 EP 一线治疗广泛期 SCLC 的Ⅲ期研究结果，推荐洛铂也可作为中国广泛期 SCLC 的一线化疗药物。该研究共入组 234 例患者，EL 组和 EP 组中位 PFS 分别为 5.17 个月对 5.79 个月（$P = 0.1821$）、中位 OS 分别为 12.52 个月对 11.56 个月（$P = 0.3383$），DCR 为 82.64% 对 83.78%（$P = 0.8618$）。肾毒性、恶心和呕吐的发生率在 EL 组也显著降低。

靶向 PD-1 和 PD-L1 的免疫检查点抑制剂在 SCLC 治疗中显示了良好的临床活性。2020 年 2 月，我国国家药品监督管理局（NMPA）基于 IMpower133 研究的结果，正式批准 PD-L1 抑制剂阿替利珠单抗＋依托泊苷／卡铂一线治疗广泛期 SCLC 的适应证，因此本指南将其作为 I 级推荐。IMpower133 研究是一项阿替利珠单抗＋依托泊苷／卡铂对比安慰剂＋依托泊苷／卡铂一线治疗广泛期 SCLC 疗效和安全性的 III 期研究[1]。结果显示，与标准治疗相比，阿替利珠单抗联合依托泊苷／卡铂可将中位 OS 延长 2 个月（12.3 个月对 10.3 个月，$P = 0.0154$），并显著提高了 12 个月（51.9% 对 30.9%）和 18 个月（34.0% 对 21.0%）的 OS，中位 PFS 也由 4.3 个月延长到 5.2 个月，疾病进展风险降低 23%[2]，两组患者 3/4 级 AE 的发生率相似。在另外一种 PD-L1 抑制剂度伐利尤单抗（durvalumab）联合化疗一线治疗广泛期 SCLC 的 CASPIAN 研究中，度伐利尤单抗＋依托泊苷／顺铂或卡铂组的中位 OS 显著优于化疗组（13.0 个月对 10.3 个月，$P = 0.0047$），死亡风险降低 27%（HR = 0.73，95% CI：0.59 ～ 0.91），两组 AE 的发生率也是相似的（98.1% 对 97%）。2019 年 11 月 FDA 授予度伐利尤单抗在先前未接受过治疗的广泛期 SCLC 的优先审评资格，NCCN 指南也将其作为一线治疗的优先推荐。2020 年 2 月 28 日新加坡卫生科学局批准了度伐利尤单抗联合依托泊苷／卡铂或顺铂方案一线治疗广泛期 SCLC 的适应证，但在中国尚未获批适应证。

二、乳腺癌的内科治疗

乳腺癌的内科治疗分为 3 个部分，包括 HER-2 阳性、三阴性、激素受体阳性乳腺癌的治疗。

（一）HER-2 阳性晚期乳腺癌的解救治疗

见表 5-9。

表 5-9 HER-2 阳性晚期乳腺癌的解救治疗 [A]

分层	I 级推荐	II 级推荐
①未用过曲妥珠单抗 [B] ②曾用曲妥珠单抗但符合再使用 [C]	① THP （紫杉类＋曲妥珠单抗＋帕妥珠单抗）（1A） ② TXH （紫杉类＋卡培他滨＋曲妥珠单抗）（1A）	① H ＋化疗（2A）化疗包括：紫杉类、长春瑞滨、卡培他滨等 ②吡咯替尼＋卡培他滨（2A）
曲妥珠单抗治疗失败 [D]	吡咯替尼＋卡培他滨（1A）	① T-DM1（1A） ②拉帕替尼＋卡培他滨（2B）

注：①靶向 HER-2 药物包括抗体类（H）、TKI（酪氨酸激酶抑制剂）、TDM1（抗体偶联物）抗 HER2 单抗（H），包括我国已上市的曲妥珠单抗、生物类似药、伊尼妥单抗；P：帕妥珠单抗；TKI：吡咯替尼、拉帕替尼、奈拉替尼。
②化疗药物包括 T：紫杉类药物，含白蛋白紫杉醇、多西他赛、紫杉醇；X：卡培他滨

【注释】
A. 应充分告知所有 HER-2 阳性复发转移乳腺癌患者，及时接受 HER-2 靶向治疗的益处及必要性。HER-2 阳性、激素受体阳性的复发转移乳腺癌，优先考虑抗 HER-2 治疗联合化疗；部分不适合化疗或进展缓慢的患者如果考虑联合内分泌治疗，可在 HER-2 靶向治疗的基础上联合内分泌治疗。有研究显示，抗 HER-2 靶向治疗联合内分泌＋CDK4/6 抑制剂具有一定的疗效，因此部分患者也可以选择靶向联合"内分泌＋"的治疗策略。HER-2 靶向治疗联合化疗达到疾病稳定的患者，化疗停止后，可考虑使用 HER-2 靶向治疗联合内分泌的维持治疗。
B. 未用曲妥珠单抗
　a. 治疗应首选曲妥珠单抗为基础的治疗，根据患者激素受体情况、既往（新）辅助治疗用药情况，选择合理的联合治疗方案。
　b. 紫杉类基础上联合曲妥珠单抗治疗，能够显著提高 PFS 和 OS。对于能够耐受双药化疗的患者，曲妥珠单抗联合多西他赛加卡培他滨，比曲妥珠单抗联合多西他赛效果更好，尤其适用于考虑维持治疗的患者。曲妥珠单抗联合长春瑞滨也能取得相似疗效。紫杉类药物治疗失败的患者，曲妥珠单抗还可以联合卡培他滨。曲妥珠单抗联合紫杉醇加卡铂，疗效优于曲妥珠单抗联合紫杉醇。
　c. 多西他赛联合帕妥珠单抗、曲妥珠单抗双靶向治疗较多西他赛联合曲妥珠单抗单靶治疗，可明显延长 PFS 和 OS，成为 HER-2 阳性既往曲妥珠单抗和紫杉类治疗未失败患者的首选治疗方案。
C. 曲妥珠单抗的再使用人群

a. 新辅助治疗有效。

b. 辅助治疗结束 1 年以后复发。

c. 解救治疗有效后停药。

D. 曲妥珠单抗治疗失败

a. 曲妥珠单抗治疗进展后，持续抑制 HER-2 通路能够带来生存获益。因此一线曲妥珠单抗病情进展后，推荐二线继续使用抗 HER-2 靶向治疗。

b. 在紫杉类和曲妥珠单抗治疗失败的患者，吡咯替尼联合卡培他滨，较单用卡培他滨可提高 ORR 和 PFS。在既往接受曲妥珠单抗、紫杉类和（或）蒽环类治疗之后的 MBC 患者，吡咯替尼联合卡培他滨组的 PFS 优于拉帕替尼联合卡培他滨组。专家推荐吡咯替尼联合卡培他滨，用于治疗曲妥珠单抗和紫杉类失败的患者。吡咯替尼单药也可作为曲妥珠单抗失败的后续治疗选择之一。对于既往曲妥珠单抗未失败的患者，也可考虑应用吡咯替尼联合卡培他滨治疗。

c. 相对于拉帕替尼联合卡培他滨，单药 T-DM1 治疗有显著的 PFS 和 OS 获益，因此该方案是国际上标准的抗 HER-2 二线治疗方案。

d. 曲妥珠单抗进展后，患者可考虑的治疗策略有：拉帕替尼联合卡培他滨治疗，或继续使用曲妥珠单抗，更换其他化疗药物。对于无法耐受化疗的患者，拉帕替尼联合曲妥珠单抗治疗也是可行的策略。

e. 对于既往接受过 ≥ 2 种靶向治疗的转移性 HER-2 阳性乳腺癌患者，奈拉替尼联合卡培他滨相较拉帕替尼联合卡培他滨可显著延长 PFS，成为目前多线抗 HER-2 治疗失败后的选择之一。

（二）三阴性晚期乳腺癌的解救治疗

见表 5-10。

表 5-10　三阴性晚期乳腺癌的解救治疗 [A, G-H]

分层	Ⅰ级推荐	Ⅱ级推荐
蒽环类治疗失败 [B]	①单药紫杉类 　白蛋白紫杉醇（1A） 　多西他赛（2A） 　紫杉醇（2A） ②联合治疗 　TX 方案（1A） 　GP 方案（1A）[C] 　GT 方案（1A） 　TP 方案（2A）	①单药治疗 　卡培他滨（2A） 　长春瑞滨（2A） 　吉西他滨（2A） 　依托泊苷（2B） ②联合治疗 　白蛋白紫杉醇＋ PDI/PD-L1 抑制剂（2A）[D] 　紫杉类＋贝伐珠单抗（2B）
蒽环类和紫杉类治疗失败 [B]	①单药治疗 　卡培他滨（2A） 　长春瑞滨（2A） 　吉西他滨（2A） ②联合治疗 　NP 方案（2A）[C] 　GP 方案（2A）[C] 　NX 方案（2A）	①单药治疗 　艾立布林（2A）[E] 　白蛋白紫杉醇 *（2A） 　依托泊苷（2B） ②联合治疗 　优替德隆＋卡培他滨（2A）[F] 　卡培他滨＋贝伐珠单抗（2B） 　白蛋白紫杉醇＋其他化疗（2B）

* ：多西他赛或紫杉醇治疗失败后，可考虑换用白蛋白紫杉醇

T：紫杉类药物，包括白蛋白紫杉醇、多西他赛、紫杉醇；X：卡培他滨；G：吉西他滨；N：长春瑞滨；P：铂类，包括卡铂、顺铂

【注释】

A. 解救化疗的治疗原则

a. 推荐的首选化疗方案包括单药化疗或联合化疗。与单药化疗相比，联合化疗通常有更高的客观缓解率和无疾病进展时间，然而联合化疗的不良反应较大且生存获益有限，因此，仅需要使肿瘤迅速缩小或症状迅速缓解的患者才选择联合化疗，而以耐受性和生活质量作为优先考虑因素的患者，首先选择单药化疗。

b. 对于既往蒽环类术前/辅助治疗失败的复发转移性乳腺癌患者，通常优选紫杉类药物为基础的方案，一线治疗可选择单药或者联合方案。其他可选的药物包括卡培他滨、吉西他滨、长春瑞滨、多柔比星脂质体、紫杉醇脂质体等。

c. 对于蒽环类和紫杉类术前/辅助治疗均失败的复发转移性乳腺癌患者，目前并无标准的化疗方案，可以考虑的药物有卡培他滨、长春瑞滨、吉西他滨、铂类、艾立布林、优替德隆、另一类紫杉（如白蛋白紫杉醇等）和多柔比星脂质体药物，可以考虑单药或联合方案。

d. 每个方案的持续时间（周期数）和能否接受多线化疗，应根据患者的具体情况进行个体化选择。对于联合化疗有效的患者，完成 6～8 个周期后，可考虑维持治疗策略。

B. 紫杉类（蒽环类）治疗失败的定义：紫杉类（蒽环类）药物解救治疗过程中发生疾病进展（至少完成两个周期），或辅助治疗结束后 12 个月内发生复发转移。

以下患者可考虑再使用紫杉类药物：①紫杉类药物新辅助治疗有效；②紫杉类药物辅助治疗结束 1 年以后复发；③紫杉类药物解救治疗有效后停药。

C. 铂类在三阴性乳腺癌中具有较高的有效率，含铂方案可作为三阴性乳腺癌解救化疗的选择之一，特别是有 BRCAl/2 突变的患者。

D. PD-L1 抑制剂联合白蛋白紫杉醇一线治疗转移性或不可切除局部晚期三阴性乳腺癌，可显著提高 PFS，特别是在 PD-L1 表达阳性的人群中，取得了 OS 的获益。同时化疗联合 PD-1 抑制剂在肿瘤表达 PD-L1 且合并阳性评分（CPS）≥ 10 的患者中相比化疗可以显著提高 PFS。

E. 对于蒽环类和紫杉类治疗失败的晚期乳腺癌患者，艾立布林较长春瑞滨可明显延长 PFS 和 ORR，且不良事件发生率相似。

F. 对于蒽环类和紫杉类治疗失败的晚期乳腺癌，优替德隆联合卡培他滨对比卡培他滨单药可明显延长 PFS 和 OS。

G. 维持治疗：复发转移乳腺癌的治愈很难，需要采取"细水长流、延年益寿"的策略，选择最佳的一线治疗，可以是内分泌治疗、化疗（或联合分子靶向治疗），有效患者可考虑合理地维持治疗。联合化疗有效的患者，如果因为不良反应不能继续耐受联合化疗者，可以考虑原先联合方案中的一个单行维持治疗，以尽量延长疾病控制时间。维持化疗的理想选择，应该是单药治疗有效、不良反应相对低、便于长期使用，如口服的化疗药物卡培他滨、长春瑞滨等。激素受体阳性的患者的后续治疗还可以选择内分泌治疗作为维持手段。

H. 姑息治疗：复发转移乳腺癌的治疗，如果连续 3 种化疗方案无缓解，或患者 ECOG 体力状态评分≥ 3，则不再建议化疗，可以考虑温和的内分泌治疗和分子靶向治疗，或者仅给予最佳支持治疗，或者参加新药临床研究。化疗方案无缓解，指未曾从以往化疗方案中获益，甚至从未获得过缓解，而不包括在化疗后获得缓解停药后再出现病情进展。

（三）激素受体阳性晚期乳腺癌的解救治疗

见表 5-11。

表 5-11 激素受体阳性晚期乳腺癌的解救治疗 [A, B]

分层	I 级推荐	II 级推荐
未经内分泌治疗 [c]	① AI＋CDK4/6 抑制剂（1A） ②氟维司群（2A）	① AI（1A） ②氟维司群＋CDK4/6 抑制剂（2A）
TAM 治疗失败	① AI＋CDK4/6 抑制剂（1A） ② AI＋西达本胺（1A） ③氟维司群＋CDK4/6 抑制剂（1B）	① AI（2A） ②氟维司群（2A）
非甾体类 AI 治疗失败 [D]	①甾体类 AI＋西达本胺（1A） ②氟维司群＋阿贝西利（1A） ③氟维司群＋哌柏西利（2A）	①甾体类 AI＋CDK4/6 抑制剂（2A） ②氟维司群（2A） ③甾体类 AI＋依维莫司（1B）
甾体类 AI 治疗失败 [D]	①氟维司群＋阿贝西利（1A） ②氟维司群＋哌柏西利（2A）	①氟维司群（2A） ②非甾体类 AI＋CDK4/6 抑制剂（2A）

TAM：三苯氧胺

绝经前激素受体阳性晚期乳腺癌患者内分泌治疗策略，可在有效的卵巢功能抑制后，遵循绝经后患者内分泌治疗指南。有效的卵巢功能抑制手段包括药物卵巢功能抑制（戈舍瑞林、亮丙瑞林），或卵巢手术切除等

【注释】

A. 晚期乳腺癌内分泌治疗的适合人群

a. 原发病灶或复发转移病灶病理检查激素受体（ER/PR）阳性。

b. 肿瘤进展缓慢。

c. 既往内分泌治疗获益，包括术后辅助治疗足疗程结束后进展，或辅助治疗中无病间期长（如 2 年以上），和复发转移治疗曾经获益的患者。

d. 已有数据显示，内分泌联合靶向治疗的疾病控制率和无进展生存期并不亚于化疗，因此专家认为，即使对于一些肿瘤负荷较大的乳腺癌患者（如伴有内脏转移），内分泌联合靶向治疗（CDK4/6 抑制剂、HADC 抑制剂）也可作为治疗选择。

B. 复发转移乳腺癌选择一线内分泌治疗，需要结合患者的既往治疗方案、无病间期、疾病负荷选择治疗方案。内分泌治疗获益的患者，尽可能持续治疗直至疾病进展，但也应注意评估药物长期使用的耐受性。原则上不推荐内分泌和化疗联合使用，对于不适宜解救化疗的激素受体阳性、HER-2 阳性患者，一线治疗可考虑内分泌联合靶向 HER-2 治疗。

C. a. 在晚期乳腺癌的一线内分泌治疗中，第三代芳香化酶抑制剂较 TAM 延长了无疾病进展时间，提高了客观缓解率。对于绝经后、激素受体阳性晚期未经内分泌治疗的患者，或 TAM 辅助内分泌治疗失败的患者，晚期一线内分泌治疗推荐选择第三代芳香化酶抑制剂。

b. 未经内分泌治疗的晚期患者，氟维司群较第三代 AI 延长了无疾病进展时间，晚期一线内分泌治疗可以推荐选择氟维司群。来曲唑联合 CDK4/6 抑制剂（哌柏西利）相比单药来曲唑，显著提高了 PFS。

D. a. 既往内分泌治疗进展（包括 AI 或 TAM），包括辅助内分泌治疗中或停止治疗 12 个月内进展，或是复发转移阶段内分泌治疗中进展的患者，哌柏西利联合氟维司群，较单独使用氟维司群可改善 PFS，OS 的改善未达统计学差异；但在既往内分泌治疗敏感的亚组中，OS 延长了 10 个月，差异有统计学意义。

b. CDK4/6 抑制剂（阿贝西利）联合氟维司群，较单药氟维司群明显延长患者 PFS。

c. 对于绝经后 HR 阳性、HER-2 阴性，既往接受过他莫昔芬和（或）非甾体类 AI 治疗失败的晚期乳腺癌患者，HDAC 抑制剂西达本胺联合依西美坦，较单独使用依西美坦可显著延长 PFS，客观缓解率和临床获益率方面也明显优于依西美坦。西达本胺联合 AI，可用于治疗既往内分泌治疗失败的晚期乳腺癌患者。

d. 在非甾体类 AI 治疗失败后，依西美坦联合依维莫司较单用依西美坦显著提高 PFS。因而联合方案可作为非甾体类 AI 失败后的选择，但临床应用中应注意可能出现的不良反应，包括最常见的口腔炎以及少见但严重的间质性肺炎，应酌情进行剂量调整。

e. 对于完成 AI 辅助治疗停药大于 12 个月复发的患者可以使用 AI；但对于停药 12 个月内复发，或晚期一线内分泌治疗使用 AI 后进展的患者，换用另一作用机制的 AI（如非甾体换用甾体类 AI）。AI 治疗进展后晚期乳腺癌内分泌药物的选择，还包括孕激素（甲羟孕酮或甲地孕酮）、托瑞米芬、TAM 等。

（四）乳腺癌骨转移骨改良药物推荐

见表 5-12。

表 5-12　乳腺癌骨转移骨改良药物推荐 [A, B]

Ⅰ级推荐	Ⅱ级推荐	Ⅲ级推荐
唑来膦酸（1A）	负荷剂量伊班膦酸（2A）	氯膦酸二钠（2B）
地舒单抗（1A）	帕米膦酸二钠（1B）	
伊班膦酸（2A）		

乳腺癌骨转移骨改良药物用法：①唑来膦酸 4 mg，静脉滴注 > 15 分钟，每 3 ～ 4 周注射 1 次。对于骨转移病变稳定者，连用 2 年后可改为每 3 个月 1 次。②地舒单抗 120 mg，皮下注射治疗，每 4 周给药 1 次。③伊班膦酸 6 mg，静脉滴注 > 2 小时，每 3 ～ 4 周注射 1 次。负荷剂量伊班膦酸：对疼痛较重急需改善生活质量者，可采用负荷剂量伊班膦酸，6 mg/d，连续 3 天静脉滴注，以后每 3 ～ 4 周 1 次的常规用法。④帕米膦酸二钠 60 ～ 90 mg，静脉滴注，输注时间 > 2 小时，每 3 ～ 4 周用药 1 次。⑤氯膦酸二钠，口服 1600 mg/d，或静脉滴注氯膦酸二钠 1500 mg（分为 3 ～ 5 日），每 3 ～ 4 周 1 次。

【注释】

A. 乳腺癌骨转移的治疗主要目标是预防和治疗骨相关事件，缓解疼痛，恢复功能，改善生活质量，控制肿瘤进展，延长生存期，应以全身治疗为主。全身治疗的选择要考虑患者肿瘤组织的激素受体（ER/PR）及 HER-2 情况，以及患者年龄、月经状态，还要考虑疾病进展是否缓慢。乳腺癌骨转移本身一般不直接构成生命威胁，对激素受体阳性、疾病进展相对缓慢、非内分泌原发耐药的患者，应优先考虑内分泌治疗。对 ER 和 PR 阴性、术后无病间隔期短、疾病进展迅速或激素受体阳性对内分泌治疗原发耐药者，若单发骨转移或合并无症状内脏转移的患者，优先考虑单药化疗，仅对需快速控制症状或合并有症状内脏转移的骨转移患者考虑联合化疗。对 HER-2 阳性骨转移患者，治疗原则与其他部位转移患者相同，应优先考虑联合抗 HER-2 治疗。

B. 用药注意事项

　　a. 在使用双膦酸盐前，应检测患者血清电解质水平，重点关注血肌酐、血清钙、磷酸盐、镁等指标。

　　b. 长期使用双膦酸盐联合治疗时，应每日补充钙和维生素 D，剂量为钙 1200 ～ 1500 mg/d，维生素 D 每日 400 ～ 800 IU。

　　c. 轻、中度肾功能不全（肌酐清除率＞ 30 ml/min）的患者无须调整剂量，但严重肾功能不全（肌酐清除率≤ 30 ml/min）的患者，应根据不同产品的说明书进行剂量调整或延长输注时间。肌酐清除率＜ 30 ml/min 或透析患者，在接受地舒单抗治疗时应密切监测，以防低钙血症发生。

　　d. 文献报道少数患者长期使用双膦酸盐有发生下颌骨坏死的风险，所以使用双膦酸盐前应进行口腔检查，进行恰当的预防性治疗，用药期间应注意口腔清洁，并尽量避免拔牙等口腔手术。如用药期间无诱因或口腔操作后出现颌面部骨暴露，不能愈合，应尽早联系专科医生处理。

三、前列腺癌的内科治疗

　　前列腺癌的内科治疗分为 3 个部分，包括低瘤负荷转移性激素敏感性、高瘤负荷转移性激素敏感性、转移性去势抵抗性前列腺癌的治疗。

（一）低瘤负荷及高瘤负荷转移性激素敏感性前列腺癌的治疗

　　见表 5-13、表 5-14。

表 5-13　低瘤负荷转移性激素敏感性前列腺癌（mHSPC）的治疗选择

Ⅰ级推荐	Ⅱ级推荐
ADT 为基础的联合治疗 [A]	ADT ＋多西他赛 ± 泼尼松 [G]（1B 类）
ADT ＋醋酸阿比特龙＋泼尼松 [B]（1A 类）	原发灶手术切除或者近距离放疗（2A 类）
ADT ＋ EBRT [C]（1A 类）	
ADT ＋恩扎卢胺 [D]（1A 类）	
ADT ＋阿帕他胺 [E]（1A 类）	
ADT ＋比卡鲁胺 [F]（2A 类）	

参见表 5-14 的注释

表 5-14　高瘤负荷转移性激素敏感性前列腺癌的治疗选择

Ⅰ级推荐	Ⅱ级推荐
ADT ＋醋酸阿比特龙＋泼尼松（1A 类）[B]	ADT ＋比卡鲁胺 [F]（2A 类）
ADT ＋多西他赛 ± 泼尼松 [G]（1A 类）	原发灶手术切除或者近距离放疗（2A 类）
ADT ＋恩扎卢胺 [D]（1A 类）	
ADT ＋阿帕他胺 [E]（1A 类）	
预防及治疗骨相关事件	
药物治疗 骨改良药物：地舒单抗（一级推荐），双膦酸盐（如唑来膦酸等）（一级推荐），止痛药物 补充钙，维生素 D 放射治疗 手术治疗	

ADT：雄激素剥夺疗法

【注释】

A. 对于首诊为转移性前列腺癌的患者，若无联合治疗的禁忌证、有足够的预期寿命从联合治疗中获益，且愿意接受不良反应增加的风险，请勿为其进行单独的 ADT 治疗，应在 ADT 的基础上联合其他治疗。ADT 治疗包括药物去势和手术去势，药物去势包括促黄体激素释放激素（LHRH）激动剂和拮抗剂。如果患者存在承重骨转移，应在第一次应用 LHRH 激动剂前使用一代抗雄激素药物 ≥ 7 d，或与 LHRH 激动剂同时使用，以避免或者降低睾酮"闪烁"效应。常用 LHRH 激动剂包括戈舍瑞林、亮丙瑞林、曲普瑞林。

B. ADT ＋醋酸阿比特龙联合泼尼松治疗可有效延长 mHSPC 的总生存时间。STAMPEDE 研究显示，相较于单纯 ADT 组，ADT ＋醋酸阿比特龙组患者的 5 年总生存率由 41% 提高至 60%，且在低危和高危 M1 期患者中均可取得生存获益，且 ADT 联合醋酸阿比特龙可显著改善 mHSPC 患者的中位无转移生存以及总生存状况。

C. 低瘤负荷的转移性前列腺癌，推荐在 ADT 治疗基础上，新增局部放疗。对于高瘤负荷的患者不推荐此方案。

D. ARCHES 和 ENZAMET 研究提示：新型抗雄激素药物恩扎卢胺联合 ADT 治疗 mHSPC 可有效延长总生存时间。

E. TITAN 研究显示：阿帕他胺联合 ADT 可有效延长 mHSPC 患者的总生存时间。

F. 一代抗雄激素药物包括比卡鲁胺和氟他胺。在一项针对进展期前列腺癌的随机、对照、双盲临床试验中，与氟他胺相比，比卡鲁胺有更长的开始治疗至治疗失败时间，因此有更高推荐级别。

G. CHAARTED 和 STAMPEDE 研究均提示多西他赛联合 ADT 可有效延长 mHSPC 的总生存时间。

在 STAMPEDE 研究中，M1 期患者联用多西他赛（联用泼尼松）有 15 个月的总生存获益，而 M0 期患者联用多西他赛化疗无总生存获益。推荐高瘤负荷的 mHSPC 可考虑此方案。

（二）转移性去势抵抗性前列腺癌的治疗

见表 5-15。

表 5-15　转移性去势抵抗性前列腺癌的治疗

分级治疗阶段	Ⅰ级推荐	Ⅱ级推荐
既往未经新型内分泌治疗和化疗	阿比特龙 / 泼尼松 A（1A 类） 恩扎卢胺 B（1A 类） 多西他赛 C（1A 类） 镭 -223 D（有症状的骨转移患者）	Sipuleucel-T E（1B 类）
既往新型内分泌治疗失败且未经化疗	多西他赛（1A 类） 奥拉帕利 F（1A 类） 镭 -223（有症状的骨转移患者）（1A 类）	恩扎卢胺 / 阿比特龙 / 泼尼松（2A 类） Sipuleucel-T 卡巴他赛 G（1A 类）
既往多西他赛化疗失败且未经新型内分泌治疗	阿比特龙 / 泼尼松（1A 类） 恩扎卢胺（1A 类） 奥拉帕利（1B 类） 镭 -223（有症状的骨转移患者）	卡巴他赛（1A 类）
既往多西他赛化疗和新型内分泌治疗失败	奥拉帕利（1A 类） 卡巴他赛（1A 类）	镭 -223（有症状的骨转移患者）（1A 类） 多西他赛（2A 类）H

【注释】

A. COU-AA-302 Ⅲ期临床试验结果，一线使用阿比特龙对比安慰剂。总生存期和影像学无进展期均显著延长。ABI-PRO-3002 研究证实既往未接受过化疗的亚洲 mCRPC 患者使用醋酸阿比特龙治疗，相比安慰剂组，醋酸阿比特龙组降低 PSA 进展风险 58%，PSA 缓解率更高（50% 对 21%）。

B. Asian PREVAIL 研究（亚洲国家的未经化疗 mCRPC 患者，含中国亚组人群）证实，相比安慰剂组，恩扎卢胺治疗使 PSA 进展的风险降低 62%（HR = 0.38，P < 0.0001），且在所有方案规定的患者亚组中，均观察到恩扎卢胺治疗获益。

C. TAX327 研究证实了多西他赛联合泼尼松对比米托蒽醌联合泼尼松治疗能够显著提高中位生存期 2 ～ 2.9 个月。与米托蒽醌＋泼尼松治疗相比，多西他赛＋泼尼松显著改善了中位总生存时间（17.5 个月对 15.6 个月）、中位无疾病进展时间（6.3 个月对 3.2 个月）和 PSA 缓解率（45% 对 32%，P = 0.01）。

D. 镭 -223 是目前唯一可改善伴多发骨转移的 mCRPC 患者生存获益的核素治疗方案。ALSYMPCA 临床研究结果提示：治疗组相较于安慰剂组可显著改善 mCRPC 骨转移患者的总生存时间（14.9 个月对 11.3 个月），并能显著推迟骨相关事件的发生时间（15.6 个月对 9.8 个月）。镭 -223 的耐受性良好，不会增加后续化疗的血液学毒性。

E. Sipuleucel-T 主要应用于无症状或轻微症状的转移性去势抵抗前列腺癌患者，常见不良反应有头痛、发热、寒战等流感样症状。

F. 一项评估奥拉帕利对比恩扎卢胺或醋酸阿比特龙在既往使用新型激素类药物治疗失败且携带同源重组修复基因突变（HRRm）的 mCRPC 患者中的疗效和安全性的随机、开放标签、Ⅲ期研究显示，在携带 BRCA1/2 和 ATM 基因突变（队列 A）的患者中，奥拉帕利显著降低患者影像学进展和死亡风险 66%，中位影像学无进展生存期（rPFS）为 7.4 个月，优于恩扎卢胺或醋酸阿比特龙组的 3.6 个月；携带 HRR 相关基因突变（队列 A + B）的总人群中，奥拉帕利显著降低患者影像学进展和死亡风险 51%，中位 rPFS 为 5.82 个月，优于恩扎卢胺或醋酸阿比特龙组的 3.52 个月。同时，奥拉帕利显著延长携带 BRCA1/2 和 ATM 基因突变（队列 A）患者总生存期：19.1 个月对比新型内分泌治疗药物 14.7 个月。

G. 卡巴他赛对多西他赛耐药的肿瘤具有抗肿瘤活性。推荐卡巴他赛为多西他赛失败后的二线用药，需要联合激素治疗。卡巴他赛最显著的不良反应为血液学毒性，推荐有经验的肿瘤内科医生进行管理。

H. 多西他赛再挑战：对于高度选择的患者，去势敏感阶段使用多西他赛反应良好且未出现确切进展时，推荐使用多西他赛再挑战。

表 5-16　预防及治疗骨相关事件

药物治疗
骨改良药物：地舒单抗（Ⅰ级推荐）[A]，双膦酸盐（如唑来膦酸等）（Ⅰ级推荐）[B]
止痛药物 [C]
补充钙、维生素 D

【注释】

A. Ⅲ期临床试验对比地舒单抗和唑来膦酸治疗转移性去势抵抗前列腺癌的有效性和安全性。相较于唑来膦酸，地舒单抗显著延缓或预防骨相关事件的发生，首次骨相关事件发生时间延迟 3.6 个月（$P = 0.008$），平均骨相关事件数减少 18%（$P = 0.008$）。在使用双膦酸盐和地舒单抗时，需要监测血钙，及时补充钙和维生素。

B. 双膦酸盐：唑来膦酸可以显著减少骨相关事件发生，特别是病理性骨折。建议从骨转移开始，即使患者无症状，也可使用唑来膦酸，1 个月或者 3 个月注射一次。唑来膦酸可长期使用，需要注意下颌骨坏死。治疗前应进行口腔科检查，外伤、口腔科手术或牙齿感染史都会增加颌骨坏死的风险。肾功能受损的患者（肌酐清除率＜ 30 ml/min）不推荐使用。

C. 镇痛药物的使用：研究发现，亚洲转移性前列腺癌患者使用阿片类镇痛药物的比例低于北美患者，在中度至严重程度的疼痛中这一差异依然存在。镇痛药物首选口服无创途径给药、依照阶梯给药、按时给药和个体化给药。常用止痛药物有：①非甾体类抗炎药物和对乙酰氨基酚；②阿片类药物；③双膦酸盐；④辅助镇痛用药，主要包括抗惊厥药、抗抑郁药、皮质激素、N- 甲基 -D- 天冬氨酸受体拮抗剂及局部麻醉药等。

四、肝癌的内科治疗

晚期肝癌（HCC）的内科一线治疗见表 5-17。

表 5-17　晚期 HCC 一线治疗策略选择

分层	Ⅰ级专家推荐	Ⅱ级专家推荐
肝功能 Child-Pugh A 级或较好的 B 级（≤ 7 分）	索拉非尼（1A 类证据）[A] 奥沙利铂为主的系统化疗（1A 类证据）[B] 仑伐替尼（1A 类证据）[C] 多纳非尼（1A 类证据）[D] 阿替利珠单抗联合贝伐珠单抗（1A 类证据）[E]	亚坤酸注射液（2A 类证据）[F] 索拉非尼联合奥沙利铂为主的系统化疗（2A 类证据）[G]
肝功能 Child-Pugh B 级（＞ 7 分）和 C 级	具有肝癌适应证的现代中医制剂 [H] 传统中医辨证论治 最佳支持治疗（BSC） 姑息治疗（2A 类证据）	

【注释】
A. 两项随机对照的国际多中心临床试验（SHARP 研究和 Oriental 研究）均显示，索拉非尼（sorafenib）能够延缓晚期 HCC 肿瘤进展。其中 SHARP 研究入组了 602 例未接受过系统治疗的晚期 HCC 患者，索拉非尼组与安慰剂组的中位生存期（mOS）相比显著延长（10.7 个月对 7.9 个月，$P < 0.001$）；Oriental 研究入组 226 例未接受过系统治疗的晚期 HCC 患者，索拉非尼组与安慰剂组的 mOS 相比显著延长（6.5 个月对 4.2 个月，$P < 0.001$）。

B. 一项开放标签、随机对照的国际多中心 III 期临床研究（EACH 研究）共纳入 371 例不适于手术或局部治疗的晚期 HCC 患者，中国患者占比为 75%。结果显示在中国患者人群中，FOLFOX4 组的 mOS 显著延长（5.9 个月对 4.3 个月，$P = 0.028$），并且在中位无进展生存期（mPFS）、客观缓解率（ORR）和疾病控制率（DCR）上也展示了显著的优势。

C. 一项仑伐替尼（lenvatinib）与索拉非尼头对头比较的随机对照、全球多中心、非劣效 III 期临床研究入组了 954 例晚期 HCC 患者，结果显示在主要终点方面，仑伐替尼组 mOS 较索拉非尼组达到非劣效，并且有延长趋势（13.6 个月对 12.3 个月，$P > 0.001$）；在次要终点方面，仑伐替尼组较索拉非尼组的 mPFS（7.4 个月对 3.7 个月）和 ORR（24% 对 9%）均显著改善。安全性方面，仑伐替尼与索拉非尼无明显差异，两组治疗相关不良事件（TRAE）发生率相似。

D. 在一项开放标签、随机、平行对照的 II / III 期注册临床试验（ZGDH3 研究）中，共纳入了 668 例 Child-Pugh 肝功能评分 ≤ 7 且既往未接受过系统治疗的不可手术或转移性 HCC 患者（多纳非尼组 328 例，索拉非尼组 331 例），结果显示，多纳非尼组与索拉非尼组的 mOS 分别为 12.1 个月和 10.3 个月（HR = 0.831，95% CI：0.699 ～ 0.988，$P = 0.0363$）。两组的 mPFS（3.7 个月对 3.6 个月，$P = 0.2824$）、确认后的 ORR（4.6% 对 2.7%，$P = 0.2448$）和 DCR（30.8% 对 28.7%，$P = 0.5532$）均无显著差异。然而在不良事件（adverse event, AE）方面，多纳非尼组均显著低于索拉非尼组：两组分别有 191 例（57.4%）和 224 例（67.5%）发生 ≥ 3 级 AE（$P = 0.0082$），有 287 例（86.2%）和 309 例（93.1%，$P = 0.0049$）发生特别关注的 AE（AESI），各有 101 例（30.3%）和 141 例（42.5%，$P = 0.0013$）因 AE 导致暂停用药。

E. 一项开放标签、随机、平行对照的国际多中心 III 期临床研究，共纳入 501 例既往未接受过系统治疗的不可切除的 HCC 患者，按照 2：1 的比例随机接受 PD-L1 抑制剂阿替利珠单抗（atezolizumzb）联合贝伐珠单抗，或者索拉非尼单药治疗。联合治疗组的 mOS 尚未达到，索拉非尼组 mOS 为 13.2 个月，联合组可使总生存期（OS）风险降低 42%（HR = 0.58，$P = 0.0006$）；联合组与索拉非尼组相比 mPFS 明显上升（6.8 个月对 4.3 个月），疾病进展风险降低 41%（HR = 0.59，$P < 0.0001$）。联合组 ORR 明显高于索拉非尼组（27.3% 对 11.9%）。在安全性方面，联合组与索拉非尼组相比［发生 3 ～ 4 级治疗相关不良事件（treatment-related adverse event, TRAE）36% 对 46%］，联合治疗普遍耐受性良好且不良反应可管理。

F. 亚砷酸注射液是中药砒霜的主要成分。一项单臂、国内多中心临床研究表明，在一线治疗中晚期原发性肝癌采用亚砷酸注射液具有一定的姑息治疗作用，可以改善患者生活质量，减轻癌痛和延长生存期。临床应用时注意筛选出合适的患者，并且对不良反应进行严密观察与防治，尤其在肝与肾方面，必须同时采用保肝、利胆和利尿药物。

G. 索拉非尼联合含奥沙利铂的系统化疗方案作为一线治疗晚期 HCC 已有多项 II 期临床研究报告，可使 ORR 有所提高，且 PFS 和 OS 都获得延长，安全性良好。因此，提示含奥沙利铂的系统化疗与索拉非尼具有协同作用。对于肝功能和体力状态良好的患者，可以考虑联合治疗。

H. 我国国家药品监督管理局已经批准若干种现代中药制剂用于治疗原发性肝癌，包括榄香烯、康莱特、华蟾素、消癌平、槐耳颗粒、肝复乐、金龙胶囊和艾迪注射液及其口服剂型等。多年来，这些药物在临床上广泛应用，已经积累了许多实践经验，具有一定的疗效和各自的特点，可以改善患者生活质量、减轻癌痛和可能延长生存期，同时，患者的依从性、安全性和耐受性均较好；但是尚缺乏严格设计的高质量、随机对照多中心临床试验资料予以支持，需要进一步研究。

五、肾癌的内科治疗

肾癌的内科治疗见表 5-18 ～表 5-21。

表 5-18　转移性或不可切除性肾透明细胞癌的一线治疗策略（低危）

I 级推荐	II 级推荐
舒尼替尼（1A 类）	密切监测（2B 类）[A]
培唑帕尼（1A 类）	阿昔替尼（2A 类）
索拉非尼（2A 类）	帕博利珠单抗＋阿昔替尼（1A 类）
	帕博利珠单抗＋仑伐替尼（1A 类）

【注释】
A. 肾透明细胞癌术后出现转移，对于转移灶瘤负荷较低且无症状的患者，可考虑每 2 ～ 3 个月进行密切复查监测。

表 5-19　转移性或不可切除性肾透明细胞癌的一线治疗策略（中危）

Ⅰ级推荐	Ⅱ级推荐
舒尼替尼（1A 类）[A]	卡博替尼（2A 类）[E]
培唑帕尼（1A 类）[B]	阿昔替尼（2A 类）[D]
索拉非尼（2A 类）[C]	纳武单抗＋卡博替尼（1A 类）
帕博利珠单抗＋阿昔替尼（1A 类）	阿维鲁单抗＋阿昔替尼（1A 类）
帕博利珠单抗＋仑伐替尼（1A 类）	
纳武单抗＋伊匹木单抗（1A 类）	

【注释】

转移性肾透明细胞癌的一线治疗策略解析：

转移性肾癌的内科药物治疗取得了快速发展，这些药物从作用机制方面主要分为抗 VEGF/VEGFR 途径（代表药物索拉非尼、舒尼替尼、培唑帕尼、阿昔替尼、贝伐珠单抗、卡博替尼、仑伐替尼）、抑制 mTOR 途径（代表药物依维莫司和替西罗莫司）和免疫检查点抑制剂（代表药物纳武单抗、纳武单抗联合伊匹木单抗、帕博利珠单抗联合阿昔替尼、帕博利珠单抗联合仑伐替尼、纳武单抗联合卡博替尼、阿维鲁单抗联合阿昔替尼）。目前，我国国家药品监督管理局已经批准索拉非尼、舒尼替尼、培唑帕尼、依维莫司和阿昔替尼用于转移性肾癌的治疗。

靶向治疗：

A. 舒尼替尼：一项舒尼替尼与干扰素对照用于晚期肾癌的随机对照Ⅲ期临床研究证实，舒尼替尼客观缓解率为 31%，较干扰素显著延长无疾病进展时间，达到 110 个月，中位总生存时间（OS）为 26.4 个月。这项研究开展的基于国际转移性肾细胞癌数据库联盟（International Metastatic Renal Cell Carcinoma Database Consortium, IMDC）分层亚组分析显示，低危、中危、高危的 PFS 时间分别为 14.1 个月、10.7 个月、2.4 个月，客观有效率分别为 53%、33.7% 及 11.8%。

B. 培唑帕尼：关于培唑帕尼治疗转移性肾癌的国际多中心Ⅲ期临床研究显示，培唑帕尼的中位 PFS 为 11.1 个月，客观缓解率为 30%，亚组分析显示纪念斯隆凯特琳癌症中心（Memorial Sloan Kettering Cancer Center，MSKCC）预后低危及中危组获益显著。

C. 索拉非尼：一项将索拉非尼作为对照用于转移性肾癌一线治疗的国际多中心Ⅲ期临床试验（TIVO-1 研究）显示，索拉非尼一线治疗晚期肾癌的客观有效率为 24%，中位 PFS 为 9.1 个月，基于 MSKCC 分层低危、中危、高危人群的中位 PFS 分别为 10.8 个月、7.4 个月以及 10.9 个月，中位总生存时间为 29.3 个月。

D. 阿昔替尼：在阿昔替尼与索拉非尼对照用于晚期肾癌一线治疗的Ⅲ期临床研究结果中，以中国患者为主的亚洲人群的亚组分析显示，中位 PFS 为 10.1 个月，客观有效率为 35.4%，中位总生存时间为 31.5 个月。

E. 卡博替尼：一项Ⅱ期多中心随机研究（CABOSUN）比较了在一线治疗中危或高危肾透明细胞癌患者中卡博替尼和舒尼替尼的疗效。结果显示，卡博替尼组 PFS 显著优于舒尼替尼治疗组，卡博替尼组获得的中位 PFS 为 8.2 个月，IMDC 中危与高危人群的中位 PFS 分别为 8.3 个月与 6.1 个月，全组的客观有效率为 46%，中位总生存时间为 30.3 个月。

表 5-20　转移性或不可切除性透明细胞型肾细胞癌的一线治疗策略（高危）

Ⅰ级推荐	Ⅱ级推荐
帕博利珠单抗＋阿昔替尼（1A 类）[C]	纳武单抗＋卡博替尼（1A 类）[D]
帕博利珠单抗＋仑伐替尼（1A 类）[B]	阿维鲁单抗＋阿昔替尼（1A 类）[E]
纳武单抗＋伊匹木单抗（1A 类）[A]	卡博替尼（2A 类）
舒尼替尼（1A 类）	
培唑帕尼（1A 类）	
索拉非尼（2A 类）	

免疫与靶向联合治疗：

A. 纳武单抗联合伊匹木单抗：一项纳武单抗联合伊匹木单抗与舒尼替尼对照用于晚期肾癌的随机对照Ⅲ期临床研究（Checkmate214），主要研究人群为 IMDC 预后为中高危的患者，占全部人群 77%。结果显示，主要研究人群中联合治疗组较舒尼替尼组显著改善了总生存时间、无进展生存时间以及客观有效率。

B. 帕博利珠单抗联合仑伐替尼：一项仑伐替尼联合帕博利珠单抗或依维莫司以及舒尼替尼单药的随机对照Ⅲ期临床研究（CLEAR 研究），比较了帕博利珠单抗＋仑伐替尼，或仑伐替尼＋依维莫司与舒尼替尼单药一线治疗晚期肾癌的疗效。结果显示，帕博利珠单抗＋仑伐替尼组的中位无进展生存时间达到了 23.9 个月，而仑伐替尼＋依维莫司以及舒尼替尼单药组的中位无进展时间分别为 14.7 个月和 9.2 个月；三组的客观缓解率分别为 71.0%、53.5% 和 36.1%。三组的中位总生存时间均未达到。无进展生存时间的亚组分析显示：与舒尼替尼治疗相比，国际转移性肾细胞癌联合数据库（IMDC）危险分组为低危、中危和高危的患者均能从仑伐替尼＋帕博利珠单抗的治疗中获益。

C. 帕博利珠单抗联合阿昔替尼：一项帕博利珠单抗联合阿昔替尼与舒尼替尼对照用于晚期肾癌一线治疗的随机对照Ⅲ期临床研究（Keynote42研究）结果显示，联合组的中位无进展生存期达到15.1个月，客观有效率达到59.3%，1年生存率达到89.9%，均显著优于对照舒尼替尼治疗组。

D. 纳武单抗联合卡博替尼：一项纳武单抗联合卡博替尼与舒尼替尼对照用于晚期肾癌一线治疗的随机对照Ⅲ期研究（CheckMate 9ER）结果显示，纳武单抗联合卡博替尼组的中危无进展生存时间为16.6个月，舒尼替尼组为8.3个月，差异显著（$P < 0.001$）；两组的12个月生存率分别为85.7%和75.6%（$P = 0.001$），客观缓解率分别为55.7%和27.1%（$P < 0.001$）。

E. 阿维鲁单抗联合阿昔替尼：一项阿维鲁单抗联合阿昔替尼与舒尼替尼对照用于晚期肾癌一线治疗的随机对照Ⅲ期临床研究（JAVELIN Renal 101）中，主要研究人群为PD-L1阳性患者，结果显示联合组的PFS较舒尼替尼组延长（13.8个月对7.2个月，$P < 0.001$）；客观有效率分别为55%与26%，生存数据尚未达到中位值。

表 5-21　转移性或不可切除性非透明细胞型肾细胞癌的治疗策略 [A]

病理类型	Ⅰ级推荐	Ⅱ级推荐
乳头状肾细胞癌等 [B]	临床研究	舒尼替尼（2A 类） 卡博替尼（2A 类） 依维莫司（2A 类） 帕博利珠单抗（2A 类） 仑伐替尼＋依维莫司（2A 类）
集合管癌 / 髓样癌	临床研究	吉西他滨＋顺铂（2B 类） 索拉非尼＋吉西他滨＋顺铂（2B 类）

【注释】

A. 根据 CSCO 肾癌专家委员会的共识，推荐任何情况首选参加临床研究。

B. 主要是指除集合管癌 / 髓样癌外其他类型的非透明细胞癌，包括乳头状肾细胞癌、嫌色细胞癌、未分类肾细胞癌等。

　　转移性或不可切除性非透明细胞型肾细胞癌的治疗策略解析：晚期非透明细胞癌患者样本量少，缺乏相应的大宗随机对照临床试验。目前治疗参考透明细胞癌，但疗效不如透明细胞癌。

六、甲状腺癌的内科治疗

甲状腺癌的内科治疗见表 5-22。

表 5-22　甲状腺癌的内科治疗

分期	分层 [A]	分层 [B]	Ⅰ级专家推荐	Ⅱ级专家推荐
复发转移性	无症状、疾病稳定或缓慢进展		定期随访 [A]（2A 类）	
	有症状、疾病快速进展	RET 融合基因阴性或未知	仑伐替尼 [B]（1A 类） 索拉非尼 [B]（1A 类）	阿帕替尼 [C]（1B 类） 安罗替尼 [C]（1B 类）
		RET 融合基因阳性		普拉替尼 [D]（2A 类）

【注释】

A. 对于复发转移性 RAIR-DTC，如果患者无症状且疾病稳定或缓慢进展，每 3 ～ 6 个月的定期随访是合理的选择，目前没有证据表明提前开始进行系统治疗有助于改善总生存率。对于有症状或疾病快速进展的患者，抗血管小分子多靶点激酶抑制剂是目前的标准治疗；只有少数情况可以考虑化疗，阿霉素是唯一推荐的药物。

B. 索拉非尼是全球首个获批用于治疗碘难治性复发转移性分化型甲状腺癌的靶向药物。在一项名为 DECISION 的Ⅲ期随机对照临床研究中，针对入组前 14 个月内疾病进展的患者，索拉非尼较安慰剂显著改善了客观缓解率（12%对 0.5%）和无进展生存期（10.8 个月对 5.8 个月），但总生存期没有差别。在一项名为 SELECT 的Ⅲ期随机对照临床研究中，针对入组前 13 个月内疾病进展的患者，仑伐替尼较安慰剂显著改善了客观缓解率（64.8% 对 1.5%）和无进展生存期（18.3 个月对 3.6 个月），总生存期和 DECISION 研究一样没有获益。目前缺乏索拉非尼和仑伐替尼的随机对照研究，但鉴于仑伐替尼较高的肿瘤缓解率和降低疾病进展的风险率，ESMO 和 NCCN 指南均优先推荐仑伐替尼。

C. 阿帕替尼是国内首个原研的抗血管小分子多靶点激酶抑制剂。一项名为 REALITY 的研究针对入组前 12 个月疾病进展的患者，阿帕替尼获得了 54.3% 的客观缓解率，并且中位无进展生存期和总生存期均显著优于安慰剂组。同样，安罗替尼在 2020 年的 ESMO ASIA 会议上报道了类似的临床研究结果。

D. DTC 特别是 PTC 中约有不到 10% 的患者具有 RET 融合基因，最常见的伙伴基因是 CCDC6 和 NCOA4。在一项名为 ARROW 的篮式临床研究中，所有 RET 融合基因的实体瘤患者接受了普拉替尼这一特异性 RET 抑制剂的治疗，其中碘难治性甲状腺癌患者获得了 89% 的肿瘤缓解率，并且缓解时间均超过 6 个月。

七、其他癌症的内科治疗

（一）胃癌的内科治疗

胃癌的内科治疗见表 5-23、表 5-24。

表 5-23　一线治疗

	Ⅰ级推荐	Ⅱ级推荐	Ⅲ级推荐
HER2 阳性	曲妥珠单抗联合奥沙利铂 / 顺铂＋5-FU/ 卡培他滨（1A 类）	曲妥珠单抗联合奥沙利铂 / 顺铂＋替吉奥（2B 类）	曲妥珠单抗联合其他一线化疗方案（含蒽环类药物方案除外）（3 类）
HER2 阴性	奥沙利铂＋氟尿嘧啶类（5-FU/ 卡培他滨 / 替吉奥）（1A 类） 紫杉醇 / 多西紫杉醇＋氟尿嘧啶类（5-FU/ 卡培他滨 / 替吉奥）（2A 类） 顺铂＋氟尿嘧啶类（5-FU/ 卡培他滨 / 替吉奥）（1A 类） PD-L1CPS ≥ 5，化疗（FOLFOX/XELOX）联合纳武利尤单抗（1A 类）	三药联合方案 DCF 及 mDCF（IB 类），适用于体力状况好且肿瘤负荷较大的患者	PD-L1CPS ≥ 1，帕博利珠单抗单药

表 5-24　二线治疗

	Ⅰ级推荐	Ⅱ级推荐
HER2 阳性	单药化疗（紫杉醇 / 多西他赛 / 伊立替康）（1A 类）	如既往铂类治疗失败且未接受过曲妥珠单抗，曲妥珠单抗联合单药紫杉醇（2A 类）
HER2 阴性	单药化疗（紫杉醇 / 多西他赛 / 伊立替康）（1A 类）	两药化疗，根据既往用药情况推荐伊立替康＋5-FU，紫杉醇 / 多西紫杉醇＋氟尿嘧啶类（5-FU/ 卡培他滨 / 替吉奥）（2B 类） 白蛋白紫杉醇单药化疗（1B 类） MSI-H 人群中，帕博利珠单抗（2A 类）

（二）多发性骨髓瘤的内科治疗

多发性骨髓瘤的内科治疗见表 5-25。

表 5-25　多发性骨髓瘤的内科治疗

分类	是否适合移植	治疗	I级推荐	II级推荐	III级推荐
无症状骨髓瘤			观察等待，每3~6个月随访1次（1类）	新药临床试验（2A类）	
孤立性浆细胞瘤			骨型和骨外型孤立性浆细胞瘤均首选对受累野累及放疗（>45 Gy），必要时考虑手术治疗（2A类）	直径大于5 cm，化疗及放疗；多发浆细胞瘤按照多发性骨髓瘤治疗（2A类）	
活动性骨髓瘤	适合移植	诱导治疗	硼替佐米＋来那度胺＋地塞米松（1类） 硼替佐米＋环磷酰胺＋地塞米松（2A类） 硼替佐米＋多柔比星＋地塞米松（1类） 硼替佐米＋地塞米松（1类） 硼替佐米＋沙利度胺＋地塞米松（2A类） 来那度胺＋地塞米松（1类）	卡非佐米＋来那度胺＋地塞米松（2A类） 伊沙佐米＋来那度胺＋地塞米松（2B类） 来那度胺＋环磷酰胺＋地塞米松（2A类） 达雷妥尤单抗＋来那度胺＋地塞米松（2类） 达雷妥尤单抗＋硼替佐米＋沙利度胺＋地塞米松（2类）	硼替佐米＋ 地塞米松＋ 沙利度胺＋ 顺铂＋ 多柔比星＋ 环磷酰胺＋ 依托泊苷（VTD-PACE）（2A类）
		巩固治疗	巩固自体造血干细胞支持下的大剂量化疗（1A类）	与诱导治疗相似的联合化疗（2A类）	
		维持治疗	来那度胺（1类） 伊沙佐米（1类） 硼替佐米（2A类）	沙利度胺 来那度胺＋硼替佐米（2A类） 来那度胺＋伊沙佐米（2A类）	
	不适合移植	诱导治疗	硼替佐米＋来那度胺＋地塞米松（1类） 硼替佐米＋马法兰＋地塞米松（1类） 沙利度胺＋马法兰＋地塞米松（1类） 来那度胺＋地塞米松（1类） 硼替佐米＋环磷酰胺＋地塞米松（1类） 硼替佐米＋沙利度胺＋地塞米松（2A类）	达雷妥尤单抗＋硼替佐米＋RCD（2A类） 马法兰（美曲）＋醋酸波尼松（1类） 达雷妥尤单抗＋来那度胺＋地塞米松（1类） 卡非佐米＋来那度胺＋地塞米松（2A类） 卡非佐米＋环磷酰胺＋地塞米松（2A类） 伊沙佐米＋来那度胺＋地塞米松（2A类）	RCD（2A类）
		维持治疗	来那度胺（1类） 伊沙佐米（1类） 硼替佐米（2A类）	沙利度胺 来那度胺＋硼替佐米（2A类） 来那度胺＋伊沙佐米（2A类）	

参考文献

1. HORN L，MANSFIELD AS，SZCZĘSNA A，et al. First-line atezolizumab plus chemotherapy in extensive-stage small-cell lung cancer. N Engl J Med，2018，379（23）：2220-2229.

2. LIU SV，RECK M，MANSFIELD AS，et al. Updated overall survival and PD-L1 subgroup analysis of patients with extensive-stage small-cell lung cancer treated with atezolizumab，carboplatin，and etoposide （IMpower133）. J Clin Oncol，2021，39（6）：619.

第四节 疼痛管理

在《临床医师癌症杂志》（*CA：A Cancer Journal for Clinicians*）发表的全球癌症统计报告中提到，2020 年全球估计有近 2000 万新增癌症患者和近 1000 万癌症患者死亡[1]。恶性肿瘤常向骨骼转移，发生骨转移通常意味着癌症进入晚期并面临死亡[2]，而骨转移最常见为脊柱转移（69%）[3]。脊柱转移瘤患者疼痛常常表现为持续性或突破性疼痛，持续性疼痛常表现为持续的钝痛，随着时间的推移而增加，而突破性疼痛又可以说是"自发性疼痛"，可以没有明显的触发事件而突然出现，也可以是运动牵拉而引起。突破性疼痛通常比持续性疼痛更加剧烈和不规律，并且严重影响患者的生活质量。随着医疗技术的进步，脊柱转移瘤患者生存期有了不同程度的延长，但伴随肿瘤向脊柱转移，往往给患者带来极大的痛苦并且严重影响患者的生存质量，患者生存期延长但生存质量不高，因此减轻转移瘤患者的疼痛，提高脊柱转移瘤患者的生存质量是我们主要治疗目标之一。

一、疼痛机制

脊柱转移瘤患者的疼痛机制可能与肿瘤生长并侵袭邻近组织、压迫神经、肿瘤细胞和炎症细胞产生的物质、破骨细胞的持续激活有关。主要包括骨代谢异常、微环境改变、伤害感受器激活、周围和中枢神经敏化[4]。

1. 伤害感受器激活 癌细胞离开原发肿瘤通过软组织向体循环渗透，借助体循环到达脊柱。在到达脊柱后，部分癌细胞进入休眠状态，可以持续数月甚至数年。而部分肿瘤细胞固定在骨骼之后就开始分裂，不断增长，对骨骼造成了进行性损害。肿瘤细胞在内渗的过程中表型从上皮变为间质，并形成了异常的肿瘤微环境。肿瘤微环境产生和释放多种介质，这些介质包括内皮素、前列腺素（prostaglandin，PG）E2、神经生长因子（nerve growth factor，NGF）、白细胞介素（interleukin，IL）6、氢离子（H^+）、集落刺激因子（colony-stimulating factor，CSF）、5- 羟色胺和肿瘤坏死因子（tumor necrosis factor，TNF）α，这些物质大部分可以敏化或直接激活感觉神经末梢，病理信息由此产生，并将损伤信号通过脊髓传递到大脑[5]。

骨骼的所有部分（骨髓、骨质、骨膜）都受感觉和交感神经纤维支配，以无髓鞘神经纤维和薄髓鞘神经纤维为主[6]。骨骼的感觉神经上有几类受体和离子通道，它们有助于伤害感受器检测和传递来自和肿瘤相关的有害刺激的信号，比如内皮素受体（endothelin receptor，ETR）、前列腺素（PG）受体、原肌球蛋白受体激酶 A（tropomyosin receptor kinase A，TrkA）受体、缓激肽受体、细胞因子受体、趋化因子受体、TRPV1（transient receptor potential channel，vanilloid subfamily member 1）（瞬时感受器电位通道，香草素亚家族成员 1）、酸敏感离子通道 3（acid-sensing ion channel 3，ASIC3）和嘌呤能受体（P2X3）。这些受体被肿瘤细胞、内皮细胞和活化的免疫细胞介质激活，然后将有害刺激转化为电化学信号，传递到中枢神经系统，形成疼痛感觉[5]。

2. 骨代谢异常 骨骼的生长和重塑不单单依赖于成骨细胞的成骨作用，还依赖于破骨细胞的骨破坏作用，二者之间维持动态平衡才能保证骨骼的正常结构。这种平衡在脊柱转移瘤中被打破，成骨细胞活跃程度高于破骨细胞时则会导致成骨性损害，破骨细胞更为活跃时则会导致溶骨性损害，成骨性损害和溶骨性损害也可以同时存在，所以骨损害可以分为溶骨性、成骨性和混合性[7]。通常，破骨细胞活性高于成骨细胞常见于乳腺癌和多发性骨髓瘤，当出现溶骨性损害时，骨骼的稳定性和机械强度就会下降，激活机械敏感性伤害感受器，出现疼痛，在疾病晚期骨骼破坏严重时，可能会发生病理性骨折，并伴有压迫和神经系统结构（脊髓、神经根、神经丛或周围神经）的损害，这也是脊柱转移瘤患者出现神经痛的原因之一。成骨细胞活性高最常见于前列腺癌向骨转移，成骨性损害常表现为骨质变硬，发生病理性骨折的可能性也低于溶骨性转移[8]。在正常情况下，细胞核因子 κB 受体活化因子配体（receptor activator of NF-κB ligand，RANKL）与细胞核因子 κB 受体活化因子（receptor activator of NF-κB，RANK）结合，促进破骨细胞的分化及骨吸收活性。成骨细胞及骨髓基质细胞释放表达骨保护素（osteoprotegerin，OPG）与 RANKL 竞争性结合，从而阻断 RANKL 与 RANK 之间的相互作用，RANKL-RANK-OPG 系统维持动态平衡，保证骨的重塑。肿瘤细胞不会直接损伤骨组织，主要通过产生 RANKL 受体激活剂扰乱 RANKL-RANK-OPG 系统原有的平衡状态，使破骨细胞或成骨细胞异常激活，导致骨质出现溶骨性或成骨性破坏[4]。

3. 肿瘤周围组织微环境改变 肿瘤细胞的糖酵解作用，产生大量 H^+ 和乳酸，单羧酸转运蛋白和 V 型 H^+-ATP 酶将这些 H^+ 和乳酸转运到细胞外，使细胞外 pH 降低，从而激活酸敏感离子通道 3（ASIC-3）；同时组成破骨细胞的单核细胞，通过 V 型 H^+-ATP 酶转运 H^+ 到细胞外，进一步降低细胞外 pH，激活瞬时感受器电位香草酸亚型 V1[4-9]。破骨细胞、肿瘤细胞和将被破坏的骨质便构建成了一个高度酸化的"凹陷"，这个局部高度酸化的"凹陷"在肿瘤诱导的骨破坏中起重要作用，它激活了 TRPV1 或者 ASIC3 刺激感觉神经纤维，然后刺激通过脊髓被传送到大脑，引发骨痛。

4. 感觉和交感神经纤维重建 新的病理性神经纤维在骨膜、骨质和骨髓内的形成依赖于肿瘤细胞产生和释放的介质。神经生长因子（nerve growth factor，NGF）在神经周围的组织中合成并确保适当的神经生长。在病理条件下，肿瘤细胞、炎症细胞和免疫系统细胞产生 NGF，并与 TrkA 和 p75NTR 结合影响其靶细胞[10]。NGF 可以直接激活表达 TrkA 的感觉神经元，当与 TrkA 受体结合时，逆向运输 NGF/TrkA 到伤害性感觉神经元胞体，促进神经递质的释放，激活离子通道（TRPV1、ASIC-3、P2X3、钠通道）和受体（例如缓激肽），并调节结构颗粒（例如神经丝）的合成。抗 NGF 治疗的主要目的就是阻断这一病理过程。NGF 还负责感觉和交感神经纤维的病理性发芽和重组，以及其中神经瘤样结构的形成。在肿瘤的诱导下，感觉和交感神经纤维重组并且神经纤维类型之间互相连接，因此，疼痛刺激也可能是由交感神经纤维的激活引起的[11]。神经纤维发芽和重组，并形成神经瘤样物质最有可能是患者发生暴发性疼痛的原因，肿瘤过度生长后会出现血供不足，导致部分组织坏死，此时神经纤维会受损，受损的神经纤维再次受损增生的过程导致暴发性疼痛[10]。阻断了感觉神经纤维的病理性发芽和神经瘤样结构的形成，可以显著抑制疼痛的产生。

5. 周围和中枢敏化　在持续的周围刺激过程中，神经节及其神经元的敏感性发生变化，脊髓显示出独特的兴奋性突触传递，以及 Aδ 和 C 类传入神经重塑；脊髓背角表面与深部的广动力神经元对机械、热、电刺激兴奋性增强；脊髓中的神经化学变化导致星形胶质细胞肥大、强啡肽和 *c-Fos* 基因的表达增加，降低了疼痛阈值，导致痛觉过敏[4]。

二、疼痛评估

对大量癌症患者的长期观察表明，平均疼痛评分在生命的最后 6 个月内保持稳定，其中生命最后一周的疼痛评分随之下降[12]。而疼痛评分的稳定性归因于有效的管理。对于大多数人来说，当进行适当的疼痛评估时，可以实现最佳的疼痛管理[13]。疼痛作为患者的主观感受、患者认知水平的不同和患者自身潜在疾病的复杂性增添了疼痛评估的难度，医生只能通过患者的自我感觉及患者对疼痛的描述借助评价工具进行评估。国内常用的几种疼痛评价工具主要分为单维度疼痛评估量表、多维度疼痛综合评估量表[14]。

1. 单维度疼痛评估量表　单维度疼痛评估量表中较为常用的是口述分级评分法（verbal rating scale，VRS）、数字评分法（numerical rating scale，NRS）和视觉模拟评分法（visual analogue scale，VAS）。口述分级评分法（VRS）将疼痛等级分为 5 级，轻微的疼痛为 1 级，引起不适感的疼痛为 2 级，比较疼痛 / 难受为 3 级，严重的疼痛为 4 级，剧烈的疼痛为 5 级。数字评分法（NRS）通过 11 条对疼痛程度的描述（程度由轻到重，记作 0 ～ 10）将疼痛分为 4 种大类别，即无疼痛（第 0 条）、轻度疼痛（第 1 ～ 3 条）、中度疼痛（第 4 ～ 6 条）、重度疼痛（第 7 ～ 10 条）。患者在 0 ～ 10 条疼痛描述中选择，便可直观地判断出相应的疼痛程度。视觉模拟评分法（VAS）中量表是一条 100 毫米长的线段，自左向右表示疼痛程度由轻到重，最左端表示"完全无痛"，最右端表示"痛到极点"。患者在线段上相应位置作标记来表示自己当时所感受到的疼痛程度。

2. 多维度疼痛综合评估量表　多维度疼痛综合评估量表需要测量的主要内容包括疼痛的程度、患者的情绪变化、睡眠质量及心理变化等。常用的有简明疼痛量表（brief pain inventory，BPI）、简化版 MCGILL 疼痛问卷（SF-MPQ）[14]。

简明疼痛量表（BPI）的主要内容：①患者在过去 24 小时内感受到的最轻微的疼痛、最剧烈的疼痛及平均疼痛；②疼痛的性质（如钝痛、针刺样痛、刀割样痛）；③疼痛对日常生活、工作、学习、社交等的影响（从无影响到非常影响，记作 0 ～ 10）；④患者在人体轮廓图上用画笔涂出疼痛的部位并用不同的记号标记出疼痛最严重的位置等。

简化版 MCGILL 疼痛问卷（SF-MPQ）中疼痛评分指数由 2 个子量表组成：①感官子量表，有 11 个词语（跳痛、针刺样痛、刀割样痛、锐痛、牵扯痛、绞痛、烧灼痛、持续固定痛、胀痛、触痛、撕裂痛）；②情感子量表，有 4 个词语（软弱无力、厌烦、害怕、罪惩罚感），强度等级为无、轻、中、重。此外还包括 1 个口述分级评分法（VRS）用于评估当前疼痛强度，1 个视觉模拟评分法（VAS）用于评估平均疼痛[15]。

三、疼痛治疗

原发于脊柱以外的恶性肿瘤经血行转移至脊柱，导致脊柱骨质被破坏，伤害感受器被激活，出现疼痛，同时还可能出现稳定性和机械强度下降、病理性骨折，压迫神经系统结构导致疼痛，也可能是病理性神经纤维重构、神经瘤样结构形成出现神经性疼痛。其产生疼痛的机制是复杂的，但可以明确的是，脊柱转移瘤患者的骨质已被肿瘤细胞侵袭损害，因此建议脊柱转移瘤患者规律使用双膦酸盐或地舒单抗对抗骨质破坏。当出现神经性疼痛时加用普瑞巴林、加巴喷丁等药物[4]，除此之外还需加用其他的镇痛药物，临床医生应对疼痛进行评估，并帮助患者选择个体化多模式的镇痛方案，以达到延长生存期、提高生活质量的目的。主要治疗手段包括药物治疗（WHO 三阶梯镇痛疗法和辅助药物的应用）、非药物治疗（植入性药物输注系统、中医疗法、热疗、射频消融、放射治疗、手术治疗、心理干预等）及其他疗法。

（一）药物治疗

1. 双膦酸盐和地舒单抗 从前文中可知，破骨细胞、肿瘤细胞和将被破坏的骨质构建了一个高度酸化的微环境，激活 TRPV1 或 ASIC3 通道，刺激感觉神经纤维，然后通过脊髓被传送到大脑，引发骨痛。双膦酸盐可以升高这个高度酸化微环境的 pH，降低 TRPV1 或 ASIC3 受体的活性，从而缓解疼痛；除此之外，双膦酸盐还会干扰破骨细胞的功能，最终导致破骨细胞凋亡。地舒单抗与 RANKL 的亲和力高于 RANKL 与 RANK 之间的相互作用，与 RANK 竞争性结合并阻止破骨细胞及其前体表面的 RANK 受体的激活，从而抑制其形成、增殖和存活，并减少破骨细胞的骨吸收，促进骨重建[4]。双膦酸盐及地舒单抗的具体作用机制、选择、用法用量可参照本章第二节。

2. WHO 三阶梯镇痛方案 药物治疗仍是我们首选的、基本的、主要的方案之一，WHO 倡导的三阶梯镇痛疗法是目前公认简单、有效、合理的主要缓解疼痛方法之一。三阶梯镇痛疗法提出用药应遵守五项基本原则[16]：①用药方式尽可能简单，口服药、贴剂、栓剂为主；②每天定时有规律用药，而不是疼痛时临时用药；③按阶梯用药，止痛药物选择时应按止痛效果由弱到强缓慢递增，根据患者的疼痛程度选择对应镇痛药；④个体化用药，即便同一强度的止痛药在选择时也应注意因人而异，从小剂量开始用药，每个人达到疼痛缓解的剂量不同，应根据患者的疼痛反馈来确定用药剂量；⑤用药时监测药效及不良反应，在保证止痛效果的同时最大限度减少不良反应发生。镇痛常用的三大类药物：非阿片类（NSAID 为代表）、阿片类（弱阿片类与强阿片类）及辅助药物。

借助疼痛评估量表评估患者的疼痛程度并选择对应的镇痛药物，对于轻度疼痛的患者（疼痛程度尚能忍受-能够完成基本日常活动-夜间睡眠质量尚可）应按照第一阶梯来治疗。第一阶梯镇痛首选口服非甾体类抗炎药（NSAID），其机制是抑制环氧化酶（COX），阻止花生四烯酸（AA）转变为前列腺素（PG），前列腺素是调节炎症、控制血压的炎症介质，参与平滑肌和血管的收缩和舒张，起到解热、镇痛、抗炎的作用。临床上目前较为常用的非甾体抗炎药物有阿司匹林（拜阿司匹灵）、对乙酰氨基酚（泰诺林、散列痛）、双氯芬酸钠（扶他林、诺福丁、戴芬）、吲哚美辛（消炎痛片、万特力、美达新）、布洛芬（芬必得、美林、安瑞克）、萘普生（安理、泰泽、适洛特）、氯诺昔康（可赛风、达路）、塞来昔布（西乐葆、希乐森）等。需注意的是，NSAID 有"顶峰效应"，当用药剂量达到一定程度时，药效已达到顶峰，再增加剂量药效并不会增加，而且同时联用两种或者多种NSAID 止痛效果并不会叠加，反而会出现更多的不良反应[17]。

如果疼痛已经影响到患者的睡眠、食欲、情绪等，并且使用 NSAID 后症状仍无明显改善，此时需要在使用 NSAID 的同时加用弱阿片类药物，即逐步向第二阶梯过渡，代表药为可待因（西司奇、波舒达）、曲马多（舒敏）。西司奇（阿司匹林可待因片）主要成分包含阿司匹林和磷酸可待因，在使用 NSAID 类药物的同时也使用弱阿片类，更方便患者服用，可以缓解术后疼痛和中度的癌痛。波舒达（胺酚双氢可待因片）的组分主要为对乙酰氨基酚和酒石酸双氢可待因，同样是 NSAID 联合弱阿片类药物，与西司奇相比，它的解热镇痛作用更快、更强。舒敏（盐酸曲马多）主要作用于中枢，为非选择性的 μ、δ和 κ 阿片受体完全激动剂，适用于中度至重度疼痛，与吗啡相比，盐酸曲马多在推荐的止痛剂量范围内无呼吸抑制作用。

中、重度疼痛的患者一般已基本无法维持正常的生活，此时 NSAID 及弱阿片类药物也不再能够有效减轻患者的痛苦。此时镇痛药物的选择应由第二阶梯向第三阶梯过渡。第三阶梯一线治疗常用药有吗啡、氢吗啡酮、芬太尼、美沙酮、羟考酮（奥施康定、奥诺美、泰勒宁）等。强阿片类药物没有天花板效应，只要能耐受不良事件，就可以增加剂量以达到足够的镇痛效果。此类药物通过与遍布中枢神经系统和周围组织的阿片受体相互作用，产生镇痛作用以及潜在的不良事件，包括镇静、呼吸抑制和依赖性[18]。

目前吗啡是治疗中度至重度癌痛的常用药物之一。有多种配方可供选择，适用于不同的给药途径。它主要由肝代谢，其代谢物（其中一些是有活性的）在肾清除。氢吗啡酮的结构与吗啡相似，可作为胃肠外和口服产品使用。它是皮下给药的最佳阿片类药物，氢吗啡酮可有效治疗肾功能不全的疼痛患者[18]。芬太尼是一种高脂溶性阿片类药物，半衰期短。它以透皮贴剂的形式提供，允许药物缓慢释放到血液中，作用持续时间为 48～72 小时。透皮芬太尼具有方便、不频繁给药和减少便秘倾向等优点。对于吞咽困难的患者，这通常是一个很好的选择。贴片后约 2 小时可在血液中检测到芬太尼，但在 12～16 小时后才能达到稳态水平。由于吸收与皮肤完整性有关，因此不应将其放在破损的皮肤上[19]。

美沙酮与阿片受体中的 μ- 受体有很强的相互作用，它是一种 N- 甲基 -D- 天冬氨酸（NMDA）受体拮抗剂，这种受体在慢性疼痛状态下被激活，当被阻断时，可以增强镇痛作用和逆转阿片类药物耐受性。美沙酮是一种合成的阿片类药物激动剂，具有很高的口服生物利用度。美沙酮的药代动力学差异很大，药物的终末半衰期为 4～130 小时。美沙酮经肝系统广泛代谢，主要经粪便排泄[19]。

长时间高剂量的阿片类止痛药治疗，会导致耐受和依赖，所以此类药物的使用要严格遵守三阶梯用药的五项基本原则，从小剂量开始，并且用药后根据患者的反应及时调整用药剂量。给药方式应尽可能简单，方便患者或者家属对药物进行管理和控制。首选口服，口服方便、经济，若患者出现吞咽困难或不便口服时也可选择贴剂、栓剂，若仍无效时才可选择皮下注射、肌内注射、静脉输注等途径。定时给药，明确药物的有效时间，在有效时间快结束时不间断定时给药，使体内血药浓度始终维持在有效范围内。个体化用药，由于个体差异大，药物使用剂量应以患者达到有效镇痛为准。同时，在患者使用阿片类药物时应时刻关注患者，特别是在初次使用及调整剂量时，因为在使用阿片类药物时可能会伴有一些不良反应，如恶心、呕吐、嗜睡、意识障碍、呼吸抑制，只有给予患者足够的关注，才能使药物的选择和剂量的调整最适合于患者。

3. 辅助药物的应用　辅助药物可以应用到"三阶梯治疗"的每一个阶梯中，在其中主要起两个作用。

（1）加强镇痛药物的止痛效果，同时缓解因疼痛带来的焦虑、烦躁、抑郁等情绪；脊柱转移瘤患者在其确诊恶性肿瘤并发展到肿瘤向脊柱转移的这个过程中，其精神、心理状态及社会关系往往会发生翻天覆地的变化，加上长期的病痛折磨，患者常常会出现抑郁、焦虑等情绪障碍，而这种情绪障碍和疼痛彼此之间又会相互增强，形成恶性循环。适当加用抗抑郁药物，既可以消除患者的抑郁，又可以加强阿片类药物的疗效。抗抑郁药共分为3类：①单胺氧化酶抑制剂：苯酸丙胺、苯工肼、异卡波肼等；②三环类抗抑郁剂：曲唑酮、丙咪嗪等；③选择性5-羟色胺再摄取抑制剂（SSRI）：氟西汀、帕罗西汀、舍曲林等。如果患者存在焦虑情绪，也应适当进行抗焦虑治疗，常用如劳拉西泮（罗拉）、地西泮（安定）等。

（2）预防、减轻甚至消除因使用止痛药物带来的不良反应。最常见的不良反应有便秘、恶心、呕吐和认知改变，其他不良反应可能有口干症、尿潴留、呼吸抑制、瘙痒和痛觉过敏等。大多数阿片类药物使用引起的不良反应会在数天到数周内消退，但便秘除外，阿片类药物抑制胃肠蠕动，并且在长期使用后不会对服药所带来的不良反应产生耐受，所以大多数患者都需要使用促进胃肠蠕动、软化大便的药物。常用缓泻剂有番泻叶、麻仁丸等；对于呕吐患者则需要使用止吐药，常用止痛药有甲氧氯普胺（胃复安）、恩丹西酮等；对于尿潴留患者，诱导患者自行排尿，可以采取流水诱导法或热水冲会阴部法或膀胱区按摩法。诱导排尿失败时，可考虑导尿。对于难以缓解的持续尿潴留患者可考虑换用镇痛药物。

（二）非药物治疗

1. 植入性药物输注系统（implantable drug delivery systems，IDDS）　虽然采用了WHO三阶梯镇痛疗法，但仍有患者即使使用大剂量的阿片类药物也无法得到有效的镇痛；通过向椎管内注入小剂量的阿片类药物，与脊髓上的阿片受体结合，从而达到镇痛效果，即植入性药物输注系统。与三阶梯用药相比，鞘内给药用药量小，不良反应更少，对各类伤害性、伤害性-神经病理性的混合性癌痛均有效[20]。IDDS植入术目前并不是患者疼痛时的首选方案，所以在植入IDDS前，需要对患者进行评估。首先需要考虑患者的家庭经济条件（IDDS相对于普通家庭来说价格不低，此为自费项目）；其次需要患者具有良好的依从性。IDDS植入后，患者、家属需要和医生有良好的沟通，保证患者输注泵的管理和泵再注药等，并需要定期到医院复诊和随访。需要对患者进行药效测试，即向寰椎椎管内注入镇痛药物，若患者疼痛程度下降大于50%，则提示试验成功。确定患者适合植入IDDS后，需要选择合适的药物，药物的选择应建立在既往镇痛史上，一般患者在选择IDDS之前都会使用过阿片类药物，可以根据之前对患者疼痛性质的评估、所用药物的敏感性及其不良反应来选择。据《难治性癌痛专家共识（2017版）》IDDS药物推荐，将氢吗啡酮与吗啡作为一线推荐，适用于全身疼痛的患者；吗啡或氢吗啡酮＋布比卡因/罗哌卡因作为二线推荐，适用于全身痛伴剧烈节段性疼痛患者；芬太尼/舒芬太尼＋布比卡

因 / 罗哌卡因作为三线推荐，适合吗啡耐受患者。而 PACC 指南[21]的 I 级推荐为齐考诺肽（目前仅在国外使用），并认为阿片类药物联合布比卡因应作为 I 级推荐。专家共识[22]推荐了鞘内镇痛药物的最低浓度：盐酸吗啡建议测试剂量 200 ～ 1000 μg，建议初始剂量100 ～ 500 μg，建议每日剂量 15 000 μg，建议最高浓度 20 g/L；盐酸氢吗啡酮建议测试剂量 40 ～ 200 μg，建议初始剂量 20 ～ 500 μg/d，建议每日剂量 15 000 μg，建议最高浓度15 g/L；芬太尼建议测试剂量 25 ～ 75 μg，建议初始剂量 100 ～ 500 μg/d，建议每日剂量15 000 μg，建议最高浓度 20 g/L；盐酸布比卡因建议测试剂量 500 ～ 2500 g/d，建议初始剂量 1000 ～ 4000 μg/d，建议每日剂量 10 000 μg/d，建议最高浓度 30 g/L；由全身用药向鞘内用药过渡时，阿片类首次应减少原用量的 50%，以后逐日减少 10%，而鞘内用药则每日增加 10% ～ 20%，若按照推荐用药后出现疼痛缓解不明显时，需重新评估导管位置、泵功能、疾病进展等。

IDDS 植入术一般选择从 L2 ～ 3、L3 ～ 4 间隙旁正中穿刺到蛛网膜下隙，然后皮下隧道引导导管到目标位置，植入输液港或者程控药盒泵。输液港或者程控药盒泵放入皮下囊袋后，需要有一段导管圈起来放到皮下囊袋，以免被牵拉甚至脱出[20]。随着 IDDS 使用周期的延长及成本的降低，使用的患者越来越多，它将继续在治疗难治性疼痛中占据重要地位。

2. 中医疗法　中医学将癌性疼痛的主要机制分为"不通则痛""不荣则痛"两大类，在此机制上治疗方式又分为内治法与外治法。内治法主要通过内服汤药来达到镇痛目的，不同的医生有不同的药方，但大多都以扶正固本、温阳散寒、行气活血、化痰解毒为基础，结合患者的症状、自己对病因病机的认识选择不同中药组方进行加减，以达到治疗癌痛的目的。常用的外治法有外敷膏药、针灸、艾灸、耳针等。膏药通常是医生根据自己的配方将药物制成膏剂，然后贴于皮肤表面，使药物从皮肤吸收，这就避免了一些患者口服药物带来的胃肠道不适。药方多以活血化瘀药为主，辅以清热解毒、温经活血、化痰散结及行气活血类药物[23]。针灸疗法其机制是通过刺激穴位，激发脏腑机体的精气，调和气血，疏通经络，以达到"通则不痛"的效果。艾灸治疗则是在针灸的基础上加用艾叶，让其补气温通散寒的作用与穴位刺激相互协同，达到刺激经络保持气血通畅的目的。耳针疗法其本质也是针灸，只不过其穴位主要是耳穴，也是通过手法刺激穴位疏通经脉、调和气血来达到止痛效果。中医疗法不是单独的，而是多模式多方案的，内外治法联合西医镇痛可以加强镇痛效果，延长镇痛时间，减少不良反应。

3. 热疗与射频消融疗法　热疗主要是使肿瘤组织的局部温度高于机体温度，肿瘤细胞对高热敏感，高热使肿瘤组织坏死，可抑制肿瘤的生长，减轻患者疼痛。射频消融疗法主要是将电极导管放在肿瘤所在的区域，释放出射频电流来杀死肿瘤细胞。人体导电主要依靠离子移动，离子的移动随着电流方向的变化而变化。在高频交流电的作用下，离子沿电力线方向快速运动，由于各种离子的大小、质量、电荷及移动速度不同，离子相互摩擦并与其他微粒相互碰撞而产生生物热，使肿瘤组织温度高于机体其他部位，从而起到杀死肿瘤细胞的作用。

放射治疗、手术治疗及心理干预等详见本书其他章节。

在临床实践中，考虑各种治疗方案时，我们应与患者合作并重视他们在管理疼痛方面的观点，这会使彼此之间的治疗关系得到加强。只有考虑到对患者个人而言什么是真正重要的，我们才能提高疼痛管理的质量，达到减轻患者疼痛的目的。

参考文献

1. SUNG H, FERLAY J, SIEGEL RL, et al. Global Cancer Statistics 2020：GLOBOCAN estimates of incidence and mortality worldwide for 36 cancers in 185 countries. CA Cancer J Clin，2021，71（3）：209-249.

2. YIN JJ, POLLOCK CB, KELLY K. Mechanisms of cancer metastasis to the bone. Cell Res，2005，15（1）：57-62.

3. COLEMAN RE. Clinical features of metastatic bone disease and risk of skeletal morbidity. Clin Cancer Res，2006，12（20 Pt 2）：6243s-6249s.

4. 中国抗癌协会癌症康复与姑息治疗专业委员会（CRPC）难治性癌痛学组 . 难治性癌痛专家共识（2017年版）解读三：骨转移癌痛 . 中国肿瘤临床，2017，44（16）：787-793.

5. ZAJĄCZKOWSKA R, KOCOT-KĘPSKA M, LEPPERT W, et al. Bone pain in cancer patients：mechanisms and current treatment. Int J Mol Sci，2019，20（23）. doi：10.3390/ijms20236047.

6. MANTYH P. Bone cancer pain：causes，consequences，and therapeutic opportunities. Pain，2013，154（1）：S54-S62.

7. ZAPOROWSKA-STACHOWIAK I, ŁUCZAK J, HOFFMANN K, et al. Managing metastatic bone pain：new perspectives，different solutions. Biomed Pharmacother，2017，93：1277-1284.

8. GDOWSKI AS, RANJAN A, VISHWANATHA JK. Current concepts in bone metastasis，contemporary therapeutic strategies and ongoing clinical trials. J Exp Clin Cancer Res，2017，36（1）：108.

9. YONEDA T, HIASA M, NAGATA Y, et al. Acidic microenvironment and bone pain in cancer-colonized bone. Bonekey Rep，2015，4：690.

10. LOZANO-ONDOUA AN, SYMONS-LIGUORI AM, VANDERAH TW. Cancer-induced bone pain：Mechanisms and models. Neurosci Lett，2013，557 Pt A（0 0）：52-59.

11. JIMENEZ-ANDRADE JM, BLOOM AP, STAKE JI, et al. Pathological sprouting of adult nociceptors in chronic prostate cancer-induced bone pain. J Neurosci，2010，30（44）：14649-14656.

12. SEOW H, BARBERA L, SUTRADHAR R, et al. Trajectory of performance status and symptom scores for patients with cancer during the last six months of life. J Clin Oncol，2011，29（9）：1151-1158.

13. FINK RM, GALLAGHER E. Cancer pain assessment and measurement. Semin Oncol Nurs，2019，35（3）：229-234.

14. 万丽，赵晴，陈军等 . 疼痛评估量表应用的中国专家共识（2020 版）. 中华疼痛医学杂志,2020,16（3）：177-187.

15. HAWKER GA, MIAN S, KENDZERSKA T, et al. Measures of adult pain：Visual Analog Scale for Pain(VAS Pain），Numeric Rating Scale for Pain（NRS Pain），McGill Pain Questionnaire（MPQ），Short-Form McGill Pain Questionnaire（SF-MPQ），Chronic Pain Grade Scale（CPGS），Short Form-36 Bodily Pain Scale（SF-36 BPS），and Measure of Intermittent and Constant Osteoarthritis Pain（ICOAP）. Arthritis Care Res（Hoboken），2011，63（11）：S240-S252.

16. 王雪梅，于红刚 . 癌性疼痛的综合治疗研究进展 . 癌症进展，2019，17（21）：2502-2504 ＋ 8.

17. 杨薏帆 . 非甾体抗炎药在癌痛治疗中的进展 . 中国疼痛医学杂志，2020（6）：443-446.

18. PROMMER EE. Pharmacological management of cancer-related pain. Cancer Control，2015，22（4）：412-425.

19. URBAN D, CHERNY N, CATANE R. The management of cancer pain in the elderly. Crit Rev Oncol Hematol，2010，73（2）：176-183.

20. 裴爱杰，过建国，冯智英 . 影响植入性鞘内药物输注系统治疗慢性疼痛疗效的研究进展 . 国际麻醉学与复苏杂志，2017，38（1）：70-75.

21. DEER TR, POPE JE, HAYEK SM, et al. The Polyanalgesic Consensus Conference（PACC）：Recommendations on intrathecal drug infusion systems best practices and guidelines. Neuromodulation，2017，20（2）：96-132.

22. DEER TR, PRAGER J, LEVY R, et al. Polyanalgesic Consensus Conference—2012：recommendations on trialing for intrathecal（intraspinal）drug delivery：report of an interdisciplinary expert panel. Neuromodulation，2012，15（5）：420-435；discussion 35.

23.耿碧竹，吴昊，李志成，等.中医治疗癌性疼痛的研究进展.现代中西医结合杂志，2021，30（12）：1356-1360.

第五节　患者及照顾者的心理状况及心理干预

一、脊柱转移瘤患者的心理特点及干预措施

骨骼系统是恶性肿瘤常见的转移部位之一，仅次于肝、肺，居于第三位。而在恶性肿瘤患者中，发生脊柱转移的概率可以高达 30% ～ 40%，在前列腺癌和乳腺癌患者中，更是高达 50% 以上，以胸腰椎多见，颈椎和骶椎紧随其后[1-2]。近年来，随着检查和治疗手段的日益进步，脊柱转移瘤患者的确诊率不断提高，生存期逐渐延长。脊柱转移瘤会造成一系列的临床症状，和其他骨转移灶类似，小的脊柱转移灶通常没有明显症状，完全依靠预防性的辅助检查。其症状主要表现为疼痛、病理性骨折、神经根受压症状、脊髓受压症状等，在这些症状明显被感知到时，多数已经发展到了晚期癌症的常见结局——脊柱转移瘤。

有研究表明，在所有恶性肿瘤患者中，出现脊柱转移并引起硬膜外脊髓受压的占 40%，在脊柱转移瘤患者中，转移性脊髓压迫占 10%[3-5]。此类恶性肿瘤带来的身体与心理上的痛苦，常常导致患者出现不同的心理状态变化。比如对于伴有病理性骨折的脊柱转移瘤患者而言，会面临着更差的生活质量，以及更高的抑郁焦虑水平，可能是由于整体健康状况恶化和伴随而来的死亡焦虑，导致患者的心理状况向更差的方向转变[6]。近年来，心理社会肿瘤学的研究越来越火热，癌症严重威胁人类生命和健康，造成心理危机，并且发病、治疗、预防和康复均涉及诸多心理社会因素，以及健康行为习惯问题。心理社会肿瘤学便是研究心理社会因素与肿瘤的发生发展、治疗、康复之间相互关系的科学。肿瘤患者的心理问题，不仅影响其治疗效果，更会导致病情的恶化与复发，我们在研究癌症与心理关系的同时，更要深入探究心理干预的途径与方法：应该从肿瘤的预防开始，贯穿肿瘤治疗过程的始终。

（一）心理社会肿瘤学

1. 发展历程　20 世纪 70 年代左右，心理社会肿瘤学（psychosocialoncology）作为一门新兴的交叉学科出现，系统研究爆炸式增长；心理社会肿瘤学研究恶性肿瘤患者及其家属在疾病发生、发展各阶段所承受的压力和心理反应，以及心理、社会、行为因素在恶性肿瘤的发生、发展及转归中的作用[7]。现如今，经过了半个世纪的发展与成熟，心理社会肿瘤学已发展成为肿瘤治疗的一个稳固的组成部分，有着专业的临床团队、科研团队以及完备的人才培养体系。在很多国际一流癌症中心，心理社会肿瘤学治疗已经与常规的临床工作相结合，并且有着特殊的心理社会肿瘤学临床实践指南和规范化培训的专业人员。多项研究显示，经过心理社会肿瘤学治疗的患者，有着更高的生活质量，还能延长患者的生存时间，改善患者心理状态恶化的问题，有利于患者更好地从疾病中恢复[8-10]。因此，将心理社会肿瘤学融入肿瘤临床常规治疗中，既符合国际认可的高品质肿瘤照护要求，也是我国心理社会肿瘤学未来的目标和发展方向[11-12]。

2. 心理与癌症的关系　癌症的发病过程被认为是一个复杂的多因素过程，其中心理社

会因素参与了癌症的发生和发展；同样，这种疾病会导致许多心理、社会的挑战和变化。心理社会因素从方方面面影响着癌症的发生发展。

（1）人格：人格是典型的影响因素之一，指一个人由于生活环境、教育等背景不同而长期以来形成的对于事物的固定看法和反应形式。有研究表明，C型人格的人群患癌症的概率比其他人群要大得多，是女性乳腺癌的典型人格[13-14]。C型人格是指情绪受到压抑，恐惧争抢，把负面情绪憋在心中的性格。情感表达极度不良的人，体内会产生一系列不同于常人的物质变化，破坏人体的免疫功能，导致免疫监控失衡。当然，对于人格特征与癌症产生的关系还有更多的研究待深入。

（2）应激：尽管对于情绪、记忆、人格等心理因素的影响还有待验证，但应激似乎完全有可能对癌症的进程产生负面影响。研究表明，慢性应激促进了小鼠的肿瘤发生，而p53功能的减弱是潜在机制的重要组成部分，这可以由慢性约束期间升高的糖皮质激素介导[15]。另有研究发现，慢性应激会触发交感神经系统的激活并导致癌症。慢性应激诱导的肾上腺素通过依赖乳酸脱氢酶A（lactatedehydrogenase A-dependent，LDHA-dependent）代谢重编程促进了乳腺癌干细胞样表型的发生与进展，并且维生素C可以逆转慢性应激诱导的癌症干细胞样表型[16]。这些发现证明了应激在促进癌症发生过程中的关键作用[17]。

对于癌症患者所处的应激状态来说，更多是因为遭遇的不同生活事件，主要因素是重要情感的丧失，如中年离婚、老年丧偶、丧子等。个体因为受到强大外来事件的刺激，长期陷于负性情绪中，同时伴有心理生理反应，使机体的免疫功能下降，免疫监视系统失衡，不能有效监察癌细胞的产生、生长，最终导致癌症的发生。作为医生，面对一位癌症患者时，考虑病因应该全面而详细，包括生理和心理的各种可能因素，只有这样才能更准确、更有针对性地进行个体化治疗。

（3）其他：①情绪一直是癌症患者发病原因研究最多的一个方面。在我国中医学中，很早就提出了相关论述，《外科正宗》乳痈论第二十六（附：乳岩）中提到"忧思过度，久郁成痨"。而在现代医学中，对癌症的情绪研究进展颇多。有研究显示，在接受治疗的癌症患者中，重度抑郁症（15%）、轻度抑郁症（20%）和焦虑症（10%）的患病率远远高于先前研究结果[18]，并且对脊柱转移瘤来说，抑郁情绪不仅影响患者的治疗效果，更会影响患者的临床症状以及生存状况。有研究显示，中、重度抑郁的脊柱转移瘤患者生存期明显短于无抑郁组[19]。抑郁是脊柱转移瘤中常见的不良情绪反应，要正确认识并处理患者情绪的改变，以希望患者能够得到最佳的治疗效果以及最好的预后。②根据美国国家癌症研究所（National Cancer Institute，NCI）的最新定义，社会支持是一个由家人、朋友、邻居和社区共同组成的网络，可在癌症患者需要时提供心理、身体和经济上的帮助[20]。社会支持也是导致患者心理状态发生变化的一个不可或缺的重要因素。研究表明，社会支持对癌症患者的癌症进展、幸福感和死亡率均有正向作用，并且患者感受到的社会支持可以作为应对应激的防护屏障，满足个人的承诺感和认同感。社会支持水平低的个体，精神状态明显劣于社会支持水平高的群体[21-24]。有效的社会支持对于长期处于过度应激的个体，在心理状态、减轻癌症诊断和治疗的负面影响以及改善癌症预后方面发挥着关键作用。③述情障碍最初起源于身心疾病临床表现的研究，经过半个多世纪的发展，如今是一个多元的概念，特征是认知情感缺陷，包括难以辨别自身情感和感受、难以描述对于外界他人的感受、限制性想象，及外向性认知方式[25]。越来越多的研究发现，述情障碍不仅是导致癌症发生发展的重要影响因素之一，而且会引起癌症患者严重的躯体和心理不适，对于治疗效果和预后起着重要的作用[25-29]，医生应给予足够的重视，并在治疗过程中制订周全的护理计划和干预措施，提高患者生活质量，改善预后。

（二）癌症患者的心理特点

1. 阶段特点　癌症患者作为一个特殊的群体，从确诊开始心理就有一个比较明显而波动较大的变化，这就是癌症患者的心理分期。目前有多种分期方法，但都是围绕着患者心理和躯体症状为核心的特点。针对癌症患者不同时期的心理特点，同时根据患者的文化背景、接受能力及性格特点进行积极分析探讨，有计划地进行心理干预，逐一解决患者的问题，使其达到乐观、积极、开朗的情绪状态。有研究表明这对提高患者治疗依从性，提高机体免疫力有积极意义[30-31]。

（1）遭遇癌症应激后的正常心理反应分为3个阶段：第一阶段，最初反应。1周内，会经历怀疑、否认、绝望的心理历程。否认自己患癌，怀疑医生的检查结果以及诊断，质疑医院的可信度和专业性，不断更换医院进行检查，难以接受这个打击。在经历了前几天的怀疑否认和检查的事实结果后，慢慢开始绝望，认为生活已经失去了意义，失去了继续活下去的意志，开始沉浸在负面情绪中，不断负强化自我的放弃。第二阶段，躁动阶段。在确诊后的1～2周，各种外界信息会影响患者的心境变化，从第一周的负面情绪中，反复沉浸体验，焦虑、忧郁、厌世、失眠、注意力无法集中、日常生活混乱，时而又因为虚假的外界治疗信息而爆发求生意志，在一次又一次被现实唤醒后，再次进入负性情绪中。第三阶段，适应阶段。确诊约2周后，开始不断寻求有关疾病信息，不断萌生的求生意志让其找出乐观生活的理由，并为此付诸行动。在此过程中，患者更需要的是社会支持，需要家人、朋友、医生唤起患者生的本能，萌生对生活的希望，积极乐观地面对疾病，调整适应现阶段的身体和心理状态，为更好的治疗效果做准备。

（2）有研究人员运用Jalowiec的应对量表[32]，对临床确诊癌症的多名患者进行心理分期的研究以及评估：心理分期共5期，即否认期、愤怒期、协议期、沮丧期及接受期。在患者刚确诊为癌症后，所有人都不会相信自己所患为"绝症"，内心往往持否认态度，为否认期；随后当不断得到证实确为癌症后，患者往往会觉得命运不公，非常愤怒，为愤怒期；愤怒期后，患者会逐步平复，求生本能逐渐显现，希望能得到更好的治疗，延长生命，为协议期；但是随着病情的加重，各种症状可能会越来越明显、越来越严重，痛苦也越来越难以承受，随之心情沮丧，为沮丧期；最后随着时间的推移，患者逐渐适应并接受这一现状和事实，为接受期[31]。

2. 不同情况对于癌症患者心理的影响

（1）个人情况：从上文可以看出，肿瘤患者具有更高的情绪障碍发生率。研究证实，肿瘤患者的抑郁情绪与年龄、文化程度、90项症状自评量表（symptom checklist 90，SCL-90）总分、负性事件应激呈正相关，与社会支持呈负相关[33]。特殊的是，在一般人群中，年龄较大与生活质量评分较差有关，而在癌症患者人群中，年龄较小与生活质量较差有关。研究推测，与老年患者相比，年轻患者在接受脊柱转移瘤诊断时可能会更出乎意料，受到更大的心理创伤，同时，相比较老年患者来说，年轻人对家庭和社会负有更重要的责任，并且对于未来生活的期望值更高[34-37]。同时，从社会支持来看，研究表明，已婚癌症患者将有更好的心理状态和生活质量，推测是因为他们在早期被确诊后，受益于配偶的社会支持和照护，他们可能对治疗表现出更好的反应，相对来说有着更好的预后[38-40]。此外，由于疼痛或死亡焦虑，癌症患者焦虑评分普遍较高。死亡焦虑在晚期转移性癌症患者中很常见，并且与广泛性焦虑高度相关。与我们认为的相反，抑郁评分与一般人群的水平相近，根据癌症的发展心理分期，我们可以推测，抑郁得分与一般人群相近是因为癌症患者此时多处于适应阶段，已经开始主动调节心理状态，以希望获得最好的疗效[22, 41-42]。在诊治过程中，可以使用低水平的生活质量评分，疼痛、焦虑和抑郁相关的因素来预测哪些患者在治疗脊柱转移瘤期间可能需要额外的社会心理支持。

（2）原发癌症：研究发现，与预后良好的原发癌症类型相比，可能是意识到预后较差和对死亡的恐惧，预后相对较差的癌症类型患者报告的焦虑程度更高。根据癌症类型进一步深入研究了这个变量，并确定肺癌患者与乳腺癌、多发性骨髓瘤、肾癌、前列腺癌或甲状腺癌患者相比，报告的焦虑程度更高[6]。而另一项研究表明，癌症患者的心理抑郁得分普遍高于一般人群，而在不同的癌症患者人群中抑郁水平也有差异，肉瘤患者的抑郁均分最低，妇科癌症的抑郁水平最高，并且孤独感水平也最高。同时，还针对常见并发症病理性骨折对癌症患者心理的影响做了研究，因为这也是一个风险因素。病理性骨折与较差的生活质量、较高的焦虑和抑郁水平相关。研究人员认为，病理性骨折的患者因为疼痛和自理能力的缺失，并且整体健康状况恶化和伴随的死亡焦虑而导致更多的焦虑和抑郁[43]。这不仅强调了预防病理性骨折至关重要，同时建议对预后不良的癌症类型患者提高心理状态的关注度，并积极转诊进行心理干预。

乳腺癌患者在疾病发展的过程中，更容易发生脊柱转移，概率高达 50%，这使得对乳腺癌患者的研究最为深入。相对于早期患者，晚期患者要经历更多身体和心理上的折磨，面对家庭、社会等压力也会更多。当面临着脊柱转移时，乳腺癌患者比其他癌症患者所要面临的问题更多。研究发现，这一特殊类型的癌症患者不仅会过多地感受癌症与死亡的焦虑，还会想到治疗对身体外形产生的伤害，考虑自己对异性的吸引力和其他人的看法，更重要的是，他们还会面临着脊柱转移所带来的生活自理能力的缺失，对以后的生活完全绝望[14, 44]。这些负面情绪在治疗过程中会产生消极的影响，严重阻碍治疗方案的正常实施。所以对于这一特殊的癌症群体，更需要有针对性地积极进行心理观察与干预，争取早发现问题、早解决问题。及时了解乳腺癌脊柱转移患者心理状况在临床治疗上有着极其重要的作用[45]。

除此之外，还有几种特定的癌症类型会引起抑郁或焦虑。最常见的是胰腺癌，易发生由细胞因子介导的重度抑郁；其次是肺癌，易发生由内分泌副癌综合征引起的抑郁和焦虑症状。大约 70% 的胰腺癌患者有抑郁症，50% 有焦虑症，30% 两种症状共存。抑郁症既可以在确诊前几个月出现，也可以出现在晚期癌症患者[46]。有研究发现，肿瘤释放的细胞因子白介素 -6（interleukin-6，IL-6）水平，与抑郁症的严重程度呈正相关[47]。在小细胞肺癌（small cell lung cancer，SCLC）患者中，15% 的患者会出现抗利尿激素分泌失调综合征（syndrome of inappropriate antidiuretic hormone secretion，SIADH），推测可能会出现由低钠血症驱动的情绪低落[48]。最后，恶性高钙血症也可能会导致抑郁症，这影响了大约 1% 的英国癌症患者。这可能是由非小细胞肺癌、骨髓瘤、肉瘤、乳腺癌、肾癌、妇科癌、头颈癌以及一系列癌症骨转移中，产生的异位甲状旁腺激素相关肽所驱动[49-50]。

（3）治疗方法：脊柱转移瘤治疗方案的选择多种多样，依赖于治疗前评估以及对于治疗预期目标的考量，而随着脊柱内固定器械和手术技术的逐渐发展，手术干预的效果显著提高，对于患者的病痛缓解也有最明显的效果。手术可以解除神经压迫，重建脊柱稳定性，缓解疼痛症状，相比较来说，放射治疗则可以提供更好的肿瘤局部控制。在传统的放疗中，脊柱转移瘤的治疗方案选择取决于肿瘤对于放疗的敏感性，近些年，立体定向放疗技术的应用和推广，克服了肿瘤对放疗敏感性的问题，可以达到较为理想的局部肿瘤控制。在这些技术突飞猛进的发展过程中，依旧离不开药物治疗、激素治疗、骨溶解抑制剂的治疗，以及针对疼痛的核素治疗。每一种治疗方法都有着自己的优点和缺点，对于患者来说，也有着不一样的躯体和心理的影响[1-2, 4-5]。

1）药物治疗：对于癌症患者来说，不仅疾病本身，其并发症也大大增加了死亡率。主要并发症之一是癌症转移引起的疼痛。有研究显示，60% ～ 90% 的终末期癌症患者，在其患病过程中会出现不同程度的疼痛，其中近 30% 的患者一直遭受持续性剧烈疼痛。骨癌疼痛可以发生在许多不同的原发癌症患者身上，其原因是骨转移，随后导致周围组织的侵袭，疼痛信号通过纤维传递，从而产生剧烈的疼痛感。最常见的骨转移器官是肺、乳腺、前列腺和卵巢[51-53]。疼痛是一种复杂的临床症状，影响患者日常活动和社会功能，不仅让患者的身体承受巨大的痛苦，还会让患者的心理一直面对着强烈的应激环境。疼痛就像是一个警报，提示身体出现问题，面对多种表现形式的疼痛，包括但不限于自发性疼痛、痛觉过敏、异常性疼痛，患者往往会极其担心、焦虑。长期处于这样的心理状态下，患者自然会产生负面的情绪和心理变化。

针对这样的心理状况，研究人员发现，三环类抗抑郁药可以有效改善患者的情绪和睡眠，各种临床试验和研究报道了其在改变患者疼痛感知和减轻抑郁症状方面的有效性。然而，由于传统的抗抑郁药（三环类抗抑郁药）常见不良反应包括嗜睡、便秘、尿潴留和口干，以及严重的不良反应如体位性低血压、昏迷、肝功能不全和心脏毒性等，毒性较大，安全性较差，已经渐渐被新型抗抑郁药物（如氟伏沙明、氟西汀、文拉法辛、度洛西汀）取代[51, 54]。现在已有研究证明，阿片类药物和新型抗抑郁药联合使用对治疗晚期癌痛伴抑郁有确切的疗效，并且可以降低阿片类药物使用剂量，提高生存质量，安全性良好。但就目前来看，国内外缺乏关于不同阿片类药物联用不同新型抗抑郁药之间的疗效和安全性的比较[55-59]。此外，更应该考虑如何降低不良反应的发生率，如何针对不同癌种的患者选用不同的联合用药方式，以及需要更多的来自基础科学的证据，探究可能的机制和对相互作用的了解。期待有更多的关于此方面的研究，从而为癌症患者的疼痛伴抑郁寻求更好的个性化治疗方案。

2）手术治疗：脊柱转移瘤施行手术的目的是切除肿瘤、缓解疼痛及肿瘤对脊髓和神经根的压迫，进而阻止神经功能的恶化；另外一个目的便是重建脊柱的稳定性，改善患者的活动度，使患者可以获得更高的生活质量。此时大多数人可能会认为缓解疼痛和功能改善是手术成功的决定因素，很少有人关注生活质量。在评估生活质量时，可以包括的参数之一是社会心理应激，一般而言是指癌症患者在治疗期间面临的所有类型的应激，被认为是癌症护理中的第六大生命体征。所以，对于手术的治疗效果评估，我们不仅要从各种客观指标来判断患者的术后状况，还要结合患者的社会心理功能来全面评估患者的生存质量[60-61]。从脊柱转移瘤病例中可以看出，多数患者为全身性或者多发脊柱转移瘤，此时不仅需要根据患者的病情状况来决定治疗方式和手术方式，还要根据患者自身的身心状况来综合考量治疗方式。过大的手术方式不仅不会提高患者的生活质量，反而会缩短患者的生存期。

研究发现，癌症患者术前 SCL-90 显示，术前负性情绪主要表现为焦虑、抑郁、敌意、强迫和恐惧。原因有很多：①癌症本身带来的负性情绪；②对于手术的陌生与恐惧；③对于医生的不信任，对诊断和手术方式的选择持有怀疑态度；④对于手术预后以及自理能力的担忧；等等。临床实践证明，正确评估患者的精神心理障碍程度，制定具体对策和干预措施，对于患者的手术疗效和预后都会产生积极的影响[62-64]。针对不同的脊柱转移瘤的手术方式也有差异，常见的方式主要包括后路椎板切除、椎管减压内固定术、椎体次全切除术及全脊椎切除术等。一般情况下多采用简单的术式，在满足治疗效果的前提下，将对患者的身心损伤降到最低。有研究人员认为，由于大多数肿瘤采用保守治疗，同时患者的临床表现也并非足够稳定，骨转移瘤的主要治疗选择之一内置假体骨重建并不经常进行。但参与研究者在术后短时间内平均抑郁评分降低了 30%，中度/重度抑郁的概率降低，表明此手术方式早期可以很好地改善患者心理健康水平和生活质量[65]。由此可以看出，合理的治疗方式不仅可以使患者病情达到预期治疗效果，还可以让患者获得良好的心理状态以应对患病过程中的不同应激源。

3）放疗：放疗是骨转移瘤治疗的主要手段，传统放疗主要用于脊柱肿瘤的辅助治疗和姑息性治疗，目的也是缓解疼痛、预防病理性骨折、延迟和逆转神经功能的恶化和防治术后局部复发。在放疗的过程中，患者会产生较重的心理压力，伴随着放疗时间的延长、经济负担的不断加重，患者的心理承受能力会严重受损，变得急躁、烦闷、悲观、厌世，持续沉浸在负面情绪中无法自拔，严重影响疾病的正常治疗[66]。如何基于有效的干预措施来提高患者的自我调适能力和生活质量，是肿瘤患者治疗的主要目的之一。有研究发现，在患者放疗过程中，加入针对心理状况的咨询，在交流中纠正患者对疾病和治疗的错误认知，可以帮助患者有效克服情感上的困扰，消除大部分负性情绪，使其建立积极乐观的心态来面对治疗。同时，有研究证明，在放疗过程中，共情式干预能够减轻骨转移瘤放疗患者的疼痛程度，减轻患者心理压力，有效改善焦虑、抑郁情绪，这对于增加患者对各项治疗的积极性具有重要作用[67-68]。

（三）癌症患者心理状况的评估

1. 焦虑评估工具

（1）焦虑自评量表（self-rating anxiety scale，SAS）：焦虑自评量表 1971 年编制而成，用于评估患者焦虑的主观感受[69]。SAS 一共 20 个项目，分为 4 个维度：焦虑情绪、自主神经功能紊乱、运动性紧张和混合症状。SAS 能较准确地反映有焦虑倾向患者的主观感受，具有良好信效度，可以作为了解焦虑水平的一种自评工具。

（2）焦虑状态-特质问卷（state-trait anxiety inventory，STAI）：焦虑状态-特质问卷在 1977 年编制，并在 1983 年修订的一种自我评价问卷，可以直观地反映焦虑患者的主观感受，并且可以将当前的患者焦虑状况与一贯的焦虑个人特点区分开来，它可以更精确地观察到患者的心理状态变化。该问卷共 40 项，较为简便。前 20 个条目总和为焦虑状态的总分，反映的是当前被试者的焦虑水平；后 20 个条目总和为焦虑特性的总分，反映的是被试者一贯的焦虑特质水平。该问卷作为一个自评量表，具有简便、信效度良好、易于数据分析的优点[22]。

2. 抑郁评估工具

（1）抑郁自评量表（self-rating depression scale，SDS）：抑郁自评量表在 1965 年编制而成，共 20 个条目，用于评定患者最近一周以来的抑郁状况，得分越高抑郁越严重。该量表分为 4 个维度：精神性情感症状、躯体性障碍、精神运动性障碍和抑郁的心理障碍。特征是操作简易，并能直观反映患者抑郁的主观感受。该量表也具有良好的信效度，并被广泛用于测量患者抑郁水平[70]。

（2）综合性医院焦虑抑郁量表（the hospital anxiety and depression scale，HAD）：该量表用来评定综合性医院患者的焦虑和抑郁状态，是综合性医院测量情绪障碍常用的工具之一，有较好的信效度。

3. 生活质量评估工具 欧洲癌症研究与治疗组织的生活质量骨转移量表（European organization for research treatment of cancer quality of life questionnaire for patients with bone metastases，EORTC QLQ-BM22）自 2009 年成功编制以来，已在国内外实现了信度、效度检验以及初步的临床应用。该量表对骨转移瘤患者的生活质量进行评估，包括 4 个维度：疼痛位点、疼痛性质、功能障碍以及社会心理，共 22 个条目。该量表在我国癌症骨转移患者中具有良好的信度和效度，并可以为大多数患者理解和接受，可以作为评价骨转移患者生活质量的重要工具进行临床应用[71-72]。

4. 其他评估工具

（1）一般自我效能感量表（general self-efficacy scale，GSES）：自我效能感是指人们对自己行动的主导或者控制的感受。该量表最早是在 1981 年由德国的著名临床心理学家编制而成的，发展至今，共有 10 个条目，为单维度量表，已在多个国家进行过验证，一直有良好的信效度。该量表题目少，操作简便，更适用于癌症患者的自我测评，不费时间和体力。个体自我效能感越强，对于疾病后期的治疗影响越大。

（2）阿森斯失眠量表（Athens insomnia scale，AIS）：阿森斯失眠量表是国际公认的睡眠质量自测量表，共 8 个条目，方法简便，简明易用。对于脊柱转移瘤患者来说，剧烈的疼痛以及长时间的身心折磨，使睡眠在治疗和康复预后中起着非常重要的作用。当患者心理状态发生变化时，必然会影响到睡眠的质量，反之亦然。

（四）心理干预

癌症患者的心理问题不仅影响了治疗效果和康复，还导致癌症的恶化和复发。心理干预可以让患者保持良好的心理状态，调动各种积极因素，缓解痛苦，提高生活质量。心理干预的原则有以下几点：针对患者情况，迅速确定干预目标，立即采取相应措施；鼓励和动员家人或朋友参加心理干预；增强患者的自信心；把心理危机作为心理问题处理，而不要作为疾病处理。

1. 支持性心理干预和护理 对患者的心理问题及时给予指导和沟通，这是最有效也是最重要的一个方面。在患者确诊后的心理变化中，第一阶段否认怀疑时期，沟通显得尤为重要。根据患者的需求，给予精准的信息支持，不仅可以消除患者的怀疑、恐惧、绝望情绪，还能减少后面的治疗中焦虑和抑郁情绪的发生，获得更加强韧的医患信托关系。

社会支持是癌症发病的重要因素之一，也是癌症治疗中重要的因素之一。社会支持系统作为个体可以利用的外部资源，能够帮助患者面对各种类型的生活事件应激，包括癌症的打击。社会支持使患者得到了大力支持，尤其是情绪上的。做好患者家属的心理支持工作，为患者建立强有力的家庭支持系统，是最基础也是最重要的。

2. 认知行为疗法（cognitive-behavioral therapy，CBT） 是一种有结构的短程心理治疗方法，通过改变来访者对自己、他人或事件的看法与态度来消除不良的情绪和行为。CBT 认为人们的负面情绪不是来自于生活事件本身，而是来自于自我不正确的认知；情境知识诱发情绪产生，问题的根源在于认知错误。有研究证实，CBT 在短期内可以缓解疼痛、减少不良反应和改善不良情绪等，长疗程的 CBT 更是可以延长患者的生存时间，提高患者的生活质量，改善癌症患者的焦虑、抑郁情绪[73]。在心理干预的初期，要积极与患者沟通，面对面交谈，了解患者的主要想法以及负面情绪的原因。干预中期，告知患者什么是 CBT，根据患者个人情况设置个性化的干预方案。采用行为训练让患者缓解心理压力及躯体不适；采用生理科学仪器疗法、转移患者注意力疗法、结构法等，让患者了解和有效识别个人想法，渐渐认识到负面情绪、个人认知和行为与疾病的关系，并且主动纠正不良想法，树立正确积极的认知模式。

3. 新兴干预措施 基于正念的干预措施（mindfulness-based interventions，MBI）已成为治疗癌症相关痛苦和情感障碍的有效干预措施。正念起源于佛教，定义为对当下时刻的非判断性意识，注意力集中在身体和呼吸上，让心灵从沉思和忧虑中休息。经过发展与研究，医学家和心理学家将其去除宗教成分，发展了多种以正念为基础的治疗方法，有大量研究将正念冥想作为治疗抑郁、焦虑、疼痛和创伤后应激障碍的有效方式[74-75]。近年来，有关 MBI 对癌症患者抑郁影响的研究日益增多，一项分析表明，经过 MBI 治疗的癌症患者，焦虑、抑郁、疲劳和不良事件应激程度都有所改善，此外，所有癌症类型的患者生活质量都显著提高[76]。基于正念的干预措施有很多，包括正念减压、正念认知等，基本理念均是让癌症患者学会以温和友好的态度接纳自己当下的所有体验，并不是强迫自己去改变负性体验，从而降低对自身躯体症状的关注程度，这样的干预措施更容易让患者接纳并且坚持。对癌症患者采取 MBI，可以有效改善患者心理状态，提高服药依从性，减轻躯体症状，提升生活质量和获得更好的预后[77-78]。

二、癌症患者照顾者的心理特点及干预措施

（一）癌症患者照顾者的心理特点

随着医疗技术的不断进步和发展，癌症患者的生存时间逐渐延长，癌症患者照护成为一个持续的问题。在我国，关于癌症患者照护的任务更多的还是家属承担，以配偶和子女为主。由于脊柱转移瘤在确诊时已经是晚期，病情进展迅速，照护的任务无疑更加艰难；照顾者的身心健康常常遭受威胁。鉴于照顾者自身情况的差异，照顾过程中也会有不同的生理、心理、社会支持需求。医务人员关注照顾者心理变化的同时，更需要快速了解照顾者的个人需求；满足了照顾者的需求；患者才能得到更好的护理康复[79]。

1. 负性心理感受 有研究显示，癌症患者照顾者家属人群中，焦虑发生率高达 69.91%，并且随着照顾者的年龄增大，焦虑的水平增高。在家属人群中，对于癌症患者照顾者来说，父母的焦虑水平最高，配偶次之，随后是兄弟姐妹；以上均是与患者亲密关系最强烈的人

群。另外有研究表明，患者家属的文化程度越低，焦虑水平越高，原因可能是高学历人群知识储备丰富，可以通过各种渠道获取疾病的有关信息，以及学习提高护理质量。高学历人群也更加关注自身的身心问题，积极调节自我，以积极向上的态度对待患者以及自身的现状[80-81]。

随着患者治疗的时间延长，照顾者的负面情绪也越来越严重，患者家属焦虑 SAS 标准分得分在 1～2 年组别最高，但在 2 年之后，焦虑水平反而开始下降。当患者治疗时间、陪护时间大于 2 年后，患者家属对于陪护状态可能已经习惯，所以焦虑水平有所下降。

2. 正性心理感受　照顾者在照顾患者的过程中，加强了与患者的交流与情感，加深了对生活的积极体会。在访谈中，无论谈到哪个治疗阶段，被访者表达的愿望均是希望患者可以康复，内心充满希望[82]。由于血缘、情感等特殊的关系，照顾者具备了更强的责任感，并获得心理上的满足，增强了自我认同感和被需要感。在照顾的同时，照顾者的心理弹性也在不断增强，随着照顾时间的延长，逐渐适应自身角色，积极调整情绪，并且经过心理调适的照顾者，对于患者预期的死亡具有更好的心理准备度。照顾者转变自身的生死观念，最后试着去认识和接受亲密关系的死亡。医生应该重视照顾者的正性心理感受的积极效应，将照顾者的正性心理体验和相应的照顾行为不断正强化，使积极心理状态获得良好的适应性，并最大限度地维持，最终使患者获得更好的照护。

3. 心理支持需求　晚期癌症照顾者存在很多方面的心理支持需求，包括医院、家庭、朋友、精神信仰等。只有全方位地构建和维持照顾者良好的社会支持系统，满足其心理支持需求，才能有效促进照顾者的身心健康和癌症患者的有效护理。可以通过医患加强沟通、面对面访谈、电话随访、援助热线等方式[83]，及时给予照顾者专业的信息支持。家庭方面，可以加强家属之间的情感交流，采用家庭会议等方法来促进家庭成员照顾者之间的互相理解和支持。另外，比较好的一个方式是建立病友团。在病友团里，有相同经历的个体之间能更好地共情对方的感受和感情需求；对于患者治疗和照顾的最新信息，病友们也可以做到及时分享和学习，经验共享的群体效应更能减轻患者照顾者的孤独和痛苦[84-85]。

（二）癌症患者照顾者心理评估工具

1. 负担评估工具　照顾者负担是一个复杂多维度的概念，迄今为止，国内外学者并未对照顾者负担定义达成共识，多数学者认同的概念是照顾者在承担照顾任务过程中所感知到的生理、心理、社会和经济等多方面的压力程度，以及其产生的负面结果[86]。癌症患者家庭照顾者负担评估工具分为普适性评估工具与特异性评估工具[87]。

普适性评估工具包括：Zarit 照顾者负担量表（Zarit caregiver burden interview，ZBI）、照顾者反应评估量表（caregiver reaction assessment，CRA）、照顾者负荷量表（caregiver burden inventory，CBI）、家庭照顾者负担量表（the burden scale for family caregivers，BSFC）[88-91]。普适性评估工具更适用于为慢性病患者、老年家庭成员等不同人群提供照护的家庭照顾者，适用人群广泛，可用于比较癌症患者家庭照顾者人群与其他照顾者人群的差异。

特异性评估工具包括：照顾者负担量表（caregiver burden scale，CBS）、癌症患者家庭照顾者负担量表（caregiver burden scale for cancer patients，CBS-CP）、护理任务量表-癌症（care task scale-cancer，CTS-C）、家庭照顾难度量表（family difficulty scale，FDS）[92-95]，主要应用于为癌症患者提供照护的家庭照顾者，在测评癌症患者家庭照顾者负担方面更具有针对性。

2. 需求评估工具　需求的评估有助于医生为照顾者提供精准干预，从而提高其身心健康和照护满意度，并进一步提高对癌症患者的照护质量[96]。研究发现，和负担量表类似，需求评估工具也分为普适性需求评估工具和特异性需求评估工具。总体而言，普适性需求评估工具发展得更好、数量也相对较多。但在这些量表中，理论基础有待提升，基于理论的量表修订才更易于被相关研究者所接受并推广使用[79]。在构建量表时有依据的理论基础的量表包括：癌症患者需求量表（the revised cancer patient needs questionnaire，rCPNQ）、癌症患者照顾者支持性照护需求量表（the supportive care needs survey-partners and caregivers，SCNS-P&C）、癌症照护任务结果及需求问卷（cancer caregiver tasks，consequences and needs questionnaire，CaTCoN）[97-99]。

（三）癌症患者照顾者心理干预

随着对癌症患者家庭照顾者研究的重视，家庭照顾者的心理干预模式逐渐受到关注。影响家庭照顾者心理变化的有年龄、文化程度等不可改变的人口学因素，以及可以改变的个人认知行为。心理干预的目的是为了助人，专业性的人机互动过程中，心理干预通过语言和非语言的方式影响患者及照顾者，引起其心理、行为、躯体和社会功能的改变，促进疾病的康复[100]。

第一种，CBT 是一种常用的协作、结构化、技能培养、时效性和面向目标的干预措施，也是研究最为广泛的一种方法。包括理性情绪疗法、应对技巧训练等，其重点是为了改变家庭照顾者的想法和认知，提高照顾者应对困难的能力，强调认知行为之间的联系，可以提高照顾者的心理弹性，改善焦虑抑郁情绪。但是在临床应用中，CBT 需要有专业背景知识和经验的干预者[101-102]。

第二种，接纳承诺疗法（acceptance and commitment therapy，ACT）是新一代的行为认知疗法，通过正念、接纳、认知解离，以自我为背景、明确价值和承诺行动等技术，帮助患者增强心理灵活性，投入有意义、有价值的生活。ACT 通过冥想、正念等练习，直面和体验负性情绪，代替逃避和改变，更符合东方文化和价值观[103]。

第三种，就是人际关系的建立和维护，有效的社会支持是必不可少的，在照顾者照护的整个过程中，离不开亲戚、朋友、医生、社会的支持；帮助家庭照顾者改善其人际关系，可以使患者得到更好的照护。

参考文献

1. 姬涛，郭卫. 脊柱转移瘤的治疗进展. 中国脊柱脊髓杂志，2014，24（11）：1031-1034.
2. 马卓，吕智. 脊柱转移瘤的认识与诊治. 中国骨与关节杂志，2012，1（02）：185-189.
3. CHALLAPALLI A，AZIZ S，KHOO V，et al. Spine and non-spine bone metastases-current controversies and future direction. Clinical Oncology［Royal College of Radiologists（Great Britain）］，2020，32（11）：728-744.
4. 郭卫，姬涛. 重视脊柱转移瘤的合理治疗. 中国脊柱脊髓杂志，2014，24（11）：961-963.
5. 肖建如. 对脊柱转移瘤外科治疗策略再认识. 中国脊柱脊髓杂志，2011，21（07）：531-532.
6. VAN DER VLIET Q M，PAULINO PEREIRA N R，JANSSEN S J，et al. What factors are associated with quality of life，pain interference，anxiety，and depression in patients with metastatic bone disease？ Clinical

Orthopaedics and Related Research，2017，475（2）：498-507.

7. SAGAR S M. Integrative oncology：are we doing enough to integrate psycho-education？ Future Oncology（London，England），2016，12（24）：2779-2783.

8. HERSCHBACH P. The significance of psycho-oncology for urology. Aktuelle Urologie，2019，50（2）：166-171.

9. MAVRIDES N，PAO M. Updates in paediatric psycho-oncology. International Review of Psychiatry（Abingdon，England），2014，26（1）：63-73.

10. TEO I，KRISHNAN A，LEE G L. Psychosocial interventions for advanced cancer patients：a systematic review. Psycho-oncology，2019，28（7）：1394-1407.

11. 罗世香，汪艳，唐丽丽，等 . 心理社会肿瘤学的专业发展进展 . 中国护理管理，2015，15（01）：17-19.

12. 唐丽丽，庞英，宋丽莉 . 心理社会肿瘤学发展概述及展望 . 中国肿瘤临床与康复，2021，28（11）：1406-1408.

13. SHIOZAKI M，HIRAI K，KOYAMA A，et al. Negative support of significant others affects psychological adjustment in breast cancer patients. Psychology & Health，2011，26（11）：1540-1551.

14. 陈倩倩，李秋芳，焦妙蕊 . 乳腺癌患者心理状况研究进展 . 河南大学学报（医学版），2022，41（03）：157-161.

15. FENG Z，LIU L，ZHANG C，et al. Chronic restraint stress attenuates p53 function and promotes tumorigenesis. Proceedings of the National Academy of Sciences of the United States of America，2012，109（18）：7013-7018.

16. CUI B，LUO Y，TIAN P，et al. Stress-induced epinephrine enhances lactate dehydrogenase A and promotes breast cancer stem-like cells. The Journal of Clinical Investigation，2019，129（3）：1030-1046.

17. LANG-ROLLIN I，BERBERICH G. PSYCHO-ONCOLOGY. Dialogues in Clinical Neuroscience，2018，20（1）：13-22.

18. MITCHELL A J，CHAN M，BHATTI H，et al. Prevalence of depression，anxiety，and adjustment disorder in oncological，haematological，and palliative-care settings：a meta-analysis of 94 interview-based studies. The Lancet Oncology，2011，12（2）：160-174.

19. 陈华江，肖建如，贾连顺 . 不同抑郁程度对脊柱转移瘤患者临床症状及生存的影响 . 第二军医大学学报，2003，（09）：1010-1012.

20. INSTITUTE NC. NCI dictionary of cancer terms. https：//www.cancer.gov/publications/dictionaries/cancer-terms/def/social-support. Accessed Online March 17，2019.

21. NAUSHEEN B，GIDRON Y，PEVELER R，et al. Social support and cancer progression：a systematic review. Journal of Psychosomatic Research，2009，67（5）：403-415.

22. PARKER P A，BAILE W F，DE MOOR C，et al. Psychosocial and demographic predictors of quality of life in a large sample of cancer patients. Psycho-oncology，2003，12（2）：183-193.

23. PINQUART M，DUBERSTEIN P R. Associations of social networks with cancer mortality：a meta-analysis. Critical Reviews in Oncology/Hematology，2010，75（2）：122-137.

24. USTA Y Y. Importance of social support in cancer patients. Asian Pacific Journal of Cancer Prevention：APJCP，2012，13（8）：3569-3572.

25. GRIFFITH J L. Disorders of Affect Regulation：Alexithymia in Medical and Psychiatric Illness. Psychosomatics，1998，39（6）：554-555.

26. DE VRIES A M，FORNI V，VOELLINGER R，et al. Alexithymia in cancer patients：review of the literature. Psychotherapy and Psychosomatics，2012，81（2）：79-86.

27. MESSINA A，FOGLIANI A M，PARADISO S. Alexithymia in oncologic disease：association with cancer invasion and hemoglobin levels. Annals of Clinical Psychiatry：Official Journal of the American Academy of Clinical Psychiatrists，2011，23（2）：125-130.

28. RIPETTI V，AUSANIA F，BRUNI R，et al. Quality of life following colorectal cancer surgery：the role of alexithymia. European Surgical Research Europaische Chirurgische Forschung Recherches Chirurgicales

Europeennes，2008，41（4）：324-330.

29. 胡莉萍，金诗晓，沙丽艳 . 癌症患者述情障碍与生活质量关系的研究进展 . 上海护理，2019，19（09）：52-55.

30. 马艳波 . 晚期癌症患者的心理护理 . 中国医药指南，2013，11（26）：503-504.

31. 王文辉，蒲怀智，雷小林，等 . 癌症患者心理分期的临床研究 . 中国医药导报，2009，6（33）：29-30.

32. 汪向东等 . 心理卫生评定量表手册 . 中国心理卫生杂志，1999：191-235.

33. 李建中，吴爱勤，吴彩云 . 肿瘤患者的情绪障碍与心理社会因素的相关性研究 . 中国行为医学科学，2001（06）：30-32.

34. HJERMSTAD M J，FAYERS P M，BJORDAL K，et al. Using reference data on quality of life—the importance of adjusting for age and gender，exemplified by the EORTC QLQ-C30（+3）. European journal of cancer（Oxford，England：1990），1998，34（9）：1381-1389.

35. MOR V，ALLEN S，MALIN M. The psychosocial impact of cancer on older versus younger patients and their families. Cancer，1994，74（7）：2118-2127.

36. WAN G J，COUNTE M A，CELLA D F. The influence of personal expectations on cancer patients' reports of health-related quality of life. Psycho-oncology，1997，6（1）：1-11.

37. ZIMMERMANN C，BURMAN D，SWAMI N，et al. Determinants of quality of life in patients with advanced cancer. Supportive Care in Cancer：Official Journal of the Multinational Association of Supportive Care in Cancer，2011，19（5）：621-629.

38. BROECKEL J A，JACOBSEN P B，BALDUCCI L，et al. Quality of life after adjuvant chemotherapy for breast cancer. Breast Cancer Research and Treatment，2000，62（2）：141-150.

39. GOODWIN J S，HUNT W C，KEY C R，et al. The effect of marital status on stage，treatment，and survival of cancer patients. Jama，1987，258（21）：3125-3130.

40. WONG E，CHOW E，ZHANG L，et al. Factors influencing health related quality of life in cancer patients with bone metastases. Journal of Palliative Medicine，2013，16（8）：915-921.

41. GONEN G，KAYMAK S U，CANKURTARAN E S，et al. The factors contributing to death anxiety in cancer patients. Journal of Psychosocial Oncology，2012，30（3）：347-358.

42. TONG E，DECKERT A，GANI N，et al. The meaning of self-reported death anxiety in advanced cancer. Palliative Medicine，2016，30（8）：772-779.

43. HORICK N K，MANFUL A，LOWERY J，et al. Physical and psychological health in rare cancer survivors. Journal of Cancer Survivorship：Research and Practice，2017，11（1）：158-165.

44. BRUCE J，THORNTON A J，POWELL R，et al. Psychological，surgical，and sociodemographic predictors of pain outcomes after breast cancer surgery：a population-based cohort study. Pain，2014，155（2）：232-243.

45. PAN Y，LIN Y，MI C. Clinicopathological characteristics and prognostic risk factors of breast cancer patients with bone metastasis. Annals of Translational Medicine，2021，9（16）：1340.

46. HOLLAND J C，KORZUN A H，TROSS S，et al. Comparative psychological disturbance in patients with pancreatic and gastric cancer. The American Journal of Psychiatry，1986，143（8）：982-986.

47. BREITBART W，ROSENFELD B，TOBIAS K，et al. Depression，cytokines，and pancreatic cancer. Psycho-oncology，2014，23（3）：339-345.

48. DARNELL RPJ. Paraneoplastic syndromes. Oxford University Press，2011.

49. JICK S，LI L，GASTANAGA V M，et al. Prevalence of hypercalcemia of malignancy among cancer patients in the UK：analysis of the Clinical Practice Research Datalink database. Cancer Epidemiology，2015，39（6）：901-907.

50. PITMAN A，SULEMAN S，HYDE N，et al. Depression and anxiety in patients with cancer. BMJ（Clinical research ed），2018，361：k1415.

51. AHMAD I，AHMED M M，AHSRAF M F，et al. Pain management in metastatic bone disease：A Literature Review. Cureus，2018，10（9）：e3286.

52. REALE C，TURKIEWICZ AM，REALE CA. Antalgic treatment of pain associated with bone metastases. Critical Reviews in Oncology/Hematology，2001，37（1）：1-11.

53. TURABI A，PLUNKETT A R. The application of genomic and molecular data in the treatment of chronic cancer pain. Journal of Surgical Oncology，2012，105（5）：494-501.

54. ONGHENA P，VAN HOUDENHOVE B. Antidepressant-induced analgesia in chronic non-malignant pain：a meta-analysis of 39 placebo-controlled studies. Pain，1992，49（2）：205-219.

55. OSTUZZI G，BENDA L，COSTA E，et al. Efficacy and acceptability of antidepressants on the continuum of depressive experiences in patients with cancer：systematic review and meta-analysis. Cancer treatment reviews，2015，41（8）：714-724.

56. SHOVAL G，BALICER R D，FELDMAN B，et al. Adherence to antidepressant medications is associated with reduced premature mortality in patients with cancer：a nationwide cohort study. Depression and Anxiety，2019，36（10）：921-929.

57. 曾媛，孙建海. 度洛西汀和帕罗西汀联合羟考酮缓释片治疗晚期癌痛伴抑郁的疗效比较. 第三军医大学学报，2020，42（19）：1890-1897.

58. 曾媛，孙建海. 阿片类药物联用抗抑郁药治疗晚期癌痛伴抑郁的研究进展. 江汉大学学报（自然科学版），2020，48（02）：41-47.

59. 木亚林，岳恺，李明，等. 抗抑郁药联合阿片类药物治疗晚期癌痛伴抑郁患者的疗效. 国际精神病学杂志，2020，47（01）：123-125.

60. GUZIK G. Oncological and functional results after surgical treatment of bone metastases at the proximal femur. BMC Surgery，2018，18（1）：5.

61. WOOD T J，RACANO A，YEUNG H，et al. Surgical management of bone metastases：quality of evidence and systematic review. Annals of Surgical Oncology，2014，21（13）：4081-4089.

62. 黄琳俐，苏秀宁，石开发，等. 个体化心理干预对癌症患者术前负性情绪的影响. 齐鲁护理杂志，2008，14（2）：27-28.

63. 许凤娥. 癌症病人术前心理干预的作用. 河南省外科护理新业务、新技术学术交流会议. 中国郑州，F，2005.

64. 许凤娥. 癌症患者术前心理干预的效果观察. 中国煤炭工业医学杂志，2010，13（10）：1492.

65. SANTIAGO L，ANZUATÉGUI PR，RIBEIRO JPA，et al. Assessing psychosocial distress in bone metastases treated with endoprosthesis. Acta Ortopedica Brasileira，2019，27（5）：257-260.

66. 尚花娣，杨爱红，柳蒙. 共情式干预对骨转移癌放疗患者疼痛程度、生活质量及心理状态的影响. 癌症进展，2021，19（14）：1506-1509.

67. ANDERSON D，ZLATEVA I，DAVIS B，et al. Improving Pain Care with Project ECHO in Community Health Centers. Pain Medicine（Malden，Mass），2017，18（10）：1882-1889.

68. 刘清涛，邵盈，毕晓霞. 护理干预对骨转移癌放疗患者心理和生活质量的影响. 海南医学，2013，24（15）：2331-2333.

69. ZUNG W W. A rating instrument for anxiety disorders. Psychosomatics，1971，12（6）：371-379.

70. ZUNG W W. A self-rating depression scale. Archives of general psychiatry，1965，12：63-70.

71. CHOW E，HIRD A，VELIKOVA G，et al. The European Organisation for Research and Treatment of Cancer Quality of Life Questionnaire for patients with bone metastases：the EORTC QLQ-BM22. European Journal of Cancer（Oxford，England：1990），2009，45（7）：1146-1152.

72. 罗志芹，焦杰，陈佳悦，等. EORTC QLQ-BM22在评价中国癌症骨转移病人生活质量中的有效性研究. 护理研究，2015，29（26）：3244-3247.

73. 胡书威，原小惠，盛莹莹，等. 不同疗程的认知行为疗法对癌症患者焦虑抑郁情绪疗效的影响. 现代医药卫生，2022，38（12）：2015-2019.

74. FELSTED K F. Mindfulness，Stress，and Aging. Clinics in geriatric medicine，2020，36（4）：685-696.

75. KABAT-ZINN. Full Catastrophe Living（Revised Edition）：Using the Wisdom of Your Body and Mind to Face Stress，Pain，and Illness. New York：Bantam Books，2013.

76. XUNLIN N G，LAU Y，KLAININ-YOBAS P. The effectiveness of mindfulness-based interventions among

cancer patients and survivors：a systematic review and meta-analysis. Supportive care in cancer：official journal of the Multinational Association of Supportive Care in Cancer，2020，28（4）：1563-1578.

77. MARINOVIC D A，HUNTER R L. Examining the interrelationships between mindfulness-based interventions，depression，inflammation，and cancer survival. CA：A Cancer Journal for Clinicians，2022.

78. 韩明辉，康康，宋博宁，等 . 正念认知疗法的心理干预对癌症患者的影响 . 中国健康心理学杂志，1-12.

79. 宋澍深，袁昊，袁长蓉，等 . 癌症患者照顾者需求评估工具的研究进展与展望 . 解放军护理杂志，2019，36（04）：49-53.

80. 任宁 . 癌症患者主要照顾亲属的焦虑、抑郁、社会支持状况及相关因素研究 . 第四军医大学，2007，MA thesis.

81. 杨吉星，李深盼，贺俊鹰，等 . 226 例癌症患者陪护家属焦虑现状及其影响因素分析 . 实用预防医学，2022，29（04）：410-413.

82. 王淼钰 . 晚期恶性肿瘤患者亲属心理健康状况的质性研究 . 现代临床护理，2013，12（01）：10-13.

83. LEE K C，YIIN J J，CHAO Y F. Effect of integrated caregiver support on caregiver burden for people taking care of people with cancer at the end of life：A cohort and quasi-experimental clinical trial. International Journal of Nursing Studies，2016（56）：17-26.

84. 王励飞，孔骞，米元元，等 . 晚期癌症患者照顾者心理体验质性研究的 Meta 整合 . 中华护理杂志，2020，55（06）：856-861.

85. 张丽燕，陆宇晗 . 365 例晚期癌症患者照顾者心理韧性现状及影响因素分析 . 护理学报，2018，25（14）：44-48.

86. LIU Z，HEFFERNAN C，Tan J. Caregiver burden：A concept analysis. International Journal of Nursing Sciences，2020，7（4）：438-445.

87. 王瑞博，董诗奇，崔盼盼，等 . 癌症患者家庭照顾者负担评估工具的研究进展 . 中华护理杂志，2021，56（10）：1584-1589.

88. GIVEN CW，GIVEN B，STOMMEL M，et al. The caregiver reaction assessment（CRA）for caregivers to persons with chronic physical and mental impairments. Research in Nursing & Health，1992，15（4）：271-283.

89. GRÄSEL E. Somatic symptoms and caregiving strain among family caregivers of older patients with progressive nursing needs. Archives of Gerontology and Geriatrics，1995，21（3）：253-266.

90. NOVAK M，GUEST C. Application of a multidimensional caregiver burden inventory. The Gerontologist，1989，29（6）：798-803.

91. ZARIT S H，REEVER K E，BACH-PETERSON J. Relatives of the impaired elderly：correlates of feelings of burden. The Gerontologist，1980，20（6）：649-655.

92. CHEN H C，CHEN M L，LOTUS SHYU Y I，et al. Development and testing of a scale to measure caregiving load in caregivers of cancer patients in Taiwan，the care task scale-cancer. Cancer Nursing，2007，30（3）：223-231.

93. ISHII Y，MIYASHITA M，SATO K，et al. Family's difficulty scale in end-of-life home care：a new measure of the family's difficulties in caring for patients with cancer at the end of life at home from bereaved family's perspective. Journal of Palliative Medicine，2012，15（2）：210-215.

94. LEE K C，YIIN J J，CHAO Y F. Development of an Experience-Based Caregiver Burden Scale in Advanced Cancer. Cancer Nursing，2016，39（1）：12-19.

95. 李秋萍，徐锡凤，林毅，等 . 癌症患者家庭照顾者负担量表的研制及其信度效度评价 . 中国护理管理，2017，17（11）：1490-1494.

96. MARCOTTE J，TREMBLAY D，TURCOTTE A，et al. Needs-focused interventions for family caregivers of older adults with cancer：a descriptive interpretive study. Supportive Care in Cancer：Official Journal of the Multinational Association of Supportive Care in Cancer，2019，27（8）：2771-2781.

97. GIRGIS A，LAMBERT S，LECATHELINAIS C. The supportive care needs survey for partners and caregivers of cancer survivors：development and psychometric evaluation. Psycho-oncology，2011，20（4）：

387-393.

98. KERR L M，HARRISON M B，MEDVES J，et al. Understanding the supportive care needs of parents of children with cancer：an approach to local needs assessment. Journal of pediatric oncology nursing：official journal of the Association of Pediatric Oncology Nurses，2007，24（5）：279-293.

99. LUND L，ROSS L，GROENVOLD M. The initial development of the 'Cancer Caregiving Tasks，Consequences and Needs Questionnaire'（CaTCoN）. Acta Oncologica（Stockholm, Sweden），2012，51（8）：1009-1019.

100. 周勤学，黄丽华. 癌症患者家庭照顾者心理干预的研究进展. 护理与康复，2019，18（12）：32-36.

101. GREER J A，TRAEGER L，BEMIS H，et al. A pilot randomized controlled trial of brief cognitive-behavioral therapy for anxiety in patients with terminal cancer. The Oncologist，2012，17（10）：1337-1345.

102. ONYECHI K C，ONUIGBO L N，ESEADI C，et al. Effects of rational-emotive hospice care therapy on problematic assumptions，death anxiety，and psychological distress in a sample of cancer patients and their family caregivers in nigeria. International Journal of Environmental Research and Public Health，2016，13（9）：929.

103. GRAHAM C D，GOUICK J，KRAHÉ C，et al. A systematic review of the use of Acceptance and Commitment Therapy（ACT）in chronic disease and long-term conditions. Clinical Psychology Review，2016（46）：46-58.

彩 图

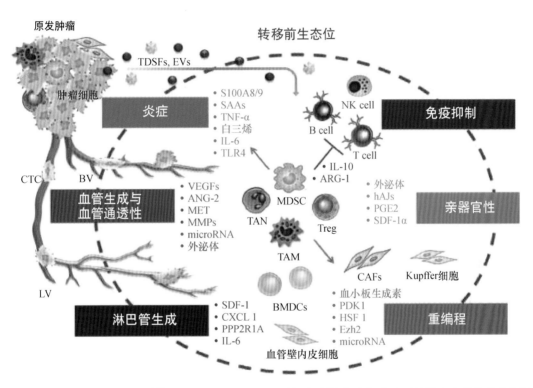

图 1-1 转移前生态位的特征[4]（由 TDSF、BMDC、调节 / 抑制性免疫细胞和远端器官中的基质成分创建的转移前生态位有六种促进肿瘤细胞定植和转移的有利特征。转移前生态位的特征可以概括为免疫抑制、炎症、血管生成 / 血管通透性、淋巴管生成、器官趋向性和重编程）

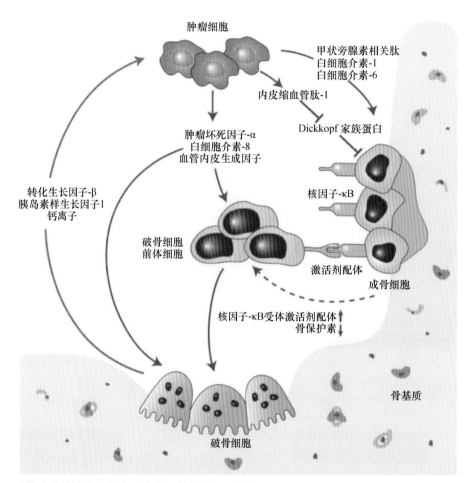

图 1-2　破骨和成骨转移的发生。肿瘤细胞在骨微环境中与破骨细胞和成骨细胞相互作用，导致肿瘤源性因子局部增加，促进破骨细胞和成骨细胞的形成。成熟破骨细胞释放生存因子，如胰岛素样生长因子 1 和转化生长因子 β，促进肿瘤细胞的生存和增殖。图片来源：Wang M，Xia F，Wei Y，Wei X. Molecular mechanisms and clinical management of cancer bone metastasis. *Bone Res*，2020，8（1）：30

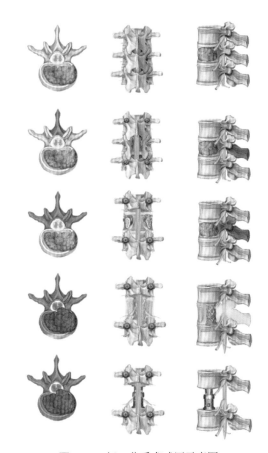

图 3-1 4 级 5 分手术减压示意图

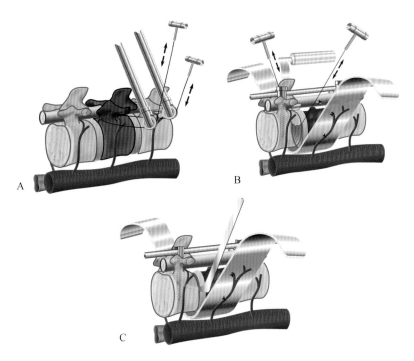

图 3-2 全脊椎切除手术过程（标紫的为肿瘤侵蚀的椎体）。**A**. 使用细钢丝锯进行经椎弓根截骨；**B**. 使用细线锯进行前柱截骨；**C**. L 形骨凿也可用于椎间盘水平的前柱截骨

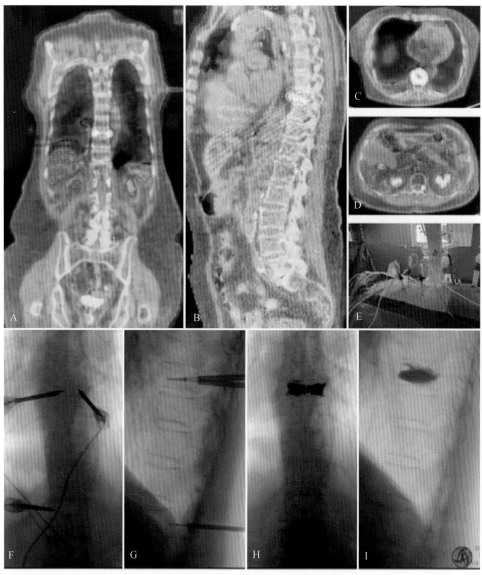

图 4-2 79 岁女性，第 9 胸椎和第 1 腰椎非小细胞肺癌转移病灶。**A ～ D** 为术前 PET-CT 图像，显示第 9 胸椎椎体和第 1 腰椎左侧椎弓根病变；**E**.术中图像，探针置于上述椎体；**F**、**G**.置入探针后的术中图像；**H** 和 **I**.骨水泥增强后的图像[15]

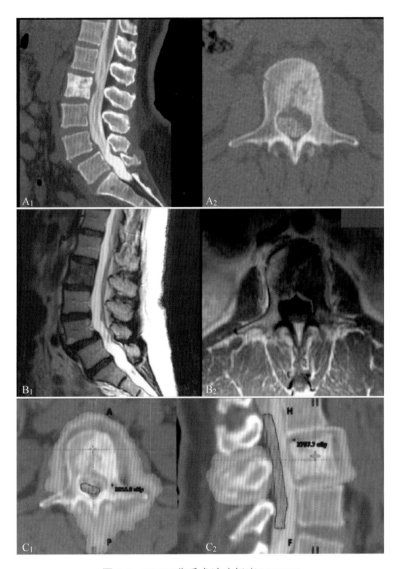

图 4-3　SBRT 非手术治疗轻度 MESCC

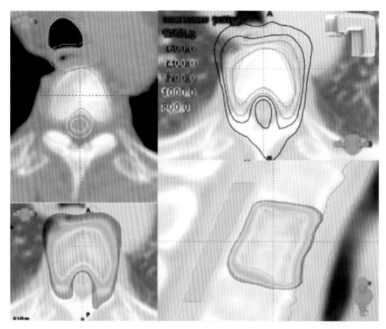

图 4-5 IMRT-SBRT/SRS 术前治疗规划图像

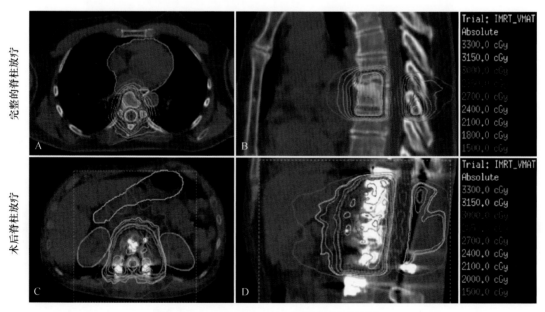

图 4-6 VMAT-SBRT/SRS 术前治疗规划图像